図解入門
How-nual
Visual Guide Book

よくわかる
股関節・骨盤の動きとしくみ

「動き」と「痛み」のメカニズムを図解で学ぶ!

身体機能の核心

理学療法士
國津 秀治 著

秀和システム

Preface

はじめに

股関節や骨盤の話題が雑誌やテレビ番組で取り上げられる機会が増え、股関節や骨盤に関する健康法が近年大きな注目を集めています。有名な健康番組の翌日には決まって、「私にも効果はありますか?」と番組内容についての質問を受けます。それほど世間での注目度が高いということでしょう。ではなぜ股関節や骨盤がこれほど注目されているのでしょうか。それは股関節や骨盤は身体の中心にあり、上半身と下半身をつなぐ重要な役割を担い、運動や健康的な生活の核となる部位だからです。

股関節と骨盤は密接に関わっていて、両者は切っても切れない関係です。スポーツの世界ではパフォーマンス向上のために、骨盤周辺を安定させることを求められますし、股関節や骨盤の症状を改善することは身体を健康にするといっても過言ではありません。また股関節や骨盤は腰や膝関節の動きや痛みとも深く関わっています。

理学療法士として、股関節や骨盤にトラブルを抱えた多くの症例を担当してきました。多くの症例を担当する中で気づいたことは、股関節や骨盤について間違った知識を持っている方が非常に多いということです。インターネットで検索すると、股関節や骨盤について膨大な情報が手に入ります。また書店に行けば「股関節ストレッチ」「骨盤ダイエット」など、股関節や骨盤について書かれた書籍を簡単に手にすることもできます。しかし、インターネットや書籍から得られる情報は医学的見地から述べられていることが少なく、間違った知識や情報が氾濫しています。医療の知識がないとどれが正しい情報なのか判別することは困難で、何とかして痛みを改善したいと、藁にもすがる思いで信じてしまうのです。

医療現場に問題がある場合もあります。股関節や骨盤に問題があり病院を受診すると、「痛みがあるなら筋力をつけなさい」「杖を使ってできるだけ負担がかからないようしなさい」といった、以前から行われてきた治療法に終始することが多いのです。これでは一時的に痛みは改善しても、本質的な痛みの解決には至りません。手術の技術は日々進化していますが、股関節や骨盤に関するリハビリテーションは古い体質を引きずっています。股関節や骨盤の痛みを放っておくと、大きな手術につながる可能性もあり、できる限り早期から適切に対応することが求められます。

股関節や骨盤の痛みは「この筋肉をマッサージすれば治る」という単純な問題ではなく、解剖学、運動学、病理学など多くの問題が絡み合って作り上げられています。ですから世間でよく言われているような、「たった3分の体操で治る！」といった治療の近道は存在しないのです。痛みはどのようにして作られるのか、どのような運動をするべきなのか、その本質を理解して取り組んでいく必要があります。

本書では医療に携わる理学療法士の観点で、股関節や骨盤の解剖学や運動学などの基礎から、痛みを作り出さないための姿勢や歩行、日常生活の注意点などの応用まで、股関節や骨盤に関するさまざまな問題を提起していきます。イラストや図を用いたり、読みにくい医療用語にはふりがなや解説を加えたりして、医療の知識がない方でも理解しやすいようにわかりやすくお伝えしていきます。股関節や骨盤に痛みや問題を抱える方々や、健康になりたいと願う方々の少しでもお役に立つことができれば幸いです。

最後に本書を執筆するにあたり、御指導、御助言賜りました、かとう整形在宅クリニック院長の加藤泰司先生、本書執筆の機会を与えてくださった秀和システムのみなさまに心より御礼申し上げます。

理学療法士　國津　秀治

目次

図解入門 よくわかる 股関節・骨盤の動きとしくみ

Chapter 2 股関節・骨盤と姿勢の基本

Chapter 3 股関節・骨盤の疾患

Contents

第1章

股関節・骨盤の解剖学と運動学

　本章では、股関節や骨盤の仕組みを知る上で必要となる、骨や関節、筋肉を説明していきます。勉強やスポーツで基礎が重要であるように、股関節の疾患やリハビリテーションを理解するためには、基礎となる解剖学や運動学はしっかりおさえておかなければなりません。

　見慣れない医療用語もいくつかでてきますが、できるだけわかりやすく説明します。また、ここで取り上げた用語は、第２章以降に使われています。わからない用語があれば、見直しながら読み進めると理解が深まるでしょう。

1 股関節と骨盤の進化とは?

進化の過程で股関節と骨盤も絶えず形を変えてきた

股関節と骨盤を理解するためには、生物学的な進化の過程を理解する必要があります。

サルとヒトの股関節と骨盤の違い

いきなりですが、高校生のときに習った生物の話を思い出して下さい。「あれ？　これは股関節と骨盤の本じゃなかったの?」と思うかもしれませんが、現在のヒトの股関節や骨盤を考えるとき、魚類から両生類、爬《は》虫類、哺《ほ》乳類へと進化する過程を知っておく必要があります。

魚類のヒレは両生類の手足に進化しました。進化した手足は体の横に付いて使っていた両生類や爬虫類から、犬のように体の下に伸びるようになりました。またチンパンジーにおいては不完全ながら**二足歩行**が可能となり、移動以外にも手を使うようになりました。私たちの祖先が歩んできた進化の過程において、カラダの骨や筋肉はさまざまな変化を遂げてきました。このような進化の過程において、股関節や骨盤も絶えず変化してきたのです。

ではサルとヒトの骨盤と股関節を比べてみましょう。**四足歩行**のサルでは骨盤は外側へ大きく広がり、全体的に細長く、平らな作りになっています。股関節は骨盤に対して、垂直に近い形で体を支えることが求められています。一方、二足歩行のヒトの骨盤では縦に短くなり、前後に広がって、深みのあるすり鉢のような形となりました。骨盤の形が変わり、股関節では縦方向に体を支えるようになります。また骨の形が変わると、股関節と骨盤を支える筋肉に求められる役割も変化していきます。より速く、より楽に動くために、骨や関節は形を変えていきました。また股関節や骨盤の進化に伴い手足も発達し、ヒトは機能的な生活を営むことができるようになったのです。

- **股関節と骨盤は絶えず進化し、形を変えてきた**
- **サルの骨盤は外側に広がり、細長く平らである**
- **ヒトの骨盤は縦に短く、前後径が長く深くなった**

サルとヒトの股関節と骨盤の違い

サルの骨格

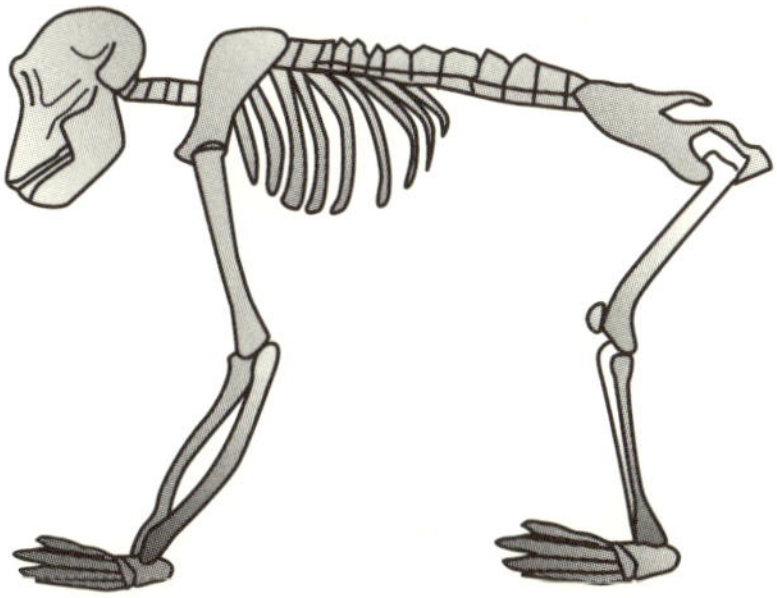

サルの股関節・骨盤の正面像

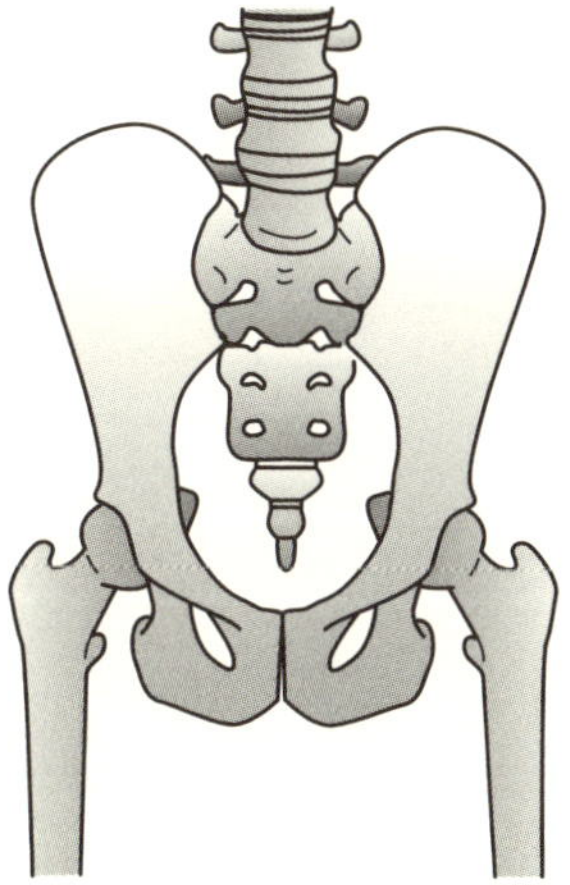

ヒトの骨格

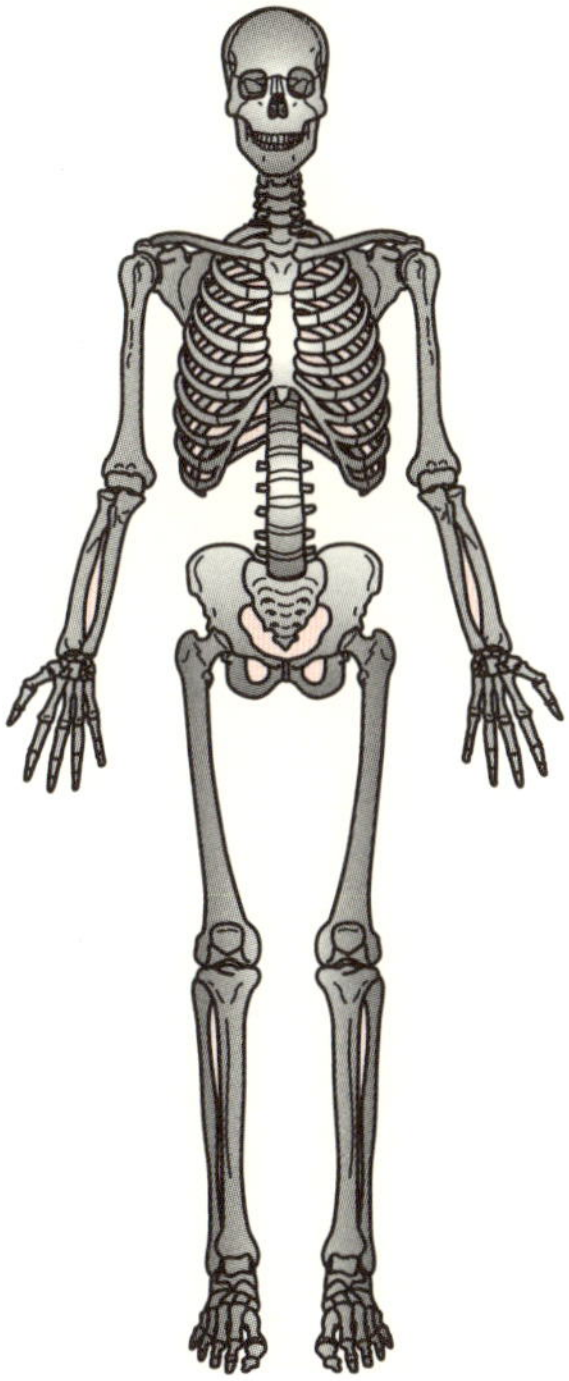

ヒトの股関節・骨盤の正面像

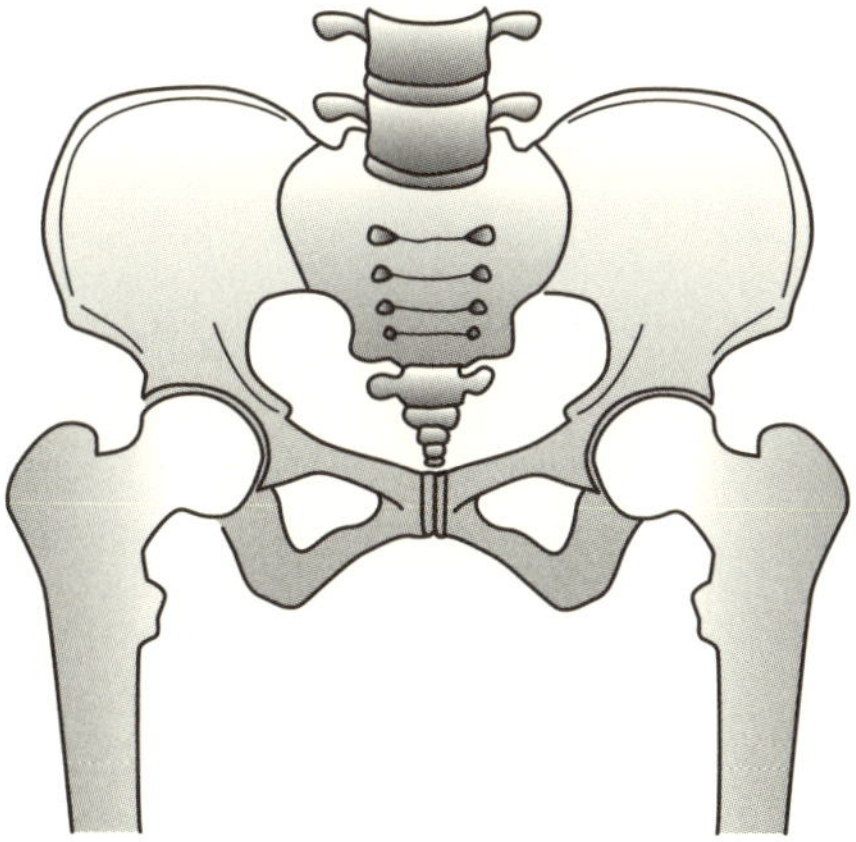

用語解説 **進化の過程**：一般的に言われている進化の過程には、魚類から両生類、魚類から爬虫類という進化もあるが、今回は骨格の構造という視点で、進化の過程を魚類→両生類→爬虫類→哺乳類とした。

2 なぜヒトは二足歩行になったのか？

ヒトは進化の過程で二足歩行を必然的に獲得した

サルとチンパンジーの四足歩行の違いに、ヒトの二足歩行獲得のヒントが隠されています。

欲深さが二足歩行へと導いた

大昔、私たちの祖先は森林で生活していました。その頃、大きな気候変動があり、住んでいた森林がなくなって地上での生活を余儀なくされました。森林での生活と違い、広野での生活には効率よく動くことが必要となり、四足歩行より動きやすい**二足歩行**を獲得したと考えられてきました。

ところで、サルとチンパンジーの四足歩行の違いをご存知ですか。その大きな違いは手の着き方です。サルは手の平を地面に着きますが、チンパンジーは**ナックルウォーク**といって指を軽く握って指の手の甲側を地面に着けます。小さな違いに思えますが、ここに大きな差が生まれます。手の平を地面に着けると物を握ることができませんが、ナックルウォークでは移動するときに物を握ることが可能です。

最近、二足歩行獲得に関する新しい説*が発表されました。この研究ではチンパンジーの前に普通のナッツと貴重なナッツを並べたとき、普通のナッツには見向きもしないで貴重なナッツを自分の物にしようとします。たくさん持って帰ろうとすると、まず両手に持ち、次に口に咥える。そうするとナッツを握っている分だけ、両手を着いて歩きにくくなります。でも両手に握っている貴重なナッツも手放したくないので、チンパンジーはどうしたのかというと、なんと四足歩行より二足歩行になる頻度が4倍に増えたそうです。限られた食料などを一度にたくさん運ぼうとする際に、チンパンジーにとって都合が良かったということです。「欲深さが二足歩行獲得の原動力になった」、そう考えると面白いですね。

- **ヒトの祖先は森林で生活していた**
- **チンパンジーは手の甲側を着いて歩いている**
- **ヒトが二足歩行を獲得したのは物を運ぶためである**

サルとチンパンジーの四足歩行の違い

チンパンジーの四足歩行

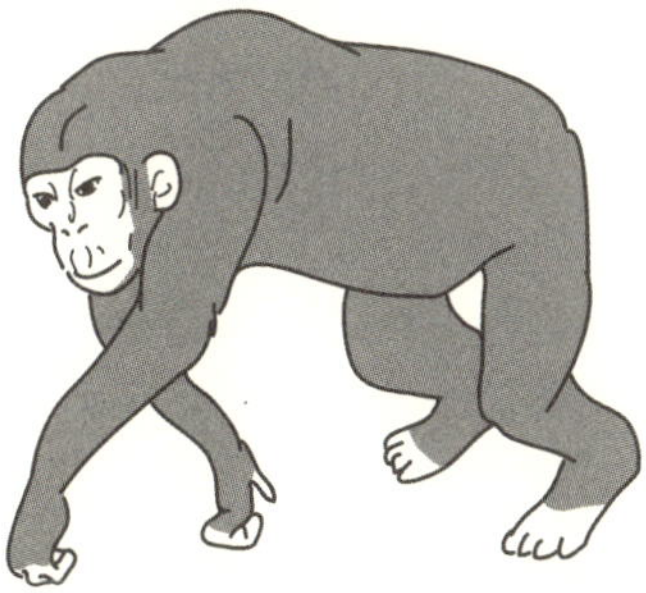

サルの四足歩行

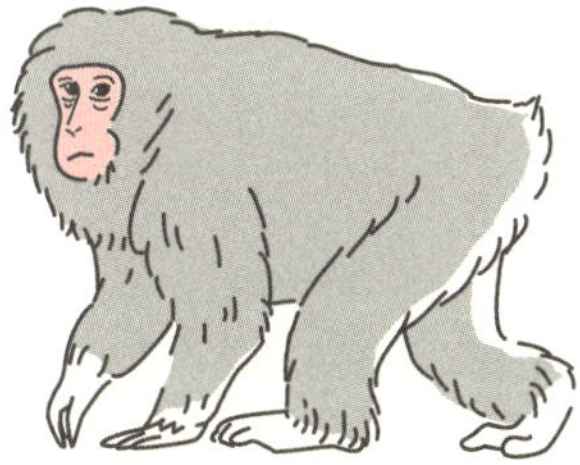

サルとチンパンジーの四足歩行の違いは手の着き方にある。

チンパンジーの二足歩行

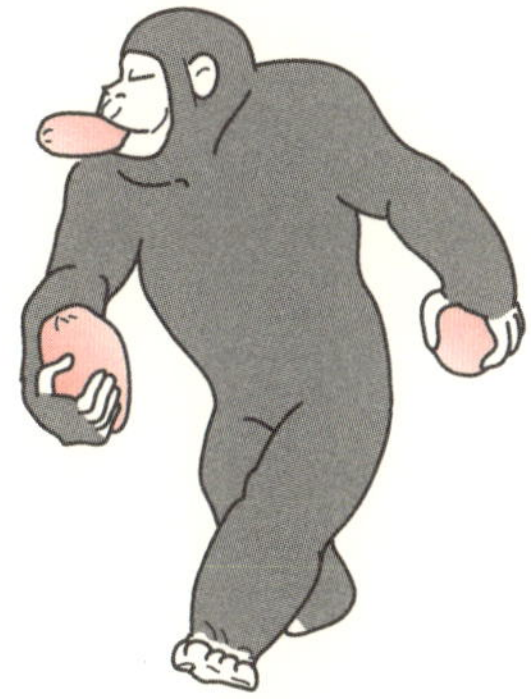

欲深さが二足歩行へと導いた?!

＊文献1) Susana Carvalho et al:Chimpanzee carrying behaviour and the origins of human bipedality.Current Biology22(6),2012

用語解説 ナックルウォーク：ナックルは指のつけ根の関節、つまりゲンコツのことを言う。ナックルウォークをする動物はチンパンジーやゴリラで、オラウータンは樹上生活が中心でナックルウォークはしない。

3 直立二足歩行の功罪

ヒトは直立二足歩行になり自由な上肢を得たが新たな疾患を生み出した

直立二足歩行での抗重力という新たな課題と向き合うために、股関節や骨盤には進化が必要でした。

ヒトが向き合う新たな課題

四足歩行から**直立二足歩行**へとヒトが進化する過程で得た一番大きなもの、それは自由な**上肢**《じょうし》です。上肢を自由に展開して脳を発達させ、より文化的な生活を営めるようになりました。ヒトの直立二足歩行を可能にしたのは、股関節や骨盤の骨、関節、筋肉、そして筋肉の使い方などの大きな進化でした。ではなぜ股関節や骨盤が進化していく必要があったのか。それは直立二足歩行における重要な課題、**抗重力**活動を乗り越えるためです。

ヒトの直立位を横から見ると、**重心線**は関節の中心付近を通るため、関節にかかる負担が少なく、筋活動もそれほど必要としません。簡単にいうと、関節にもやさしく、筋力もあまりいらない楽な姿勢ということです。二本足で歩く犬の映像を時どきテレビで観ることがありますが、犬が二本足で歩くと不安定なのは、ヒトと違い股関節を含む**下肢**《かし》と骨盤の骨や関節、筋肉が二本足での抗重力仕様になっていないからです。

ヒトは重力に対して直立二足歩行を獲得しましたが、その代償にいろいろな骨関節疾患を有するようになりました。「変形性〇〇症」というのも、その一例です。四足歩行からの進化の過程において、股関節や骨盤が力学的不均衡から変形を起こしているものと推察できます。違う角度からみると、直立二足歩行に適応しようとしている骨格を反映しているとも考えられます。ケガや病気になったとき「どんな姿勢が楽なのだろう？」と、動きやすい動作を獲得していくのも、同じ過程なのかもしれませんね。

- **直立二足歩行で手が自由に使えるようになった**
- **直立二足歩行で一番大きな課題は重力に抗すること**
- **抗重力での活動は新たな疾患を生み出した**

自由になった上肢

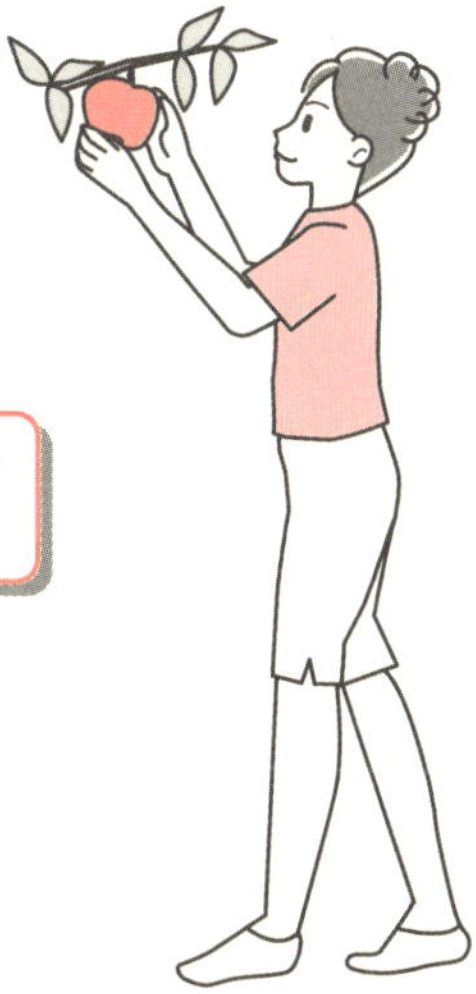

直立二足歩行になり、上肢を
自由に使えるようになった

抗重力活動

ヒトの直立二足歩行

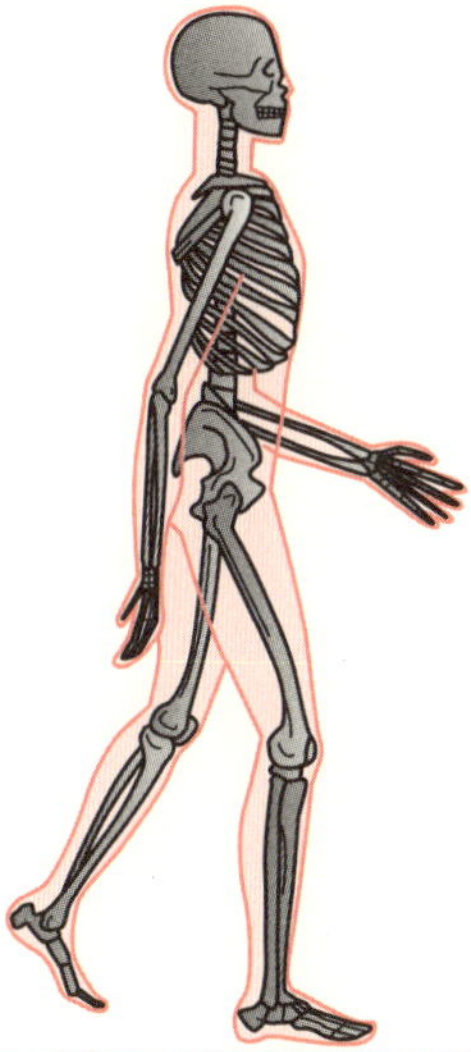

骨･関節･筋肉が抗重力仕様になっている

二本足で歩く犬

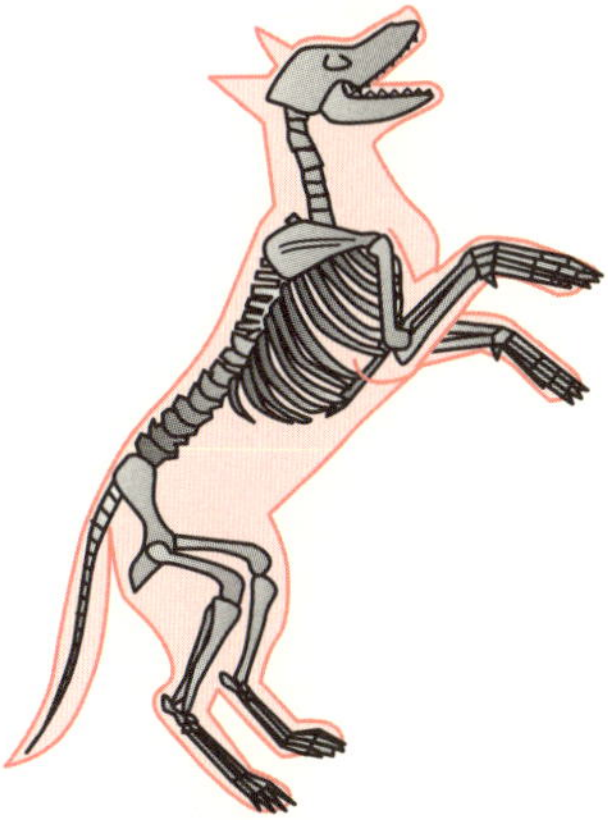

骨･関節･筋肉が抗重力仕様になっていない

用語解説 **上肢、下肢**：医療界では肩から先の腕や手を上肢、股関節から先の脚や足部を下肢と呼ぶ。「肢」の漢字に使われているにくづきは身体を表す部首で、身体の上下にある「枝」と考えればイメージしやすい。

4 股関節と骨盤に求められる機能は？

股関節と骨盤にはヒトが生活していくために求められる大変重要な機能がある

股関節や骨盤がヒトの生活においてどのような役割を果たしているのかみていきましょう。

部位や形に応じた機能がある

関節にはそれぞれの部位や形に応じた機能があります。ここでいう機能とは役割と考えればよいでしょう。たとえば肘関節は顔や頭に手のひらを近づけるためにあります。肘がなかったら、顔を洗うことや歯を磨くことができません。

では股関節にはどのような役割があるのでしょうか。リハビリでは股関節に痛みを抱える方の治療をするときには、関節可動域や筋力、疼痛、動作能力などを評価します。また荷重関節である股関節に求められる日常生活活動機能は、①無痛性、②可動性、③支持性（安定性）の3つとされており*、とても重要な機能となります。これらは単独で存在するものではなく、互いに強く関連しているといえます。痛みがなければ動かすことも、しっかり支持することもできますが、痛みがあると動かせず、不安定になることもあります。正の連鎖が起こることもあれば、負の連鎖が起こることもあり、運命共同体ということができるでしょう。

次に骨盤には大きく分けると、二つの大切な役割があります。それは上半身と下半身をつなぐ役割と、内蔵を保護する役割です。上半身の動きは骨盤を介して下半身に伝わりますし、逆に下半身の動きを上半身に伝えるのも骨盤です。骨盤は上半身と下半身のつなぎ役になっていて、骨盤が機能していないと動作全体が不安定になります。姿勢や動作が安定するために、骨盤は不可欠な存在といえます。また骨盤内には直腸や**泌尿器**《ひにょうき》の一部、生殖器があり、外的な刺激から保護するのも、骨盤の大切な役割です。

- **股関節や骨盤にはそれぞれ大切な役割がある**
- **股関節は痛みなく動けることや安定性が求められる**
- **骨盤は上半身と下半身のつなぎ役になり臓器を保護する**

骨盤の役割

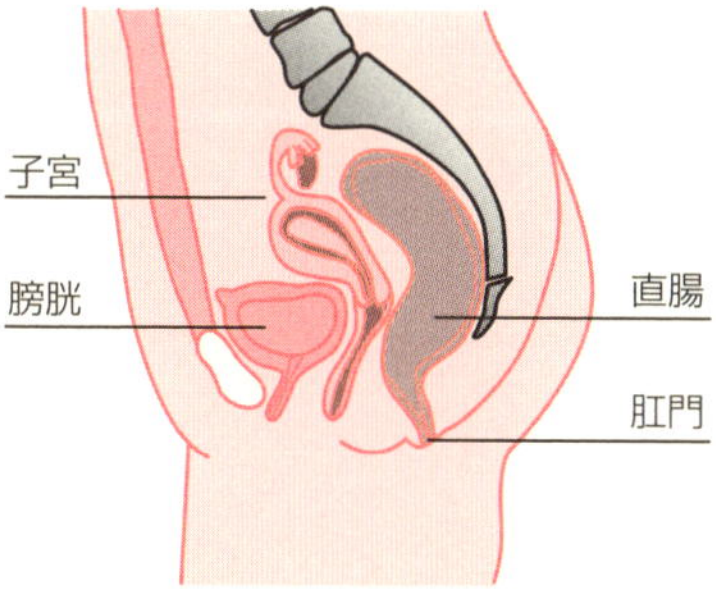

骨盤によって大切な臓器が
保護されている

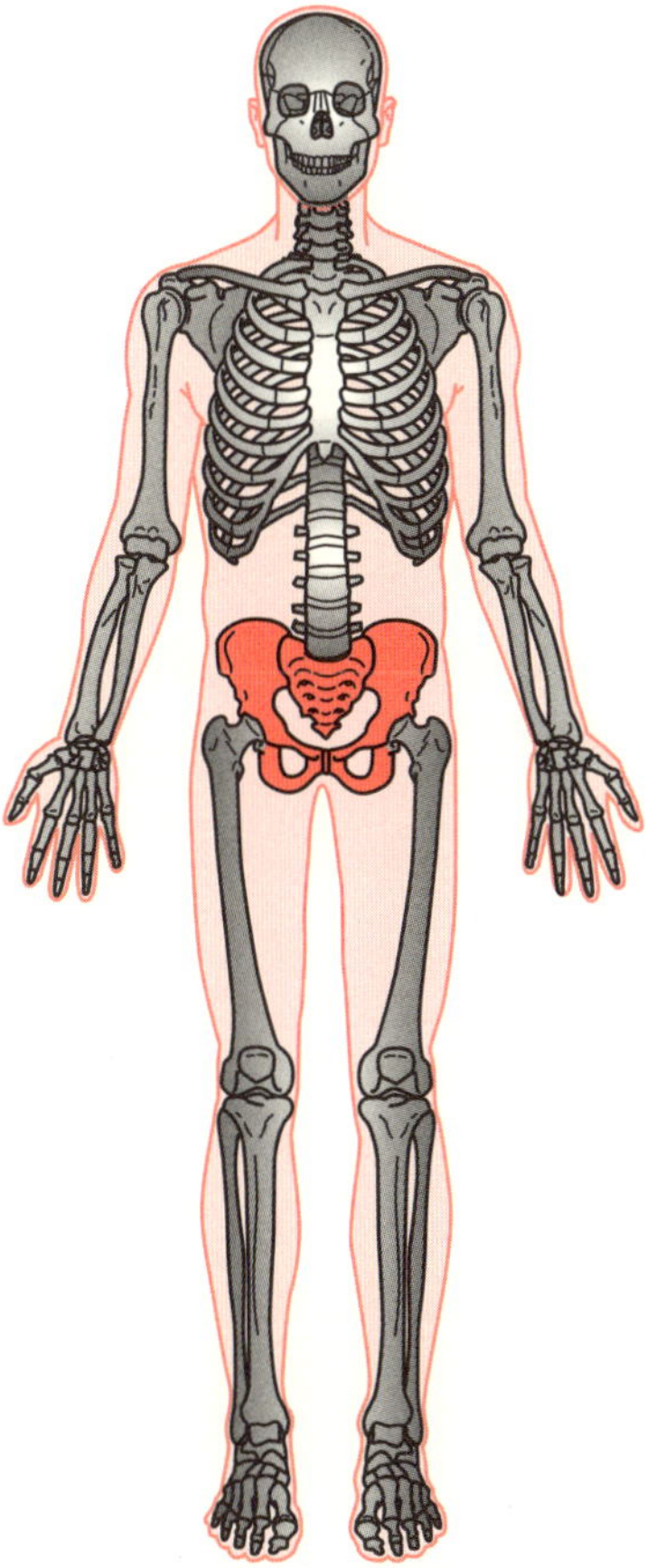

上半身と下半身をつなぐ

股関節の役割

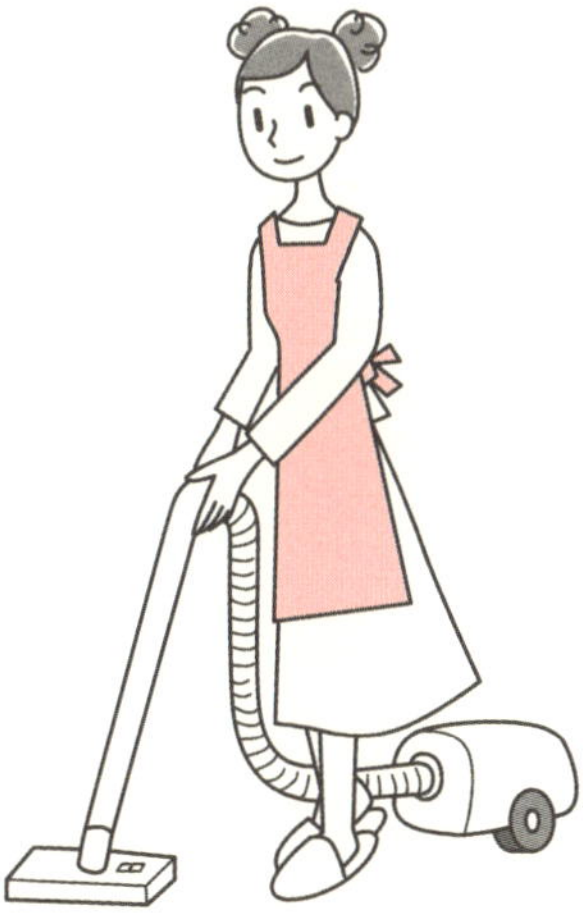

痛みなく、安定して動けることが
股関節には求められます

＊文献1) 加藤浩・他：変形性股関節症．理学療法 23:338-349,2006

用語解説
疼痛：「ずきずきとうずくように痛むこと」を意味するが、わかりにくければ「痛み」と考えればよい。
泌尿器：尿の生成と、貯留、排出に関わる器官。腎臓、尿管、膀胱、尿道からなる。

5 股関節の解剖を理解しよう

股関節を知るにはまず解剖を理解しておく必要がある

股関節は骨盤にある寛骨臼というくぼみに、大腿骨の大腿骨頭がはまり込んでできた関節です。

骨盤と大腿骨の解剖

股関節は骨盤にある**寛骨臼**《かんこつきゅう》と、大腿骨《だいたいこつ》の**大腿骨頭**《こっとう》で構成される関節です。股関節の解剖を理解するためには、骨盤側と大腿骨側に分けて見ていくとわかりやすいでしょう。

骨盤には外側に大きなくぼみがあり、これを寛骨臼と呼びます。寛骨臼には**寛骨臼切痕**《せっこん》という切れ目があり、**寛骨臼横靭帯**《おうじんたい》が横切っています。また寛骨臼を横から見ると、英語のCが下を向いた形をしていて**月状面**と呼びます。

大腿骨は大きく近位端、大腿骨体、遠位端の3つに分けられます。このうち股関節に関与する近位端には大腿骨頭、**大腿骨頸**《こっけい》、転子部があります。大腿骨頸から近位部は、大腿骨体の長軸に対して内側に曲がっています。大腿骨頭と寛骨臼の月状面は関節軟骨で被われていて、骨同士がぶつからないようにクッションの役目をしてくれます。

寛骨臼の縁には**関節唇**《しん》という線維軟骨が取り巻いています。これにより、大腿骨頭がより深く寛骨臼に収まることができ、股関節の安定感が増します。また股関節を被うように**関節包**という袋があり、その内側を**滑膜**《かつまく》が被っています。滑膜は軟骨に栄養を与えたり、関節面の摩擦を軽減させたりする潤滑油となる**滑液**《かつえき》の分泌と吸収を行う重要な役割を担います。

股関節には人体の中で一番強靭な靭帯である**腸骨大腿靭帯**や、**恥骨《ちこつ》大腿靭帯**、**坐骨《ざこつ》大腿靭帯**という靭帯があり、股関節が外れないように守ってくれています。また**大腿骨頭靭帯**は、大腿骨頭への血管を導く役目をします。

- **股関節は寛骨臼と大腿骨頭で構成される**
- **股関節は関節唇や靭帯で外れにくい構造になっている**
- **滑液は軟骨の栄養と関節の潤滑油の役目をする**

股関節の解剖

股関節・骨盤の全体図

左股関節の拡大図

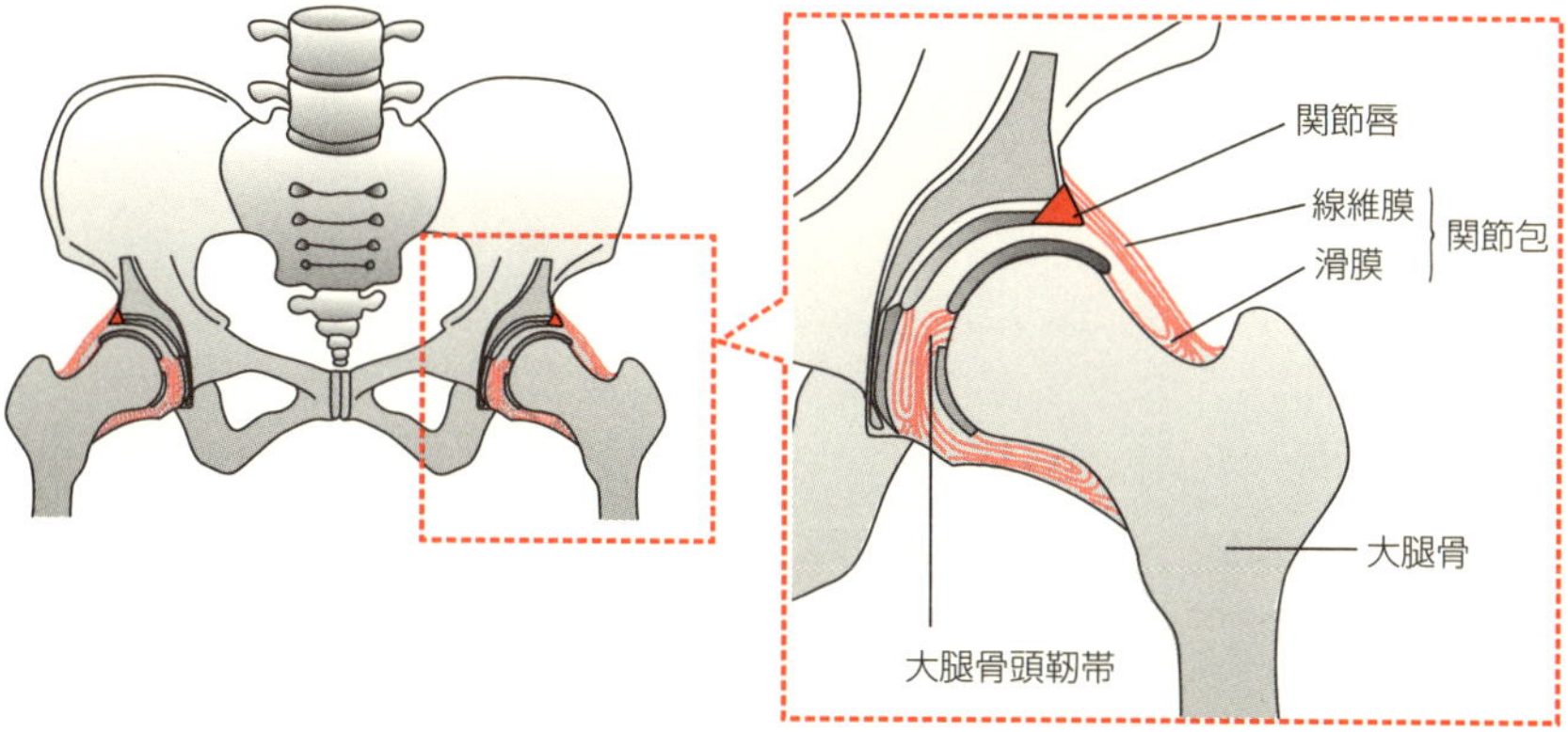
関節唇
線維膜
滑膜
関節包
大腿骨
大腿骨頭靭帯

左の大腿骨

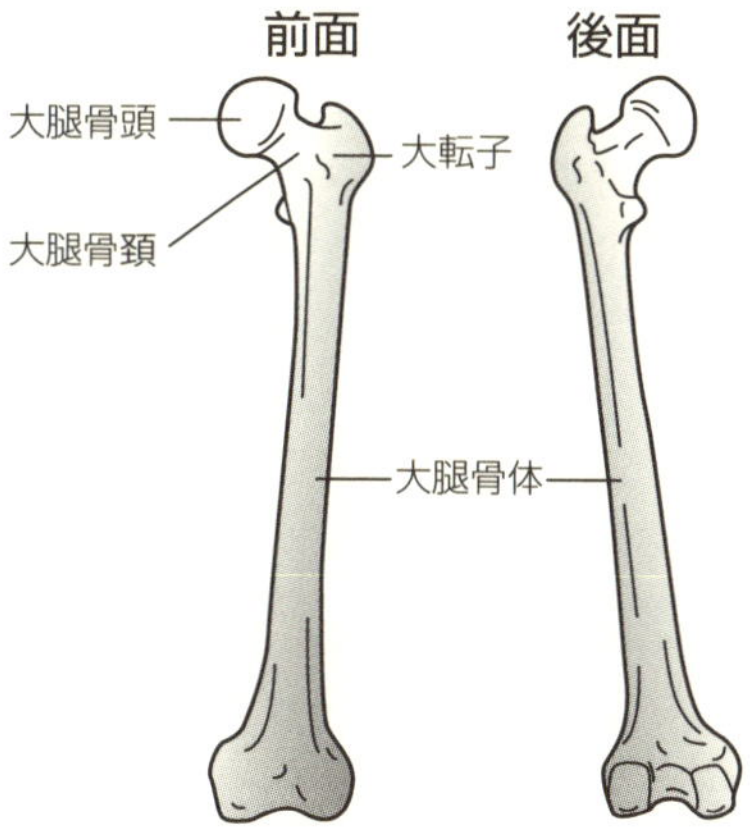
前面
後面
大腿骨頭
大転子
大腿骨頚
大腿骨体

左の寛骨を外側から見た図

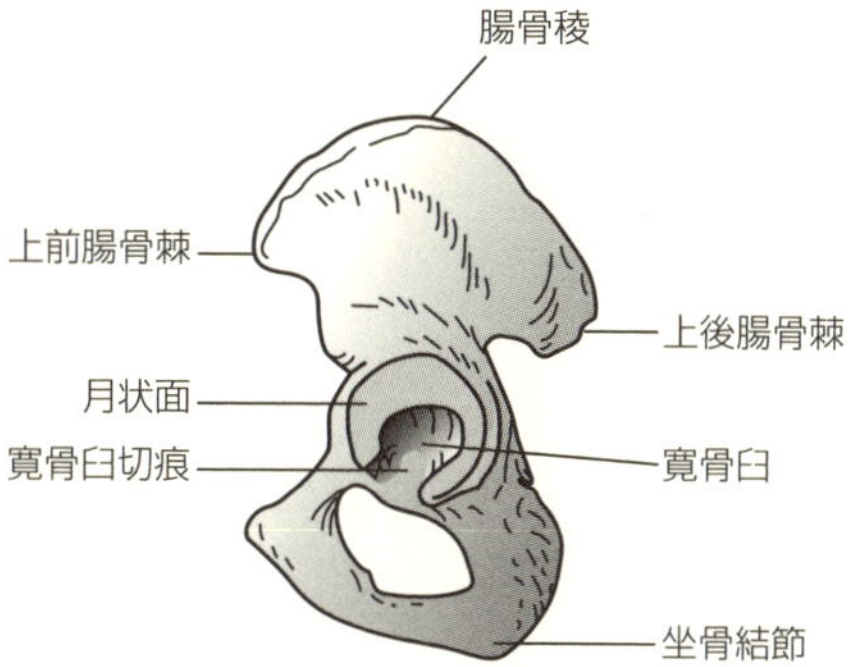
腸骨稜
上前腸骨棘
上後腸骨棘
月状面
寛骨臼切痕
寛骨臼
坐骨結節

用語解説 **関節面の摩擦**：氷と氷を合わせるとツルツル滑るが、そのときの摩擦を数値化すると0.03となる（この数字が小さいほど摩擦は小さい）。股関節での摩擦は0.005～0.02とされて、氷同士よりも摩擦が小さい。

6 大腿骨の頸体角と前捻角とは？

大腿骨の頸部には頸体角という屈折と、前捻角という捻じれがある

大腿骨の頸部は曲がったり捻じれたりしていて、その角度は成長と共に変化します。

屈折や捻じれはなぜ起きるのか

前節でお伝えしましたが、大腿骨には頸部という部分があります。この頸部には**頸体角**《けいたいかく》と**前捻角**《ぜんねんかく》という曲がりや捻《ね》じれがあります。

頸体角は字のごとく、**大腿骨体**（**大腿骨骨幹部**）と**大腿骨頸**がなす角です。この頸体角は年齢とともに角度が変わってきます。幼児期には約１３５度、成人では約１２５度、高齢者では約１２０度となります。これは経年変化というよりも、幼児期から成長するにつれ立位や歩行を始めることで、重力の影響を受けるようになるからです。立位や歩行を始めると、**大腿骨頭**には地面に対して垂直方向に重力がかかります。また安定した立位や歩行を保つためには、大腿骨の転子部にある大転子に関与する筋肉がしっかり働く必要があり、大転子を上方へ引っ張る力が働きます。この2つの力が加わることにより、頸体角は変化していきます。頸体角が通常より増大した状態を**外反股**《がいはんこ》、減少した状態を**内反股**《ないはんこ》と呼びます。

次に前捻角ですが、こちらも字のごとく「前に捻れる角度」ですが、どこに対して前に捻れるかというと、これは大腿骨を上から見るとわかりやすいと思います。大腿骨の頸部の軸と、遠位端にある**大腿骨顆部**《かぶ》の横軸が捻れる角度のことです。前捻角も成長するにつれ減少します。生後は40度前後ありますが、成人になると10～15度になります。前捻角の減少にも、立位や歩行が関係していて、大腿骨頭を**寛骨臼**にしっかり引きつけていくことにより起こります。頸体角や前捻角は、股関節の状態を診断する一つの指標となります。

- **大腿骨には頸体角や前捻角という屈折や捻じれがある**
- **頸体角や前捻角は成長するにつれ角度が変化する**
- **頸体角や前捻角は股関節の状態を診る一つの指標となる**

大腿骨の頚体角と前捻角

頚体角

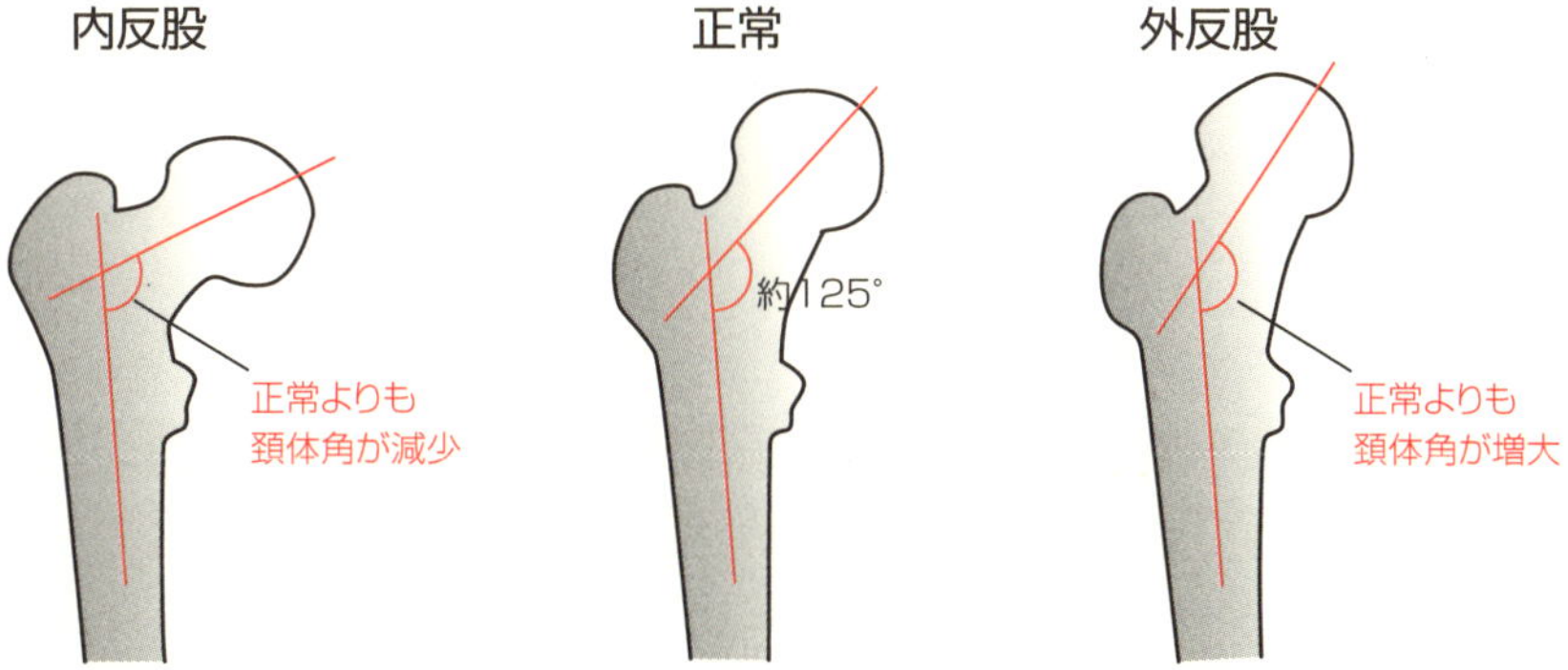
内反股
正常
外反股
正常よりも
頚体角が減少
約125°
正常よりも
頚体角が増大

前捻角

(大腿骨を上から見た図)

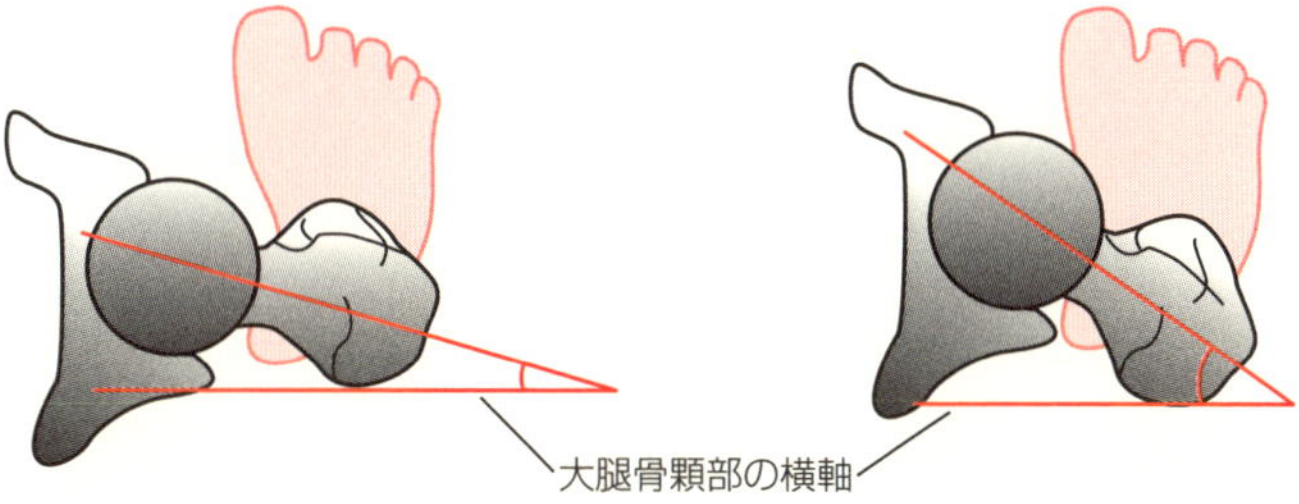
大腿骨顆部の横軸

正常の前捻角10～15度

過度の前捻角

用語解説 **外反股、内反股**：股関節の外反や内反が大きくなると、脚長差が生じたり、筋力が低下したりする。そうなると股関節にかかる力が増大して、関節を傷つけたり、骨を変形させたりする可能性がさらに増える。

7 ＣＥ角とＳｈａｒｐ角

ＣＥ角とＳｈａｒｐ角は関節の状態を知る一つの手がかりになる

股関節のレントゲンでＣＥ角やＳｈａｒｐ角から読み取れる、股関節の状態や特徴を考えてみましょう。

臼蓋形成不全の指標

ＣＥ角とＳｈａｒｐ角は、あまり聞きなれない言葉だと思います。ＣＥ角、Ｓｈａｒｐ角とも大腿骨の骨頭に対して、骨盤の**寛骨臼**がどれぐらい被さっているかを表し、**臼蓋形成不全**《きゅうがいけいせいふぜん》の診断時に医師が用いる、レントゲン上の一つの指標となるものです。

ＣＥ角は、大腿骨の骨頭中心を通過する垂線と、骨頭中心と臼蓋外上縁を結んだ線がなす角度のことをいいます。この角度は正常では30度前後とされています。ＣＥ角がおおよそ20度以下で、**大腿骨頭**に対して寛骨臼の被りが浅いことになります。次にＳｈａｒｐ角は、左右の**涙痕**《るいこん》を結ぶ線と、臼蓋外上縁と同側の涙痕を結ぶ線のなす角度のことです。Ｓｈａｒｐ角は男女差があり、おおよそ45度以上で寛骨臼の被りが浅い目安となります。

ここで被りが浅いとどうなるのか気になりませんか。股関節は寛骨臼に大腿骨頭がはまり込む形をしていますが、ＣＥ角が小さかったり、Ｓｈａｒｐ角が大きかったりすると、関節内で接触する面積が減ります。接触する面積が減るということは、体重がかかったときに関節内の一部に通常よりも負担がかかることになり、軟骨がすり減りやすくなります。

最後に気をつけて欲しいことがあります。ＣＥ角やＳｈａｒｐ角は臼蓋形成不全を医師が診断する一つの指標になりますが、個人差もあります。ですから、この数字がよくないからといって、すぐに手術する必要があるというものではありません。そのあたりは診察時に医師としっかり相談してください。

- 股関節にはCE角とSharp角という治療上の指標がある
- CE角とSharp角は関節の状態と負担の目安となる
- 臼蓋形成不全は個人差もあるので医師の診断を仰ぐ

CE角とSharp角

CE角

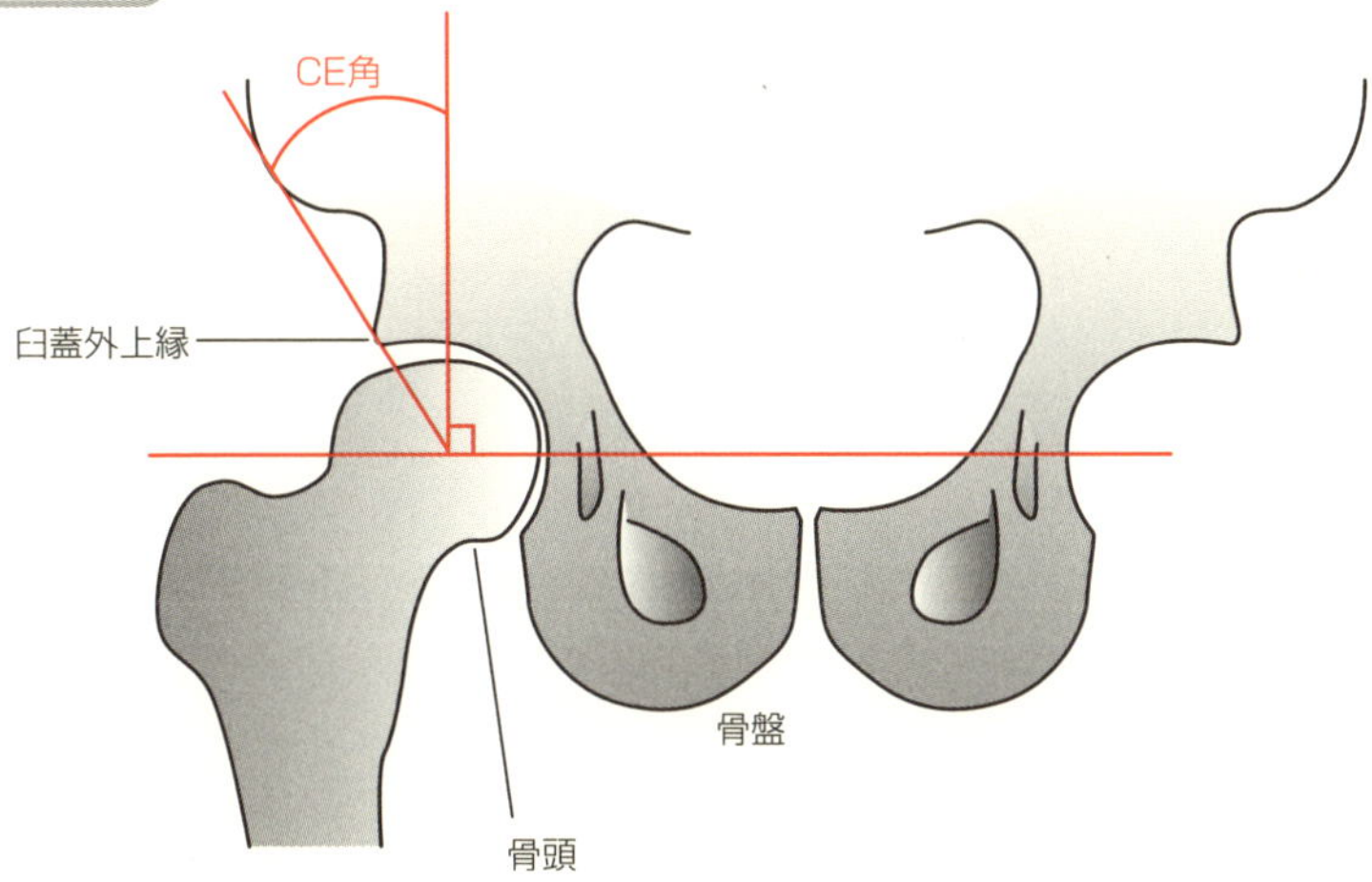

sharp角

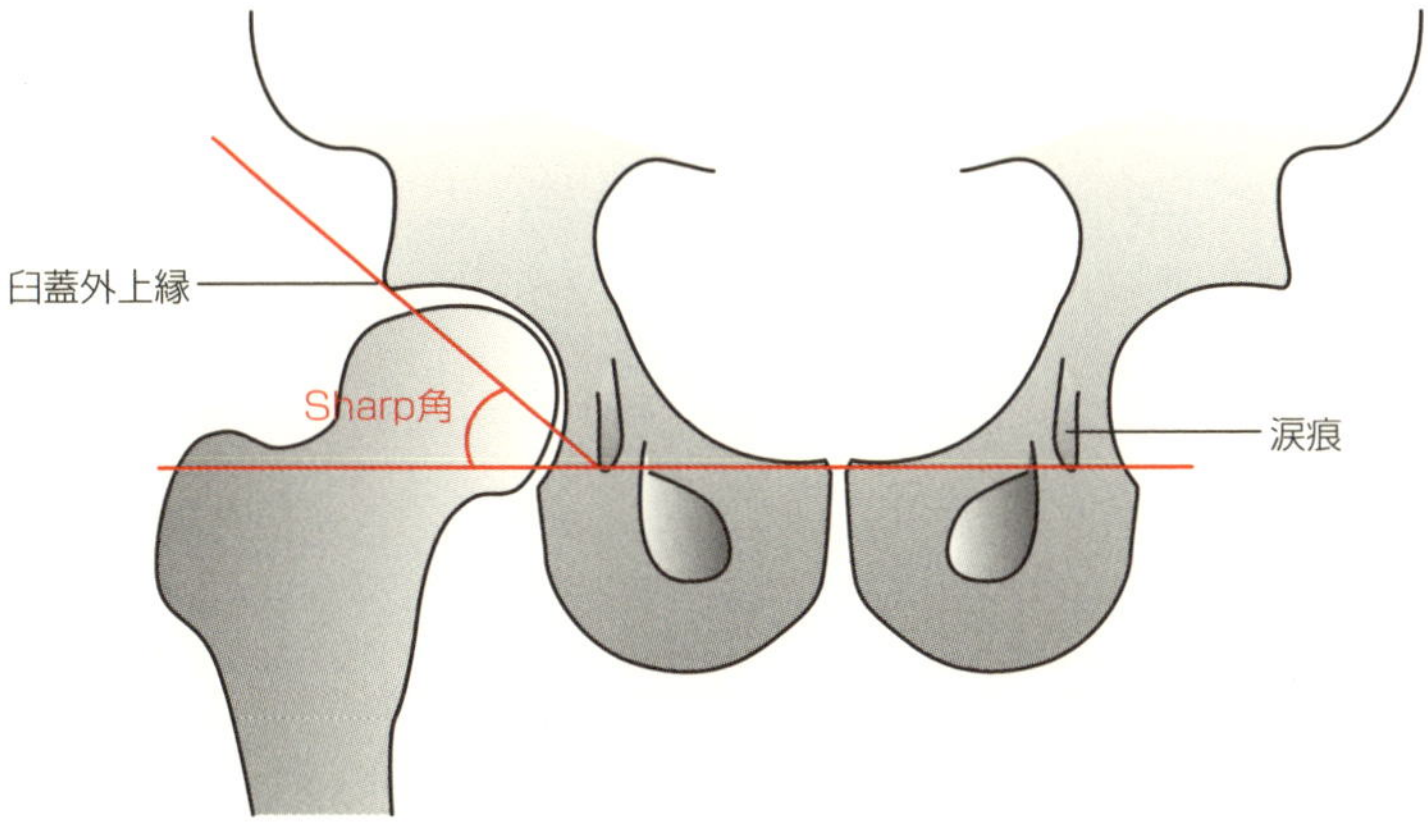

用語解説 **股関節のレントゲン撮影**：股関節のレントゲンを撮影するとき、台に寝て撮影する場合と立位で撮影する場合では、関節の隙間が変化する場合があるので、一つの撮影肢位だけで見極めないようにした方がよい。

8 股関節はどんな関節か？

股関節の構造を知れば、股関節の動きが理解しやすくなる

股関節はどのような動きができるのか、形態や構造から股関節の動きについて考えてみましょう。

関節はどのように分類されるのか

関節には**凹凸の法則**というルールがあり、一方が凹の形をしていて、他方が凸の形をしていることが多いのです。この場合、凹側を**関節窩**《かんせつか》、凸側を**関節頭**《とう》と呼びます。股関節の場合は、**寛骨臼**が関節窩、**大腿骨頭**が関節頭に当たります。関節は関わる骨の数や形、どの方向に動くかによってそれぞれ分類されます。股関節は骨盤の寛骨臼と、大腿骨の大腿骨頭で構成される**単関節**です。単関節とは2つの骨からなる関節のことです。また寛骨臼がお餅をつく臼《うす》のような形をしていて、そこにボールのように丸い大腿骨頭がはまり込む形をしていることから、形態上は**臼状関節**《うすじょうかんせつ》に分類されます。

次に股関節はどのような方向に動くのでしょうか。これは「いくつの**運動軸**を持っているか」と言い換えることができ、人体の他の関節を見るとわかりやすいでしょう。たとえば指の関節はどうでしょうか。指の第一関節と第二関節は曲げるか伸ばすしかできないので、これらの関節の運動軸は一つです。次に手首で考えてみましょう。手首は前後方向に動かすことができます。また友だちに手を振ったりするときに、左右方向に動かすこともできます。ですから手首は前後方向と左右方向、2つの運動軸を持っているといえます。では股関節はどうでしょうか。臼状関節の股関節は、前後方向に動かすことができますし、開いたり閉じたりもできます。もう一つ股関節は太ももを内や外に向ける捻《ね》じりの動作もできます。このように3つ以上の運動軸を持つ股関節は、運動軸の数からみると**多軸関節**として分類されます。

- **関節は凹凸の骨の組み合わせになっていることが多い**
- **股関節は単関節で、形態上は臼状関節に分類される**
- **股関節は３つ以上の運動軸を持つ多軸関節である**

股関節の形態

寛骨臼と大腿骨頭

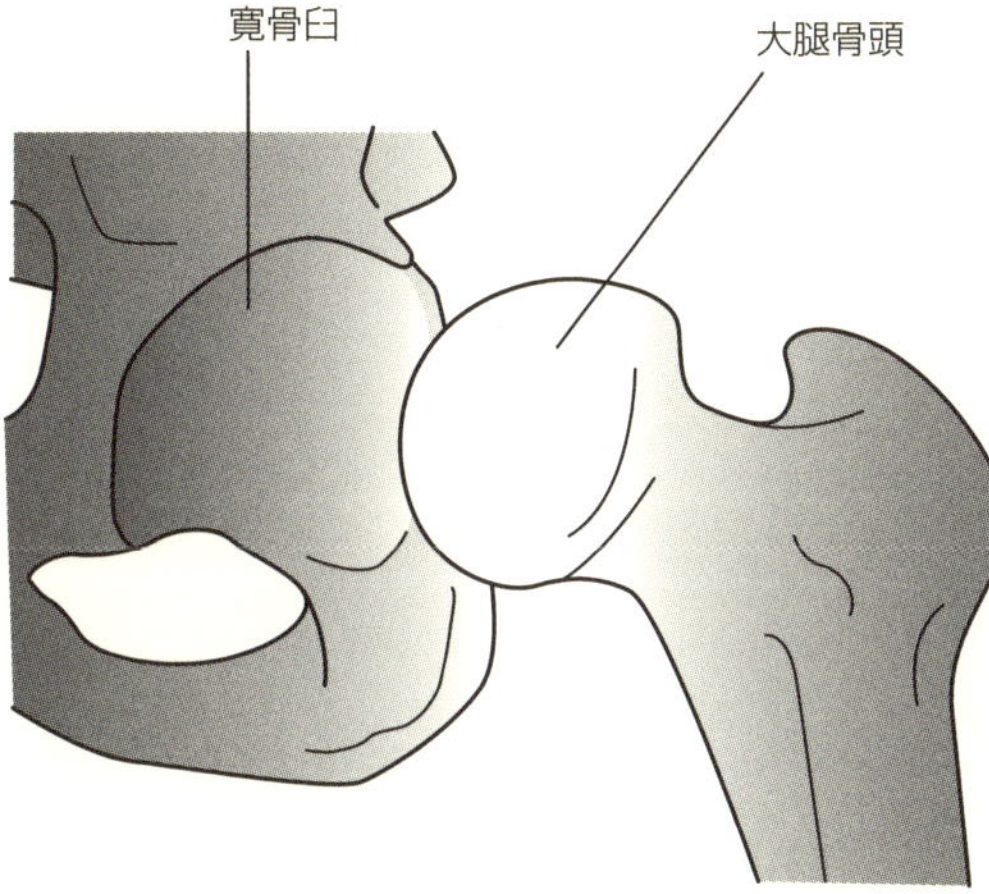
寛骨臼
大腿骨頭

臼状関節

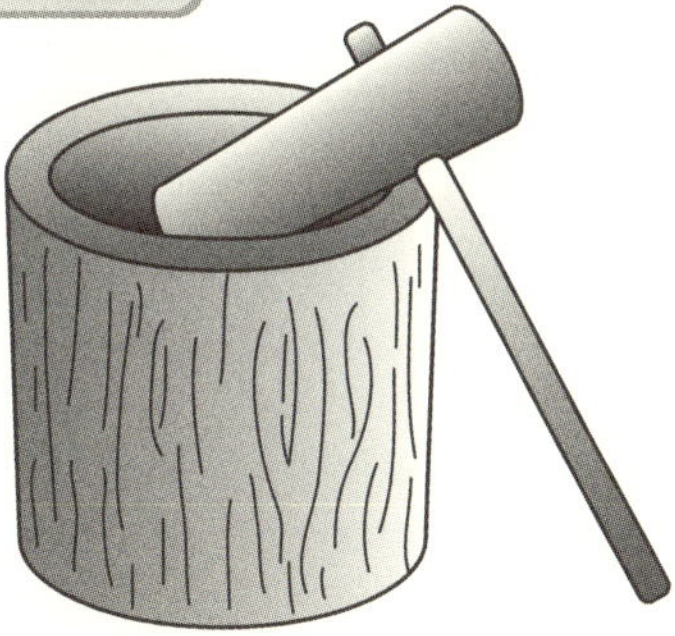

股関節でいうと寛骨臼が臼、大腿骨頭が杵にあたる

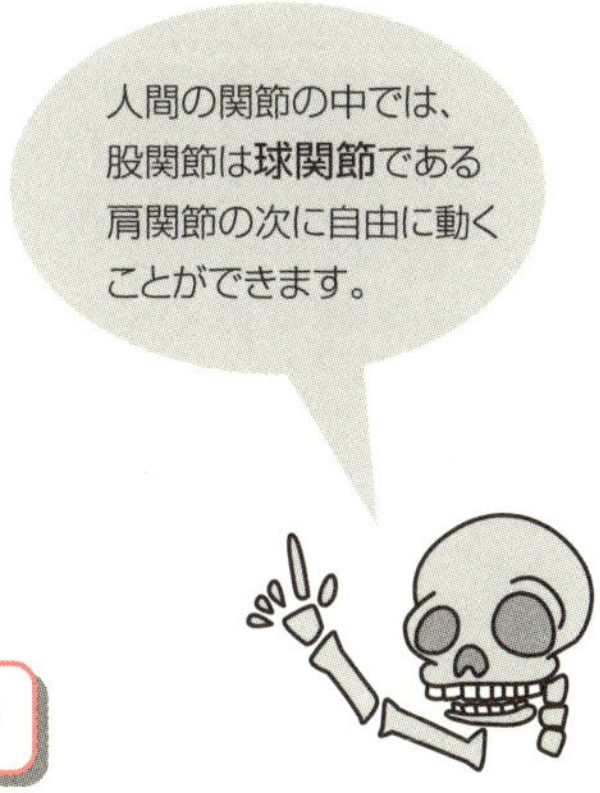
人間の関節の中では、股関節は**球関節**である肩関節の次に自由に動くことができます。

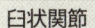

用語解説 **凹凸の法則**：関節面の運動と骨の運動に関する法則。凸の法則では関節面と逆の方向に骨が動き、凹の法則では関節面と同じ方向に骨も動く。股関節は基本的に凸の法則だが、荷重時に凹の法則にもなりえる。

9 股関節はどんな方向に動くのか？

股関節は屈曲、伸展、外転、内転、外旋、内旋の6つの方向に動く

股関節は動く方向が決まっています。どのような方向に動くのか確認してみましょう。

股関節の6つの運動方向

股関節がどのような方向に動くのか、考えたことがある方は少ないと思います。**多軸関節**である**臼状関節**の股関節は、かなり自由に動くことができます。

股関節が動く方向には、**屈曲**、**伸展**、**外転**、**内転**、**外旋**、**内旋**の6方向があります。屈曲は「曲」の字から想像しやすいと思いますが、曲げることです。すなわち股関節を前に曲げていくことです。伸展はその逆で「伸」の字から想像できるように、股関節を伸ばすことで、股関節を後ろに伸ばします。外転は脚を外に開く運動を意味し、内転はその逆で内に閉じる運動のことです。

少しわかりにくいのは外旋と内旋です。これは股関節を捻じる運動のことです。太ももの前面がどちらに向いているのかを考えればよいでしょう。太ももが外に向くように捻れば外旋、内に向くように捻れば内旋です。ただし膝《ひざ》を屈曲した状態（曲げた状態）でみると、イメージしにくくなるかもしれません。この状態でも見分けるポイントは同じで、太ももの前面がどちらに向いているか、それを考えればわかります。

股関節はこの6方向に動くのですが、単純に一つの運動だけをすることはほとんどありません。たとえば車に乗るときやお風呂で浴槽をまたぐときには、屈曲しながら外転します。屈曲と外転、2つ以上の動作を同時に行うことを**複合運動**と呼びます。複合運動は2軸以上の運動軸を持つ関節の特徴的な動作で、私たちの日常生活を考えると、股関節では複合運動が連続して起こっています。

- **股関節には６つの運動方向がある**
- **外旋と内旋の見分け方は太ももが向く方向で考える**
- **日常生活においては複合運動が連続して起きている**

股関節の運動方向

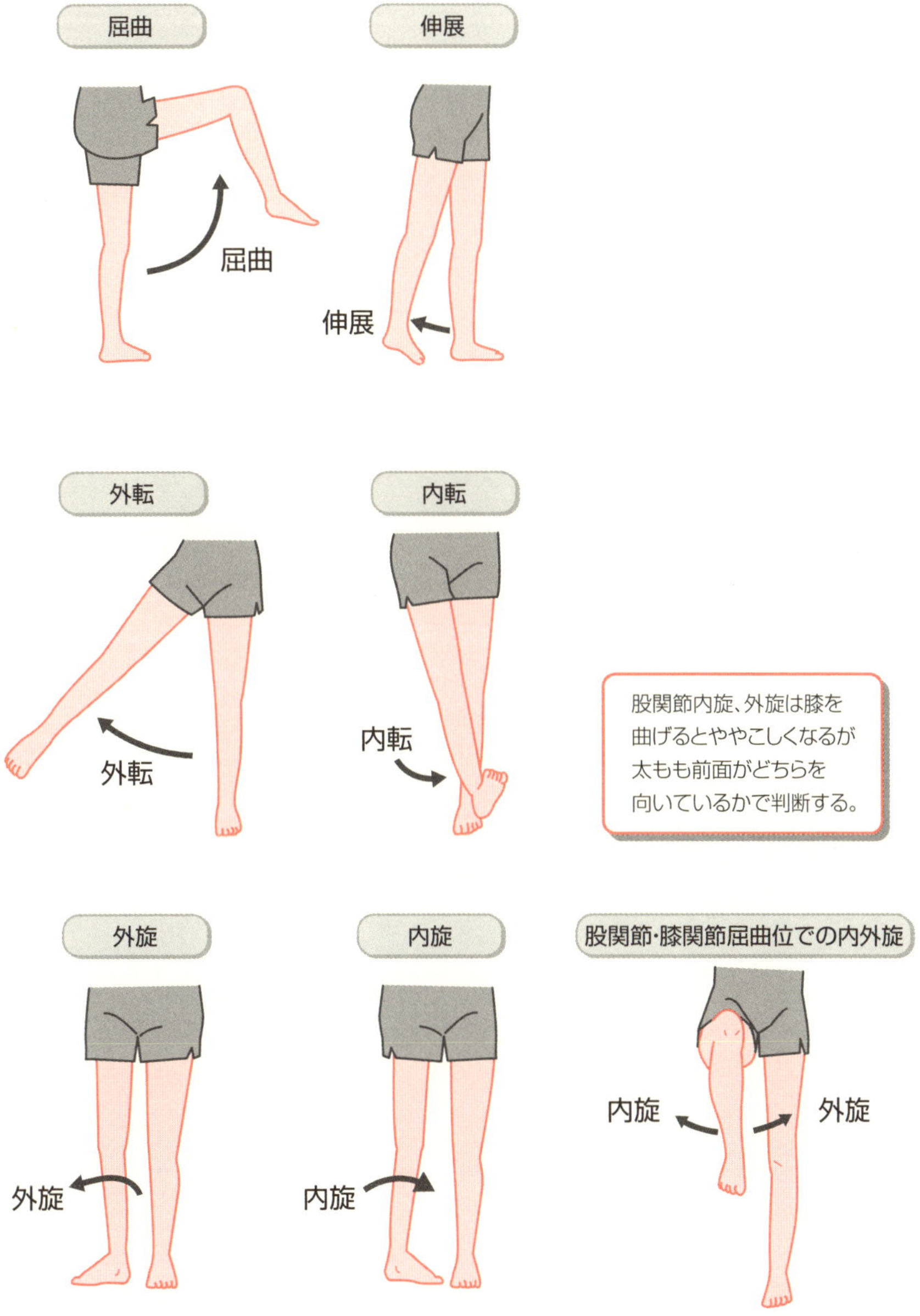
屈曲
屈曲
伸展
伸展
外転
外転
内転
内転
股関節内旋、外旋は膝を
曲げるとややこしくなるが
太もも前面がどちらを
向いているかで判断する。
外旋
外旋
内旋
内旋
股関節・膝関節屈曲位での内外旋
内旋
外旋

用語解説 **屈曲と伸展**：医療用語で「屈曲」や「伸展」と書くと見慣れない言葉のように感じるが、体操で行われる屈伸運動は関節の「屈曲運動」と「伸展運動」を行なっているのである。

10 股関節を取り巻く筋肉

股関節の運動には23の筋肉が関わっている

股関節がいろいろな方向に動くには、たくさんの筋肉の働きが必要になります。

股関節の動きと筋肉の関係

股関節にはどのような筋肉があるかご存知ですか。股関節に関わる筋肉はなんと23もあります。23というのは、一つの関節に関わる筋肉の数ではかなり多い方です。ではなぜ股関節に関わる筋肉が多いのでしょうか。それは股関節が**臼状関節**で、身体では**球関節**である肩関節に次いで自由に動くことができるからです。

股関節では前節でお伝えしたように**屈曲**、**伸展**、**外転**、**内転**、**外旋**、**内旋**の6つの運動と、それらを複合した運動が可能です。たくさんの方向に動けることを、運動の自由度が高いといいます。これには関節自体の構造も関係するのですが、関節に関わる筋肉の数や種類も大切な要素になってきます。

股関節と筋肉の数の関係を理解するには操《あやつ》り人形をイメージしてください。操り人形には糸がついていて、それを引っ張れば人形の手足が動きます。日本の伝統芸能である人形浄瑠璃に使われる人形では、顔の細かい変化を表現するために、目や口がいろいろな方向に動きますが、一つひとつの動きを可能とするために多くの糸が用いられています。関節でいうと筋肉が糸にあたります。さまざまな方向から関わる筋肉が多ければ多いほど、また長短いろいろな種類があればあるほど、関節は複雑で細かい運動が可能となるわけです。

股関節には大きいものから小さいものまで、たくさんの筋肉があります。股関節に関わる筋肉を知ると、ストレッチや筋力トレーニングなどのセルフケアへの理解が格段に深まります。

- **股関節には23の筋肉が関わっている**
- **高い自由度で動くにはたくさんの筋肉が必要**
- **筋肉の役割を知ればセルフケアへの理解が深まる**

股関節の筋肉

股関節の23の筋肉

- 大殿筋
- 中殿筋
- 小殿筋
- 大腿筋膜張筋
- 大腰筋
- 小腰筋
- 腸骨筋
- 大腿直筋
- 縫工筋
- 梨状筋
- 外閉鎖筋
- 内閉鎖筋
- 上双子筋
- 下双子筋
- 大腿方形筋
- 長内転筋
- 短内転筋
- 大内転筋
- 恥骨筋
- 薄筋
- 半腱様筋
- 半膜様筋
- 大腿二頭筋

※一般的には大腰筋と小腰筋と腸骨筋を合わせて腸腰筋と呼ばれています。

股関節の筋肉の全体像

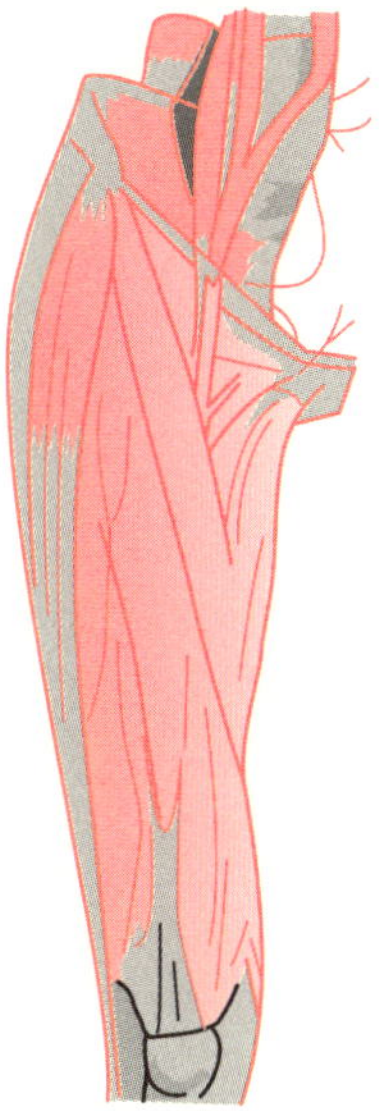

操り人形

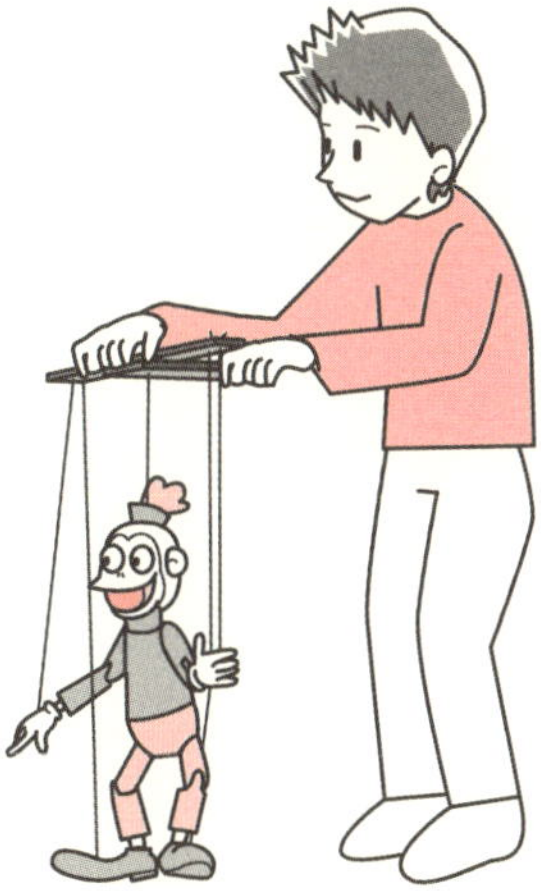
筋肉は操り人形の糸にあたる。

用語解説 **筋肉**：医療従事者の中では「筋肉」とは呼ばず「筋《きん》」と呼ぶことが多い。また一般的に言われている「すじ」は筋肉でいう「腱《けん》」のことを指す。腱は筋肉の両端にあり、骨に付着している。

11

股関節の筋肉の働きとは？

股関節の筋肉にはそれぞれ働きがある

筋肉の収縮の仕組みや、運動と固定にどのように働くのかみていきましょう。

筋肉の役割は運動と固定

前節で股関節にはたくさんの筋肉が関与するとお伝えしましたが、一つひとつの筋肉にそれぞれ働きがあります。筋肉でいう働きとは関節を動かす**運動**と、関節を一定の姿勢に保持する**固定**です。

筋肉の働きを理解するためには、先に筋肉の仕組みを知っておく必要があります。まず筋肉を一本のゴムのようなものとイメージしてください。そのゴムの端と端は多くの場合、どこかの骨と骨に付着しています。この付着している部分を**起始**《きし》と**停止**《ていし》と呼びます。たいていの場合、起始が頭に近い位置にあり、停止は頭から遠い位置にあります。筋肉が働くということは、停止を起始に近づけるように筋肉が収縮することです。筋肉が収縮すると骨と骨が近づいて、関節が運動を起こします。

股関節でいう運動とは、股関節を**屈曲**、**伸展**、**外転**、**内転**、**外旋**、**内旋**方向に動かすことをいいます。屈曲方向に動かすためには、屈曲するための**屈筋**が働く必要があります。また屈曲のために働く屈筋と伸展方向に働く**伸筋**は違いますが、屈曲と外転両方に働く筋肉もあります。

運動に働くときとは違い、筋肉が固定に働いたときには、筋肉の収縮は起こりますが関節の運動は起こりません。たとえば両脚で立っている状態から片脚を開いていくと、開いていく側の**中殿筋**《ちゅうでんきん》は外転のために働きますが、もう一方の脚の中殿筋は骨盤を固定するために働きます。股関節においては一つの筋肉が運動だけを行なっていることは少なく、運動と固定を自動的に切り替えながら活躍しています。

- **股関節の筋肉は運動と固定に働く**
- **関節は筋肉が収縮して骨を引っ張ることで動く**
- **固定では筋肉が収縮しても関節運動は起こらない**

筋肉の働き

筋肉の収縮

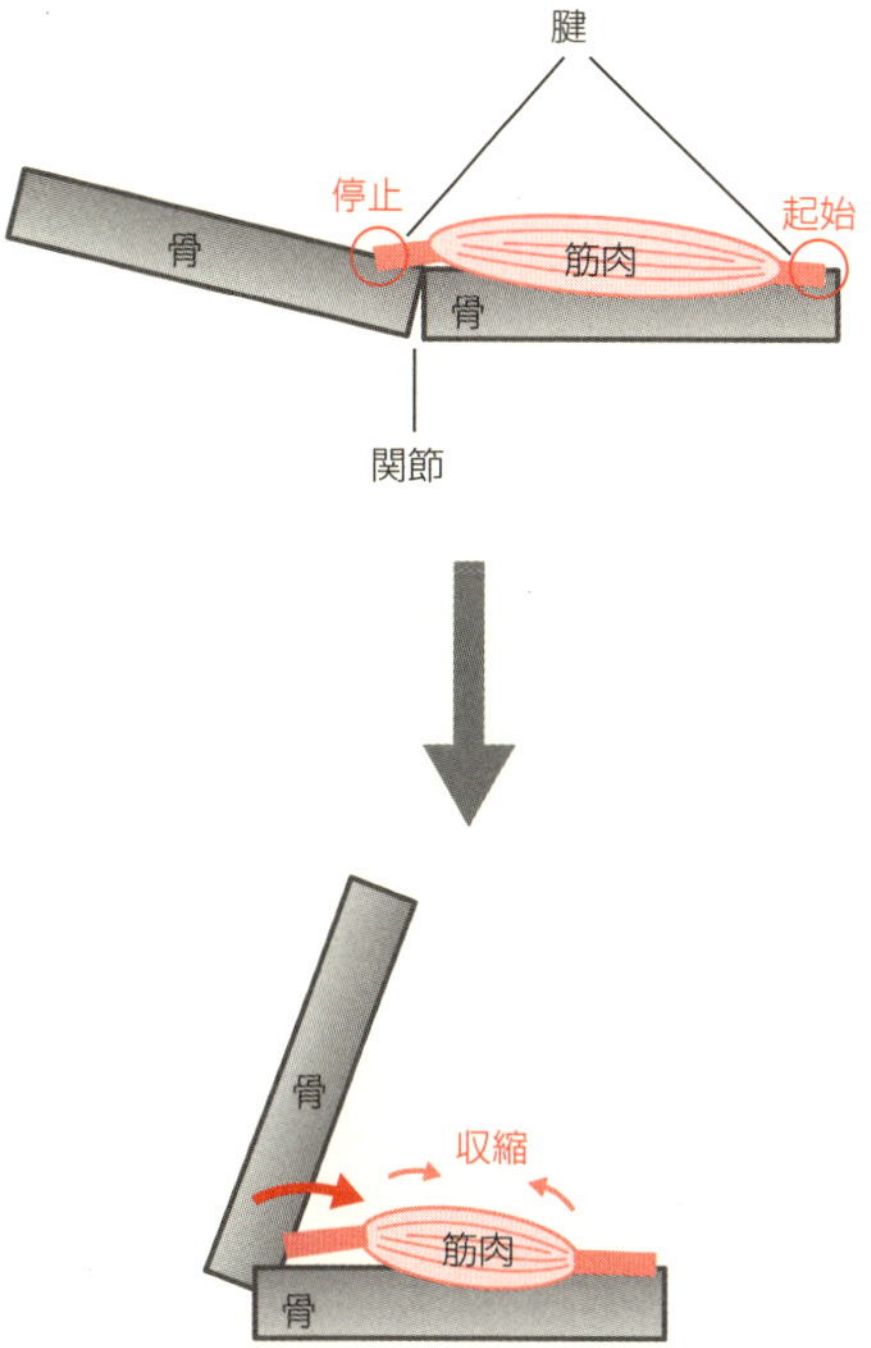

筋肉が収縮して起始と停止が近づくことによって関節の運動が起こります

運動と固定に働く中殿筋

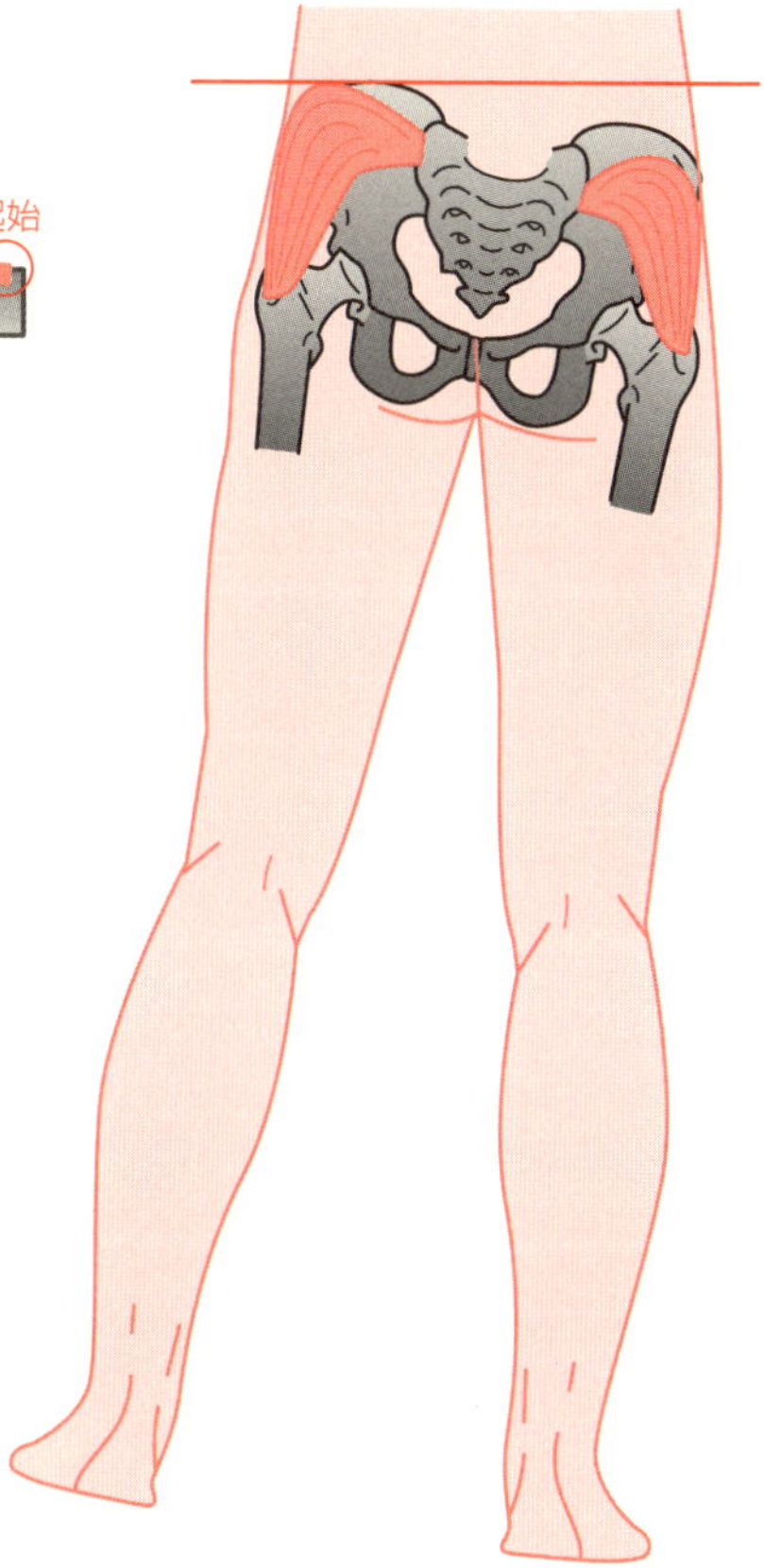

立った状態で左脚を開いていくと
右の中殿筋は固定に働き
左の中殿筋は運動に働く

用語解説 **等張性収縮、等尺性収縮**：関節に運動が起こっているときの筋肉は、等張性収縮という収縮をしている。また固定に働いたときには、等尺性収縮という収縮をしている。

12 お尻の筋肉は3層構造

お尻の筋肉である殿筋は深層、浅層、中間層の3層構造になっている

お尻にはインナーマッスルとアウターマッスルがあります。それぞれの役割をみていきましょう。

殿筋の役割

解剖学ではお尻のことを**殿部**《でんぶ》と呼びます。殿部にある筋肉を**殿筋**《でんきん》と呼び、殿筋は股関節に近い深層、皮膚に近い浅層、その間にある中間層の3層構造になっています。それぞれの層によっても、股関節に対する役割が異なってきます。

その役割を考える前に、**インナーマッスル**と**アウターマッスル**という言葉を聞いたことがありますか。以前は野球選手の肩関節の動きを考えるときに使われていた筋肉の呼び方です。衣服を着るときに、内側に着るものをインナーと呼びますよね。それと同じように内側にある筋肉をインナーマッスルと呼びます。インナーマッスルは関節に近い位置にあり、カラダの奥深くにあります。逆にアウターマッスルは皮膚に近い浅いところにある筋肉のことをいいます。

インナーマッスルは関節に近いところにあるので、主に関節を固定したり、安定させたりします。これに対してアウターマッスルは、主に関節の動きを作り出し、中間層はその両方の役割をします。アウターマッスルだけが働いても、インナーマッスルが関節を固定できていないとうまく関節を動かせません。関節が正常に動くためには、インナーマッスルとアウターマッスルの調和のとれた連動が必要となってきます。

子供のときに悪いことをしてお尻を叩かれたことがありますか。そのときは、お尻の一番浅層にある**大殿筋**を叩かれていたことになります。浅層にある大殿筋は、外部刺激から関節や骨を守る役割もしてくれています。

- **お尻の筋肉は３層構造をしている**
- **深層の筋肉は固定と安定、浅層の筋肉は運動に主に働く**
- **深層と浅層、中間層の筋肉の調和のとれた連動が必要**

殿筋の3層構造

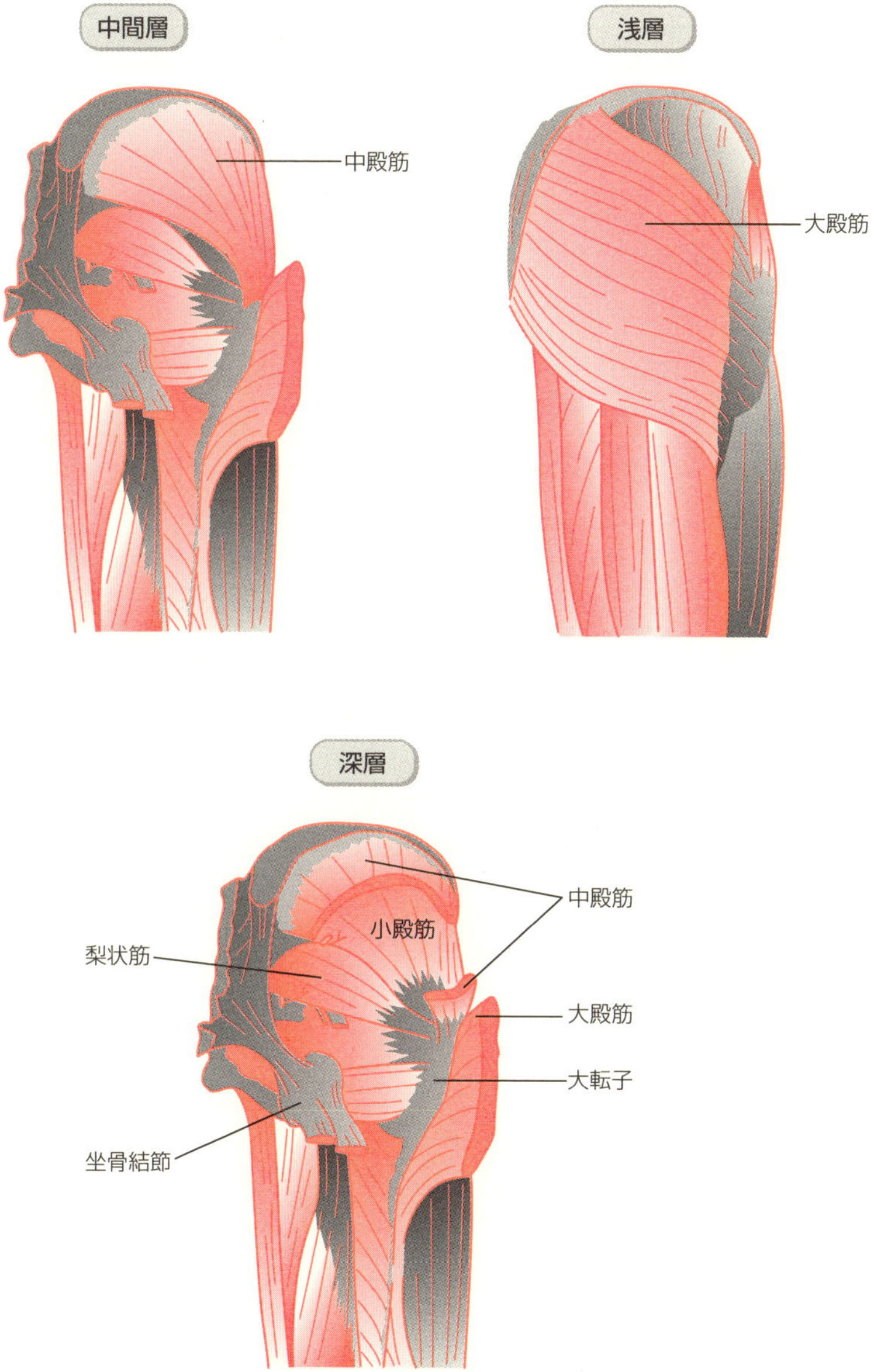

用語解説 **殿筋**：殿部にある筋肉の総称。殿筋として有名な大殿筋、中殿筋、小殿筋は、それぞれ浅層、中間層、深層にあり、典型例な3層構造である。

13 関節運動をコントロールする靭帯

股関節が動き過ぎないように靭帯がコントロールしてくれている

股関節周囲には靭帯があり、股関節を守ってくれています。靭帯の役割についてみていきましょう。

靭帯は関節の命綱

靭帯《じんたい》と聞くとどのようなものを想像しますか。スポーツ選手がよく傷める前十字靭帯は有名なので、聞いたことがあるかもしれません。でも筋肉や骨と違って、靭帯がどんな形をしていて、どんな役割をしているか、知っている方は少ないと思います。

靭帯とは関節の命綱です。この命綱はわずかに長さのゆとりはありますが、ゴムのように伸びたり縮んだりせず、頑丈で関節を守ってくれています。靭帯は基本的にコラーゲンが中心で、関節の周囲で骨と骨をつなぐように付着しています。関節に急激な負担がかかったとき、関節が動き過ぎないように制限してくれます。しかし関節に過度の衝撃がかかると切れてしまいます。関節が動き過ぎず、適度な運動ができるのは靭帯のおかげなのです。

股関節には**腸骨大腿靭帯**、**坐骨大腿靭帯**、**恥骨大腿靭帯**という強靭な靭帯があり、股関節を守ってくれています。その他にも、血管を導くための**大腿骨頭靭帯**や、**大腿骨頭**が**寛骨臼**から抜けにくくする**輪**《りん》**帯**《たい》、**寛骨臼切痕**にある**寛骨臼横靭帯**があります。

ここまで話しても、靭帯についてピンと来ない方もいるのではないでしょうか。でも実は身近なところにも靭帯が関わっています。たとえばテニスやバスケットボールなど、急激な方向転換が必要になるスポーツで足首を**捻挫**《ねんざ》することがありますが、捻挫は足首周囲にある靭帯の損傷や断裂が一つの原因になります。また誰でも突き指をした経験があると思いますが、突き指でも靭帯を傷めることがあるのです。

- 靭帯は関節が動き過ぎないように守ってくれている
- 股関節の靭帯はヒトの体の中で一番強靭である
- 捻挫や突き指でも靭帯を傷めていることがある

靭帯のイメージ

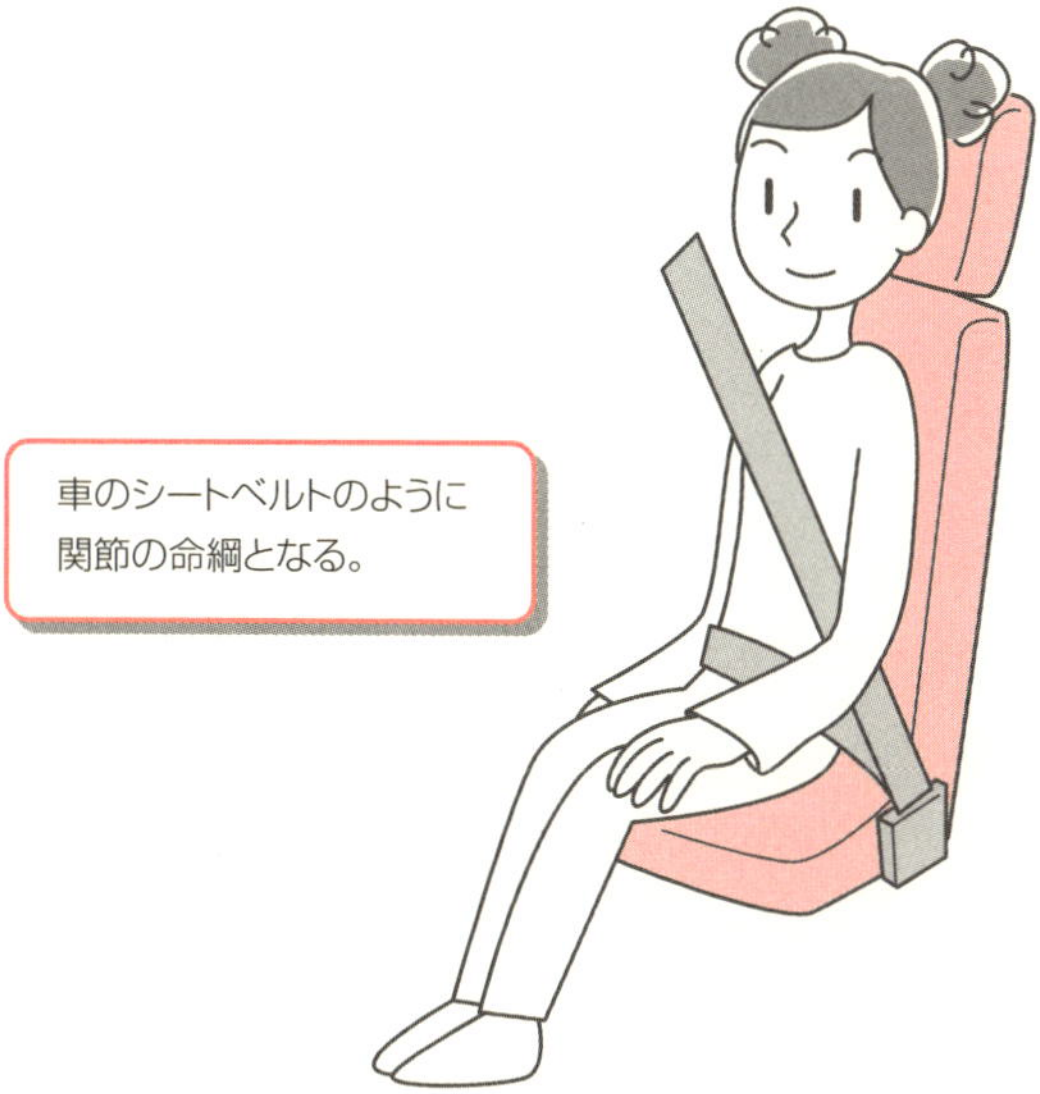
車のシートベルトのように
関節の命綱となる。

股関節を守る靭帯

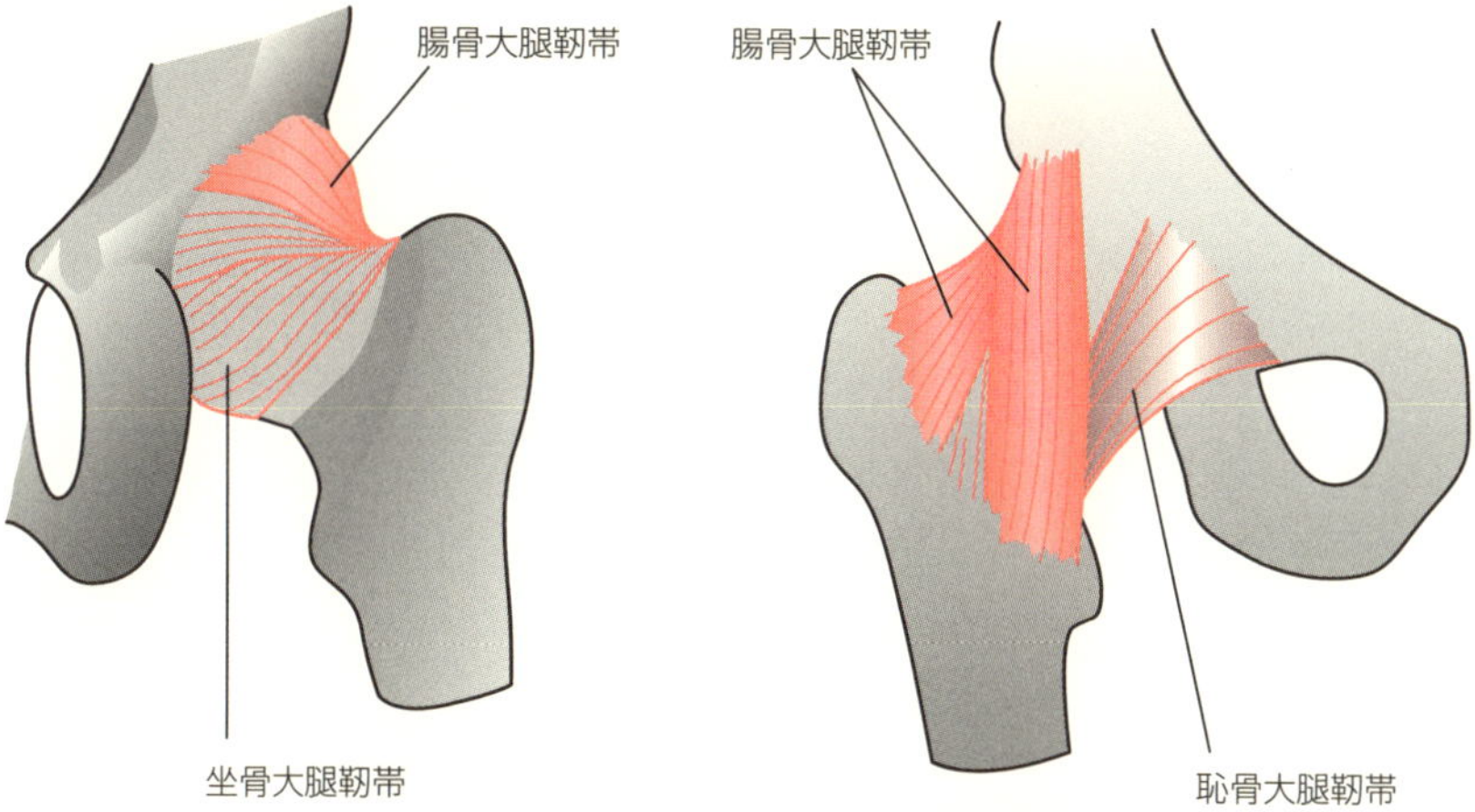
腸骨大腿靭帯
坐骨大腿靭帯
腸骨大腿靭帯
恥骨大腿靭帯

用語解説 **靭帯**：股関節に限らず、靭帯はレントゲンには写らない。したがって靭帯がどの程度損傷したり断裂したりしているかは、MRIなどで詳しく検査して判断する必要がある。

14 治療時のカギとなる大転子とは？

大転子は股関節の治療時に大変重要な目印になる

大転子は股関節を知る上で重要です。自分で大転子の位置を確認できれば日常生活で役立ちます。

大転子の位置と役割

大腿骨の**大転子**《だいてんし》をご存知ですか。時どき「大天使」と勘違いしている方がいますが、天使ではありません。大転子は治療者にとってとても重要な部位です。なぜ重要なのでしょうか。それは大転子に大切な筋肉がいくつも付いていたり、治療や評価の目印になったりするからです。大転子の位置が変わると、立位や歩行に大きな影響を与えてしまいます。

まず大転子の位置を確認してみましょう。太ももの付け根の外側に骨の出っ張りがあるのがわかりますか。それが大転子です。もしわかりにくければ、立位で探すと見つけやすいと思います。大転子には**中殿筋**、**小殿筋**、**梨状**《りじょう》**筋**など、股関節を治療するときに大変重要となる筋肉が付いています。これらの筋肉を触診するときに、大転子を目印にして探すことがあります。また足の長さを計測するときにも、大転子を目印にします。

高齢になり大腿骨の**頚体角**が減少してくると、大転子が相対的に高い位置になり、**大転子高位**という状態になります。この大転子高位が起こると、股関節の外側の筋肉をうまく働かせることができず、立位や歩行時に関節の負担が増加したり、他の筋肉に負担がかかったりします。

大転子は股関節の外側に少し出っ張っていますので、側方へ転倒したときに大転子を強打することがあります。ここを強打すると、**大腿骨頚部骨折**という、寝たきりにつながる恐い骨折になる可能性があります。杖《つえ》や手すりの高さの基準にもなりますので、自分の大転子を見つけられると何かと便利です。

- 大転子は股関節の治療や評価の中で重要な部位となる
- 太ももの外側で自分で簡単に触ることができる
- 高齢者では大転子高位となり関節への負担が増える

大転子

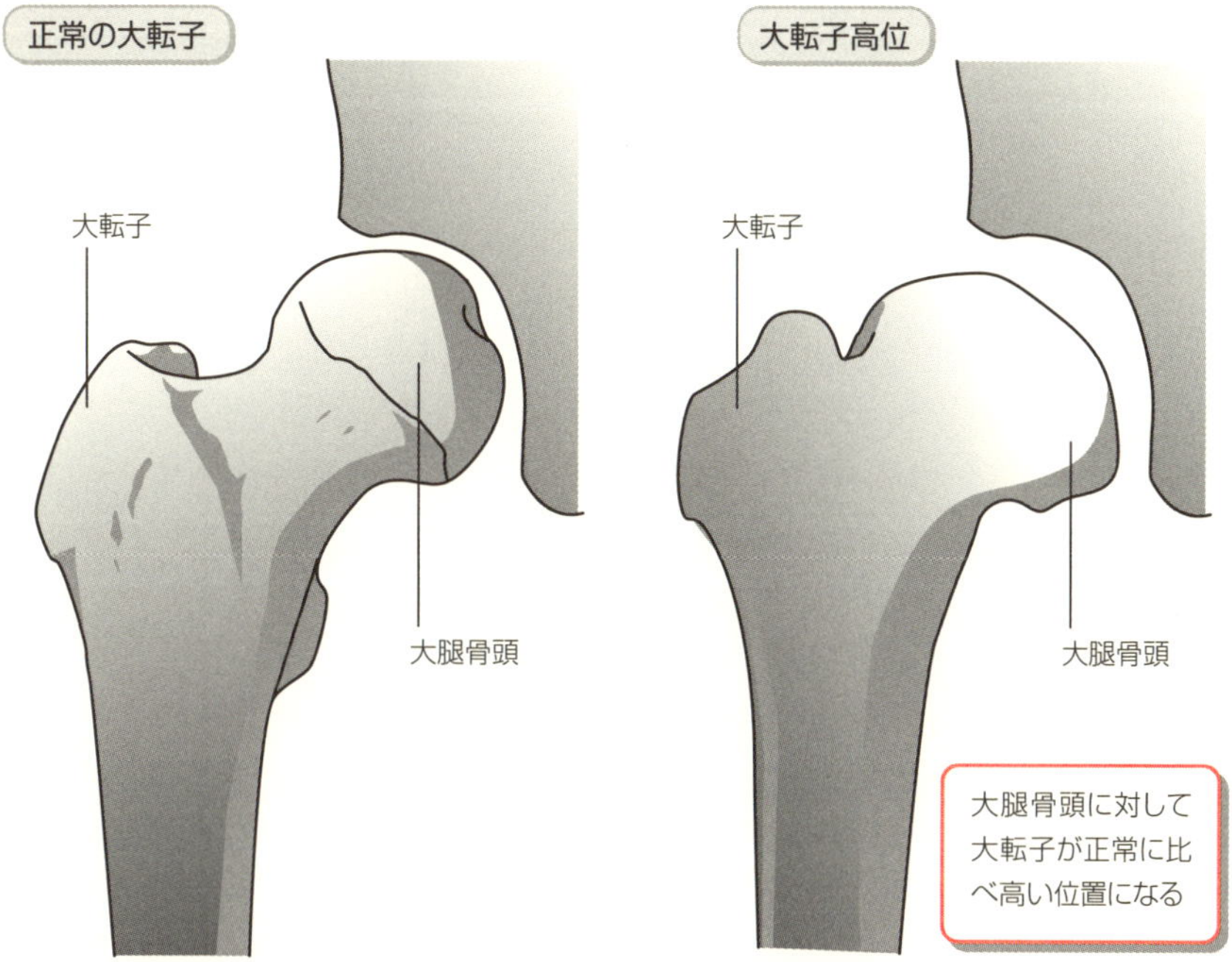
正常の大転子
大転子
大腿骨頭
大転子高位
大転子
大腿骨頭
大腿骨頭に対して
大転子が正常に比
べ高い位置になる

大腿骨頚部骨折になる原因

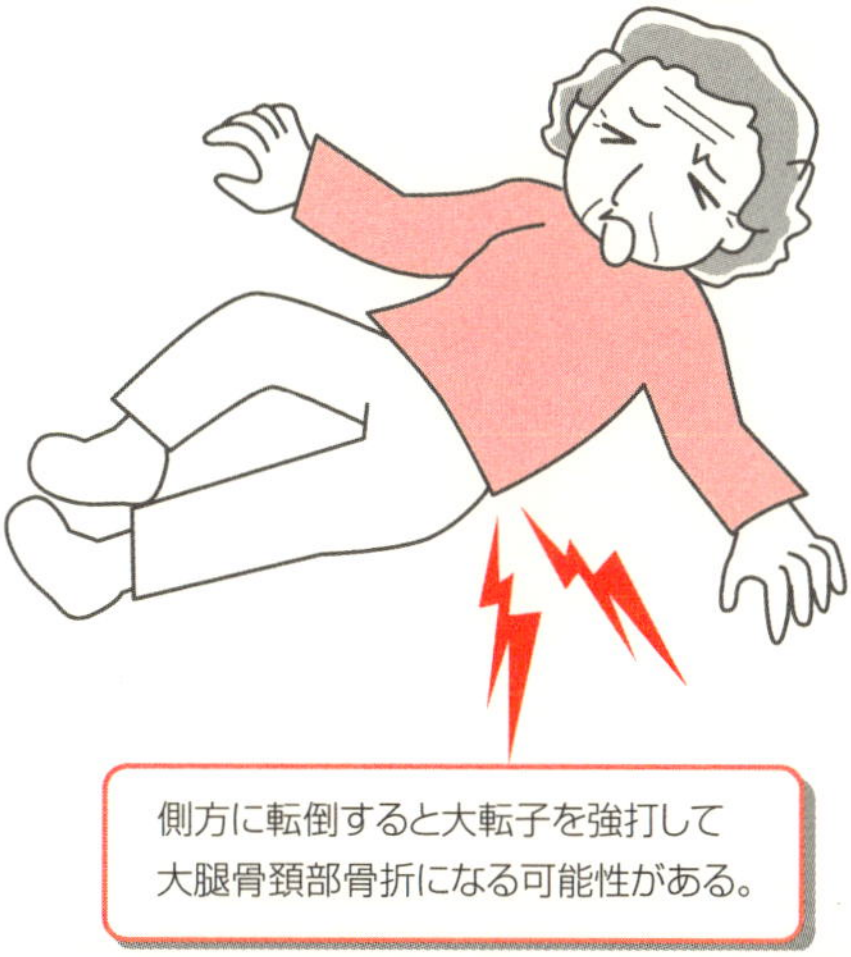
側方に転倒すると大転子を強打して
大腿骨頚部骨折になる可能性がある。

用語解説 **梨状筋**：股関節の外旋六筋の一つ。股関節外旋以外に、大腿骨頭を寛骨臼に引きつける役割があり、股関節の固定にも作用する。股関節痛を抱える方の中には、梨状筋に痛みがある方も多い。

15 意外と知らない股関節の正しい位置

股関節の正しい位置を理解すれば、治療やセルフエクササイズの効果が高まる

股関節の正しい位置を理解すれば治療効果が高まります。股関節の位置を確認してみましょう。

意外と知らない股関節の位置

突然ですが、股関節の正しい位置がわかりますか。「そんなの簡単。ここでしょ」と多くの方は、**大転子**を指差します。股関節の正しい位置をご存知の方は本当に少ないと思います。「股関節が痛いのです」と整形外科を受診される方の中にも、股関節とは全く違う場所が痛いと訴えている方もいるぐらいです。

股関節の正しい位置がわからないと、医師や治療者に自分の症状を正確に伝えられなかったり、ストレッチや筋力トレーニング（筋トレ）をするときに正しい動きをイメージしたりすることができません。また自分がどんな歩き方をしているのか気になっても、股関節の正確な位置をイメージできないと、正しい歩き方ができるはずがありません。ですから、治療やセルフエクササイズの対象となる関節の位置は、正しく理解しておく必要があります。

では、股関節は一体どこにあるのでしょうか。股関節の正しい位置を理解するためには、まずは股関節の解剖をイメージしてみましょう。股関節は寛骨臼と大腿骨頭で構成される関節でしたね。大腿骨頭はその名の通り、大腿骨の先端にあります。大腿骨は頚部から寛骨臼に向かって内側に曲がっているので、股関節の位置は大腿部の側面よりもかなり内側になります。

具体的には大腿骨の大転子をまず触ります。そのまま内やや上方に指をずらしていき、脚のつけ根（**鼠《そ》径《けい》部《ぶ》**）と交わる辺りに股関節があります。脚のつけ根がわかりにくい方は、仰向けに寝た姿勢で膝を立てると、脚と骨盤の境の部分にできる線のことです。

- **股関節の正しい位置を理解している人は少ない**
- **正しい位置を理解すれば治療効果が高まる**
- **実際の股関節の位置は意外と内側にある**

股関節の正しい位置

よく間違える位置

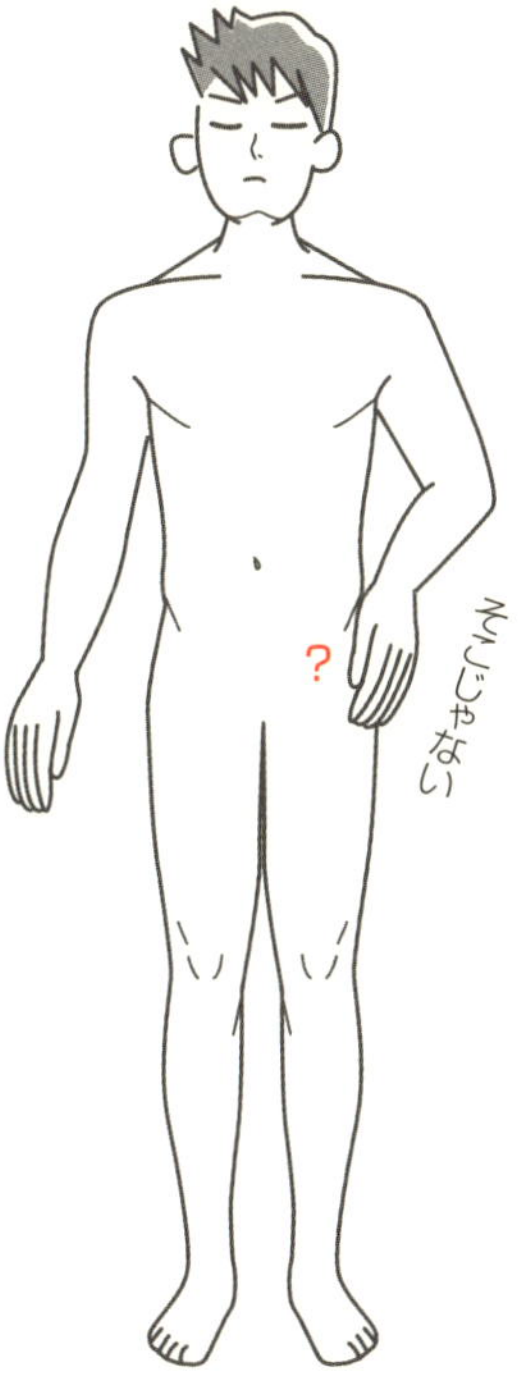

大転子を押さえている

正しい位置

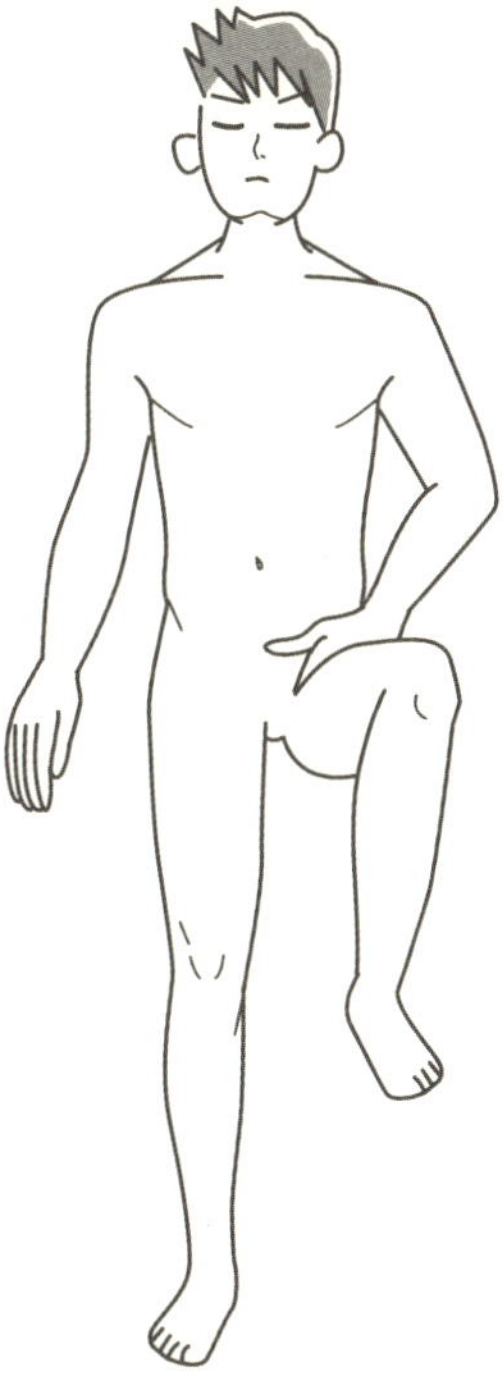

まず大腿外側の大転子を触り、そこから内側やや上方向に移動させて、鼠径部と交わるあたりに股関節はある

用語解説 **鼠径部**：脚の付け根にある溝の内側部分。下層には鼠径靭帯があり、筋肉や血管、神経はこの靭帯の下を通る。腸などの内臓が鼠径部から外に飛び出して膨らむ病気を鼠径ヘルニア（いわゆる脱腸）という。

16 骨盤は一つの骨ではない

骨盤は一つの骨ではなく、いくつかの骨の集合体である

骨盤はいくつかの骨が複雑に合わさってできた骨です。骨盤を構成する骨を確認していきましょう。

骨盤を構成する骨

骨盤は誰でも知っている有名な骨です。骨盤の場所を知らない方はいないと思いますし、骨盤の形もおおよそイメージできるのではないでしょうか。でも骨盤が一つの骨ではないことを知っている方は少ないと思います。骨盤はいくつかの骨の集合体で、骨と骨はくっついている場合もあれば、関節が存在する場合もあります。

骨盤は**寛骨**《かんこつ》、**仙骨**《せんこつ》、**尾骨**《びこつ》の3つが合わさったものです。寛骨とは骨盤の両サイドを構成する骨です。実は寛骨も元々一つの骨ではなく、**腸骨**《ちょうこつ》、**坐骨**《ざこつ》、**恥骨**《ちこつ》という3つの骨が高校生の頃にくっついてできます。3つの骨がくっついていますので、これらの骨の間に可動性はありません。

腸骨は寛骨の上部を構成する外側に開いた平べったい骨です。次に坐骨は、寛骨の後下部にあります。イスに座ったときにお尻が座面と当たる部分がありますが、そのあたりを坐骨といいます。恥骨は寛骨の前下部に位置しています。

仙骨と尾骨は骨盤の中央後面を構成しています。仙骨と尾骨は元々背骨の続きとして存在していました。背骨には上部から頸椎《けいつい》、**胸椎**《きょうつい》、**腰椎**《ようつい》、**仙椎**《せんつい》、**尾椎**《びつい》があります。そのうち5つの骨からなる仙椎は、進化の過程において椎間円板《ついかんえんばん》や肋骨《ろっこつ》の退化したものとくっついて、成人する頃には一つの仙骨となります。尾椎はしっぽが退化したものといわれていて、3～6個の骨がくっついて尾骨となっています。寛骨と仙骨の間には**仙腸**《せんちょう》**関節**という関節があり、股関節と骨盤、腰椎の動きに重要な役割をします。

- **骨盤は寛骨、仙骨、尾骨の集合体である**
- **骨と骨はくっついている場合と関節を持つ場合がある**
- **仙骨と尾骨は元々背骨の仲間だった**

骨盤の解剖

骨盤

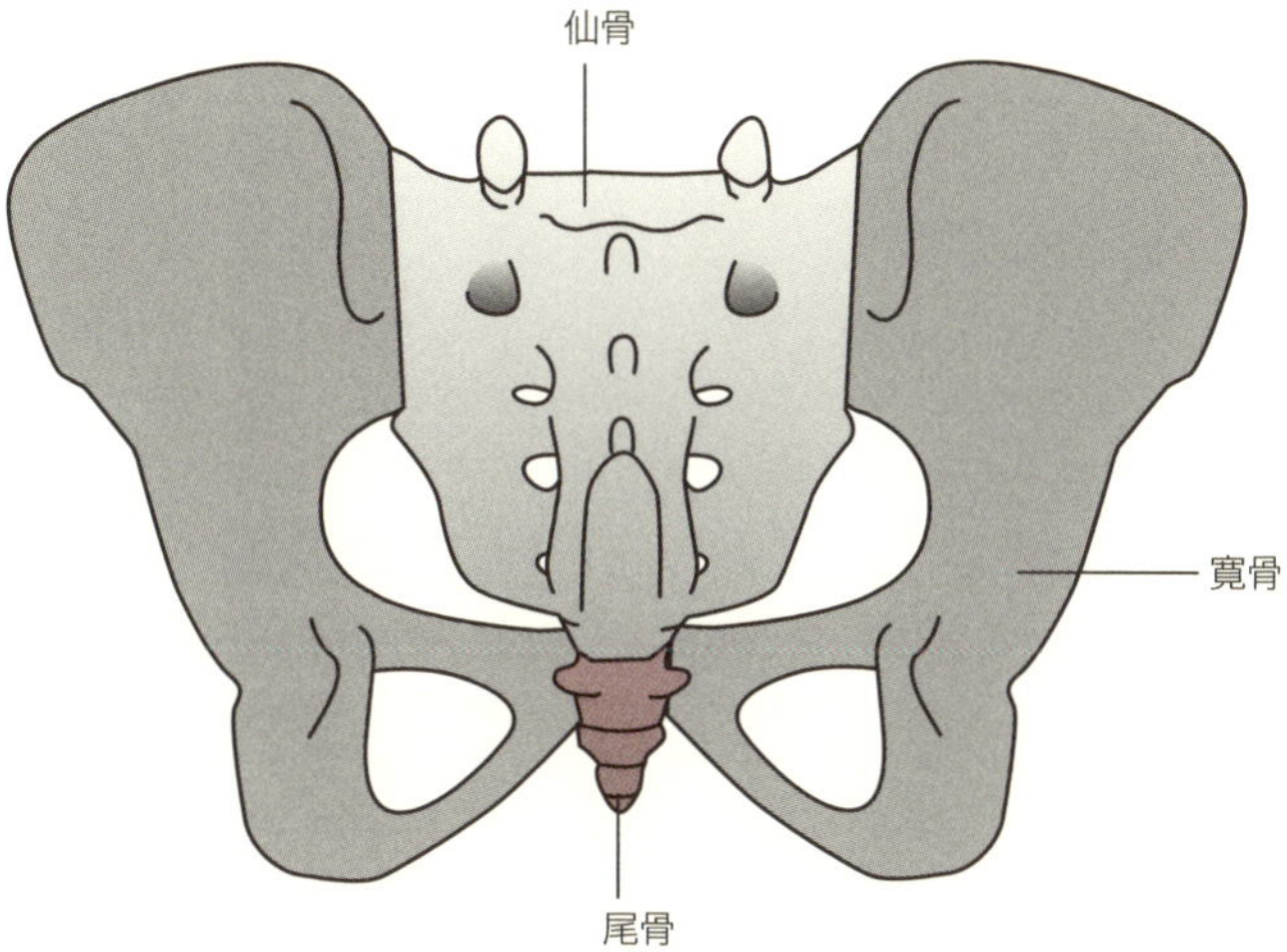

骨盤=寛骨+仙骨+尾骨

寛骨

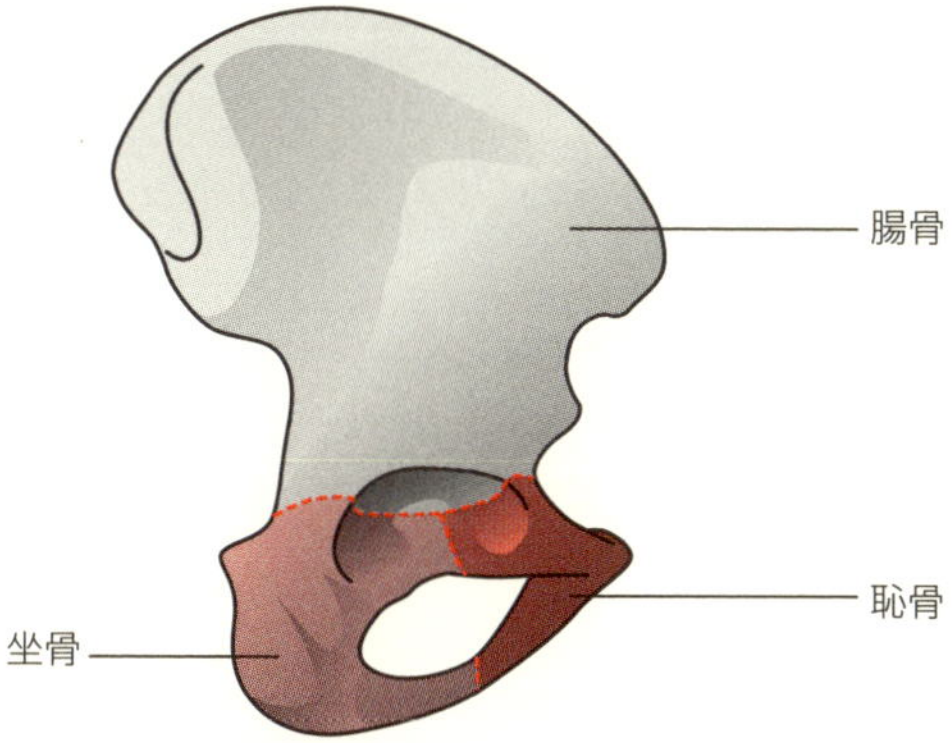

寛骨=腸骨+坐骨+恥骨

用語解説 **坐骨**：寛骨の後下部にあり、座面に当たる部分は坐骨の一部である坐骨結節。坐骨結節はハムストリングスなどの筋肉の起始となっていて、治療時の重要な目印となる。坐骨神経は坐骨のそばを通っている。

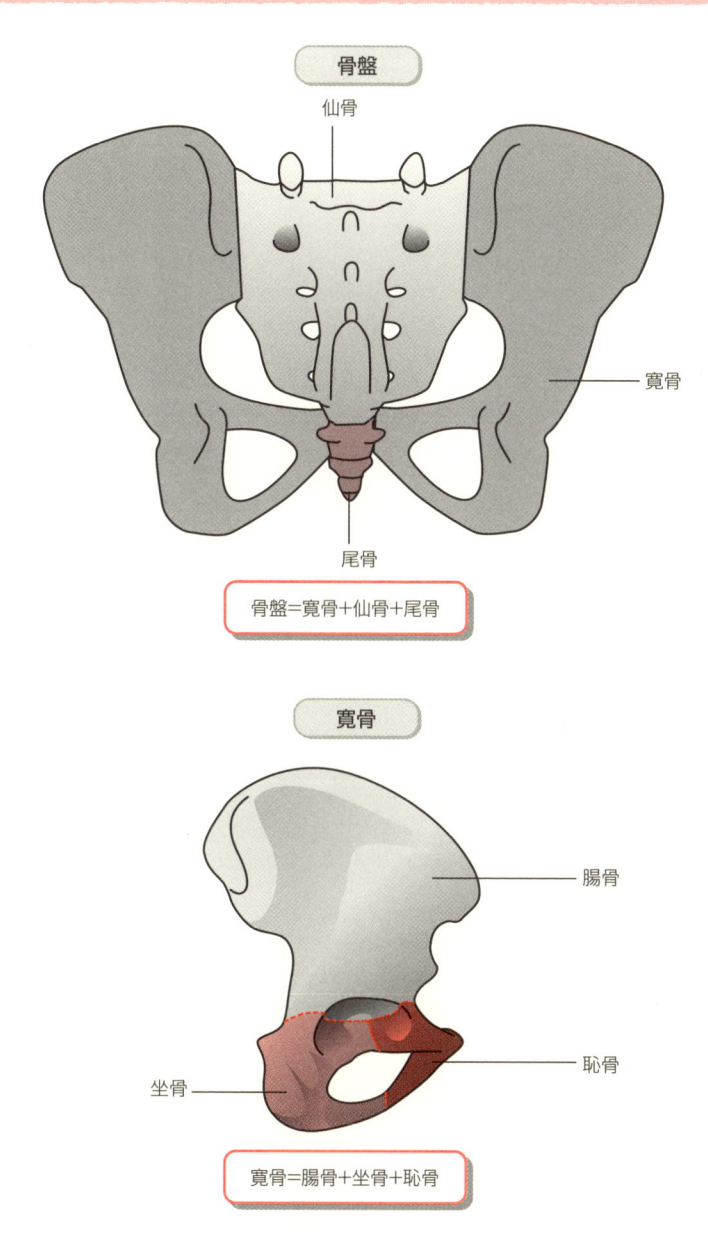

17 男性と女性の骨盤は同じではない

骨盤は男性と女性で形や機能が違う

骨盤は男女で異なります。男性と女性の骨盤の形や機能の違いについてみていきましょう。

男性と女性の骨盤の違い

骨盤は大きなすり鉢のように深みのある形をしていて、その空間に直腸や泌尿器、生殖器などが収められています。生殖器が入ると聞くとピンと来るかもしれませんが、骨盤の形は男性と女性で違います。男性の骨盤は細くて深い形、女性の骨盤は妊娠や出産に適応するため広くて浅い形をしています。

骨盤は**岬角《こうかく》**や**恥骨結合**を取り囲む**分界線**で、上方の**大骨盤**と下方の**小骨盤**の2つに分けられます。小骨盤の上方への開口部を**骨盤上口《じょうこう》**、小骨盤の底面で下方への開口部を**骨盤下口《かこう》**と呼びます。男性の骨盤上口は横幅が狭くハートの形に近いのですが、女性は横幅が広く卵のような形をしています。また骨盤下口も女性の方が広くなっています。小骨盤の底の部分の骨盤底は、男性では狭く下方に向かって漏斗《ろうと》状になっていますが、女性では広く円筒状になっています。

骨盤の前下部には、左右の**恥骨下枝《かし》**が恥骨結合で合わさってできる角があります。この角度は男性では50～60度、女性では80～85度と、男性に比べ鈍角であるため、**恥骨弓《きゅう》**と呼ばれています。

男性では**仙骨**が横幅は狭く長いのに対し、女性の仙骨は横幅が広く短い形をしています。また仙骨の角度は男性に比べ、女性の方が前弯《ぜんわん》が小さくなっています。**尾骨**は男性では動きませんが、女性は出産時に後方へ押されて骨盤下口をさらに広げようとします。

股関節疾患が女性に多いのは、骨盤の形状の違いも要因になっていると考えられています。

- **骨盤は男性と女性で形や機能が違う**
- **男性は細く深く、女性は浅く広い形をしている**
- **女性の骨盤は妊娠や出産に適応する形となっている**

男女の骨盤形状の違い

女性　　男性

骨盤全般

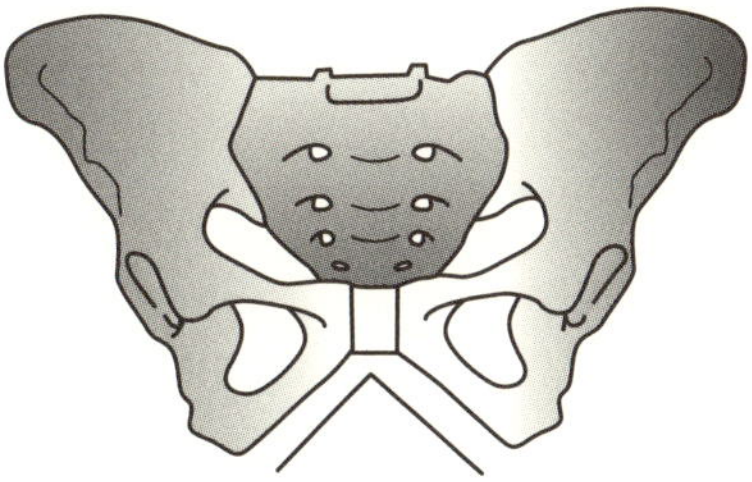

恥骨下角が鈍

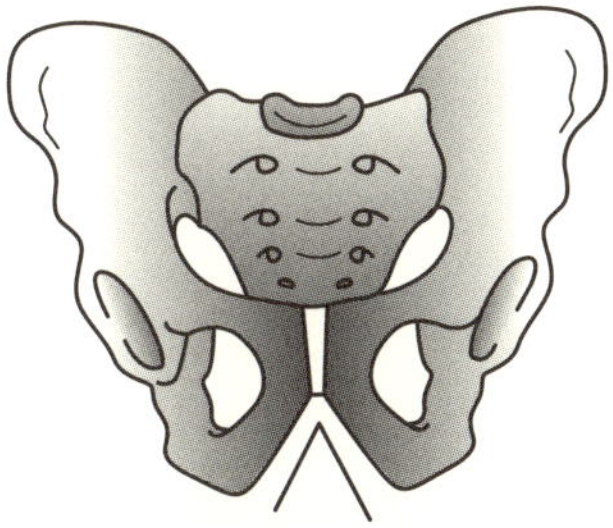

恥骨下角が鋭

小骨盤腔

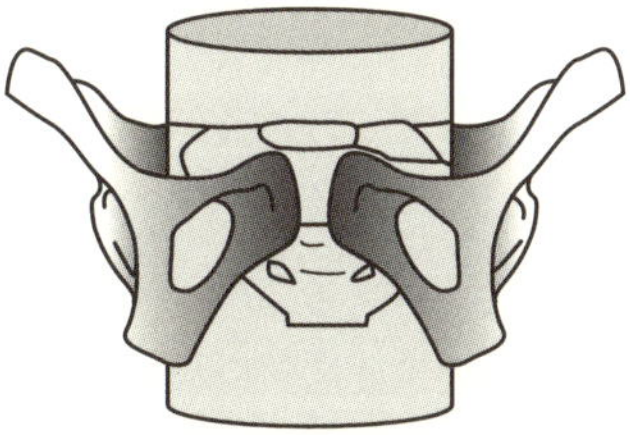

円筒状

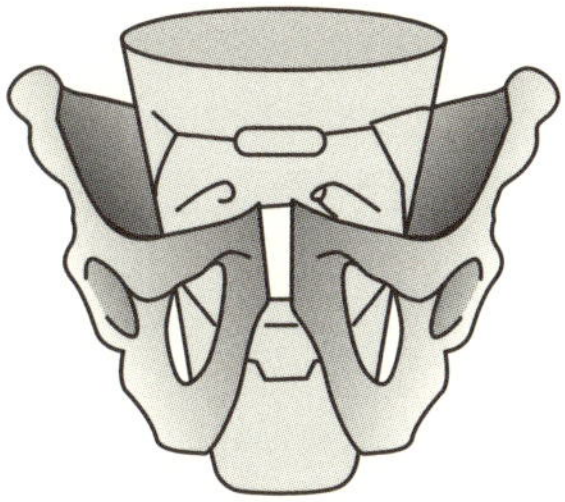

漏斗状

骨盤上口

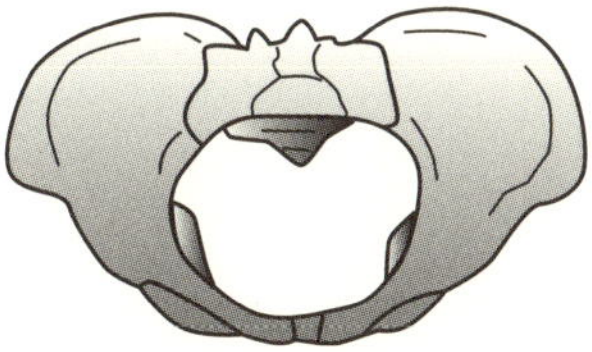

横楕円型

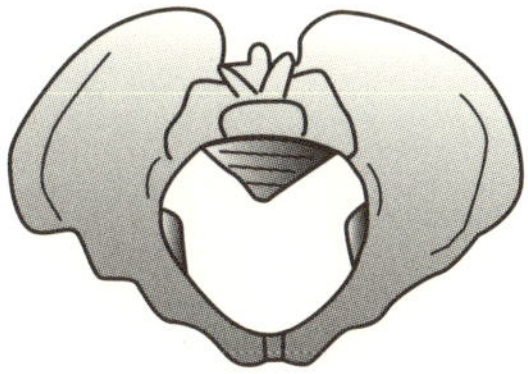

ハート型

用語解説 **前弯**：前に弯曲する（曲がる）こと。後ろに弯曲することは後弯という。

18

骨盤の動きを知る

骨盤はいろいろな方向に動くことができる

骨盤の動きは立ち上がりや歩行に必要になります。骨盤の動きを確認してみましょう。

骨盤の運動方向

　最近ベリーダンスやハワイアンダンスが人気で、テレビでも見かけることがありますが、やはり印象的なのは独特の腰つきではないでしょうか。あの腰つきを可能にするためには、**骨盤**をしっかり動かす必要があります。でも骨盤を自在に動かせる方はあまりいません。また骨盤は手足のように大きく動かないため、普段の生活の中で骨盤の動きを感じることはほとんどありません。しかし骨盤の動きや傾きが、立ち上がりや歩行など、私たちの日常生活で大切な役割を担っています。そこでまずは基本的な骨盤の動きをみてみましょう。

　骨盤の動きで一番わかりやすいのは、骨盤が前に傾く**前傾**《ぜんけい》と、後ろに傾く**後傾**《こうけい》です。前傾はおへそを前方に突き出すような動きで、後傾はおへそを引っ込める動きになります。次に骨盤は正面からみて左右に傾くことができます。左右に傾くとは、左右の**腸骨稜**が上がったり、下がったりすることを意味します。一方が上がる動きを**挙上**《きょじょう》、下がる動きを**下制**《かせい》といいます。

　骨盤は**回旋**《かいせん》することも可能です。回旋とは骨盤を上からみたときに、左右どちらかの腸骨稜が前方に出る動きになります。たとえば骨盤の右が前方に出る動きを「骨盤の右前方回旋」や「骨盤の左回旋」と表現します。また骨盤では股関節と同じように、前傾、後傾、挙上、下制、回旋のいずれかを組み合わせた複合運動も可能です。ベリーダンスやハワイアンダンスで見られる腰つきは、腰を立体的に回す複合運動です。

- **骨盤の動きを普段の生活で感じることはほとんどない**
- **骨盤の動きは立ち上がりや歩行などの動作において大切**
- **骨盤は前傾、後傾、挙上、下制、回旋と複合運動が可能**

骨盤の運動方向

骨盤の前傾と後傾

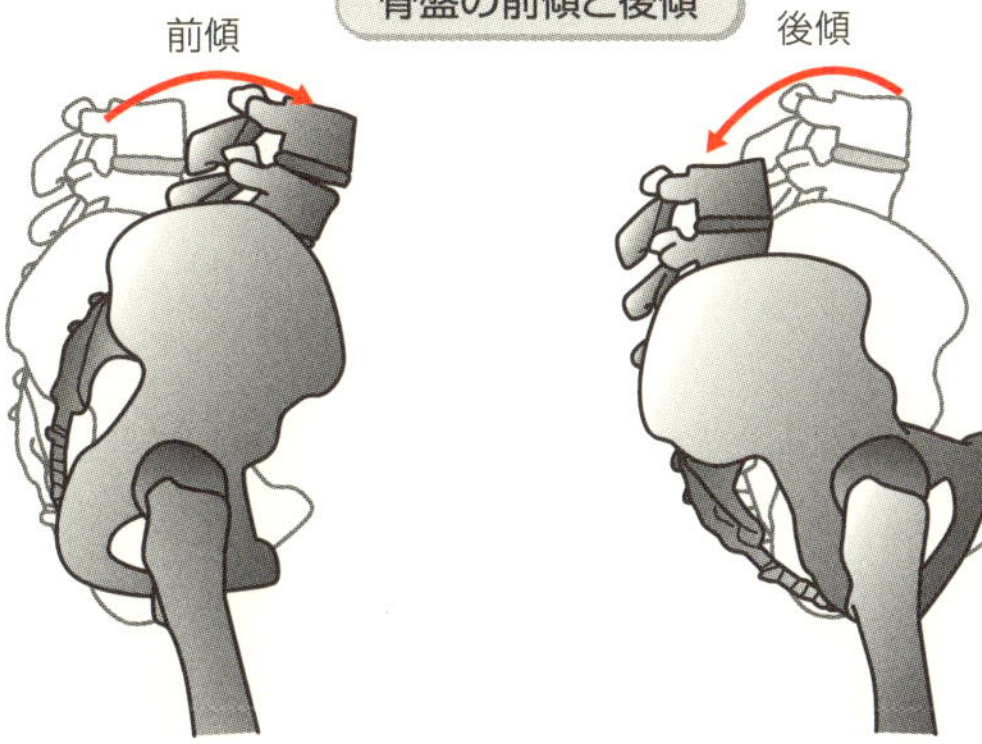

骨盤の挙上と下制

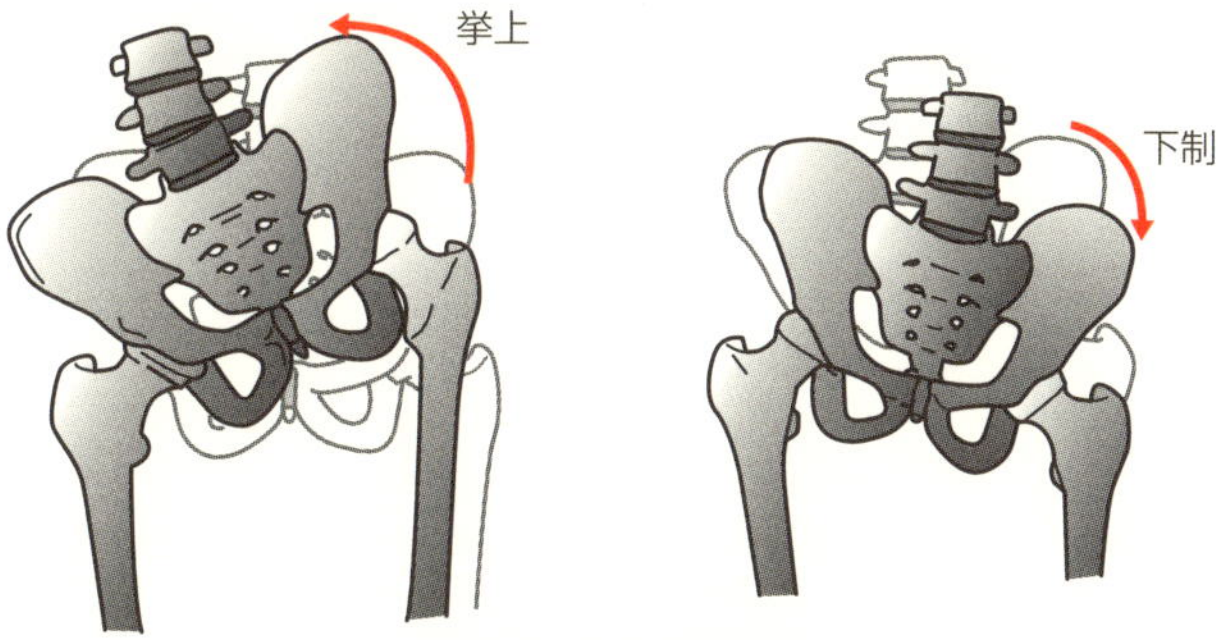

骨盤の回旋

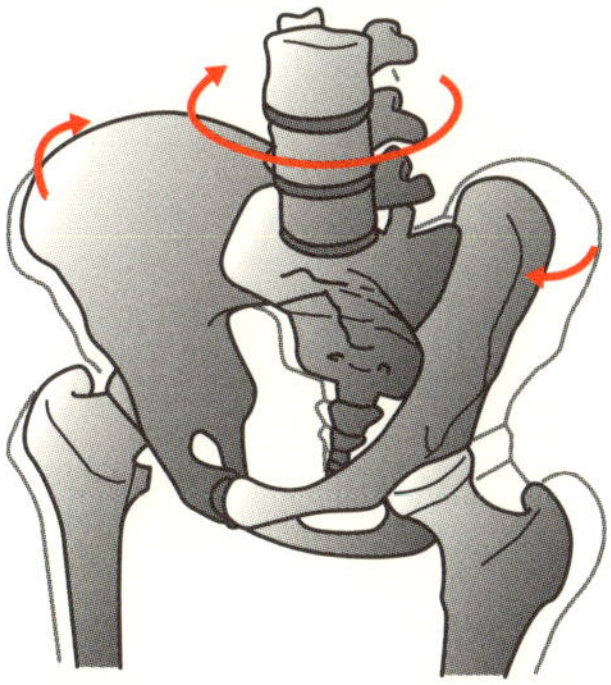

参考：『見るみるわかる 骨盤ナビ』竹内京子、ラウンドフラット、2012年

用語解説 **腸骨稜**：寛骨の一部で最上部を構成する。いわゆる「腰骨（こしぼね）」とは腸骨稜付近のことを指す。

19

股関節の関節可動域とは？

関節には参考となる関節可動域があり、硬いか柔らかいかを測る指標となる

関節には指標となる参考可動域があり、関節の運動方向によって角度や計測方法が決まっています。

参考可動域はあくまで目安

「股関節が硬い」と言われたことはありませんか。でも股関節がどれぐらい動けば柔らかくて、どれぐらい動かなければ硬いことになるのでしょうか。それを測る一つの指標として、日本整形外科学会と日本リハビリテーション医学会が出している関節の**参考可動域**があります。1-9節でお伝えした股関節の運動方向の、関節の参考可動域についてみていきましょう。

通常関節の可動域を測定するときには、**ゴニオメーター**という関節角度計を使用します。関節の角度は5度刻みで表記されます。測定したい関節の周囲には、測定に使用される基本軸と移動軸があらかじめ決まっています。たとえば股関節の屈曲角度を測定するときには、基本軸は体幹《たいかん》と平行な線、移動軸は大腿骨の大転子と大腿骨外顆を結ぶ線です。この2つの線が交わる関節の中心にゴニオメーターを当て、このときゴニオメーターに表示される角度が股関節の屈曲角度となります。関節角度を計測するときには、**代償**運動がでないように注意します。ちなみに股関節屈曲の参考可動域は125度です。

一つ覚えておいて欲しいのは、ここに示した関節可動域は関節の硬さを測る一つの目安にしかなりません。関節可動域は年齢、性別、生活習慣などにより大きく変わってきます。参考可動域に満たないからといって、関節に必ず障害があるわけではありません。正常可動域と呼ばない理由もそこにあります。参考可動域との比較とともに、同じ関節の左右差や経時的変化も治療上では重要になります。

- 関節には参考可動域という動く範囲を示す指標がある
- 参考可動域はあくまで指標で、年齢差や性差を考慮する
- 治療においては関節可動域の左右差や経時的変化が重要

ゴニオメーター

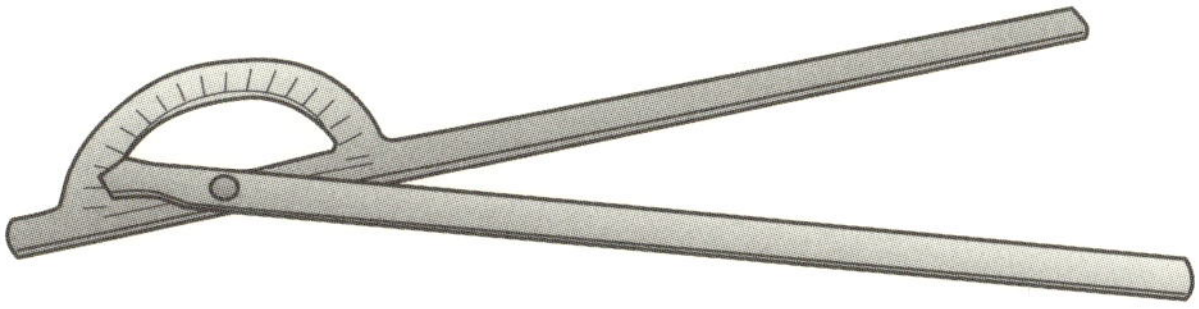

股関節の参考可動域

部位名	運動方向	参考可動域角度	基本軸	移動軸	測定肢位および注意点	参考図
股 hip	屈曲 flexion	125°	体幹と平行な線	大腿骨(大転子と大腿骨外顆の中心を結ぶ)	骨盤と脊柱を十分に固定する。屈曲は背臥位、膝屈曲位で行う。伸展は腹臥位、膝伸展位で行う。	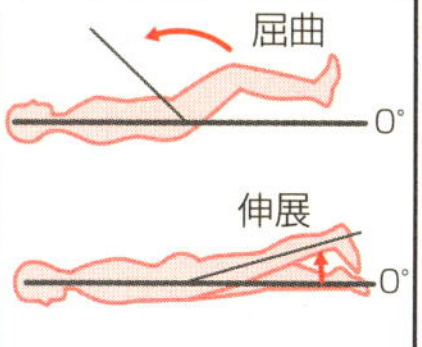
	伸展 extension	15°				
	外転 abduction	45°	両側の上前腸骨棘を結ぶ線への垂直線	大腿中央線(上前腸骨棘より膝蓋骨中心を結ぶ線)	背臥位で骨盤を固定する。下肢は外旋しないようにする。内転の場合は、反対側の下肢を屈曲挙上してその下を通して内転させる。	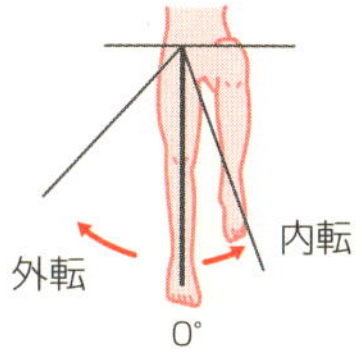
	内転 adduction	20°				
	外旋 externalrotation	45°	膝蓋骨より下ろした垂直線	下腿中央線(膝蓋骨中心より足関節内外果中央を結ぶ線)	背臥位で、股関節と膝関節を90°屈曲位にして行う。骨盤の代償を少なくする。	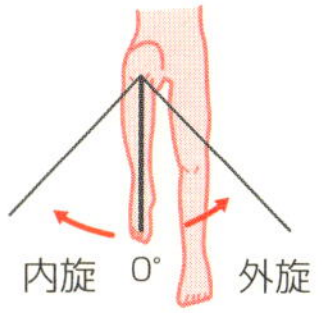
	内旋 internal rotation	45°				

文献「関節可動域表示ならびに測定法」(日本整形外科学会,日本リハビリテーション医学会,1995)から引用

用語解説 **ゴニオメーター**：ゴニオメーターには大小さまざまな大きさがある。股関節や膝関節など、基本軸と移動軸が大きい関節には大きいものを、指など小さい関節には小さいものそれぞれ使用する。

20 股関節は骨盤や腰椎と連鎖して動く

股関節の運動には骨盤や腰椎との運動の連鎖が重要である

股関節に関わる運動の連鎖とはどのようなものか、動きの仕組みについてみてみましょう。

股関節における運動連鎖

股関節の**運動方向**や**関節可動域**についてここまでみてきましたが、実際股関節の動きだけをとらえることは難しいのです。なぜなら日常生活では、ヒトの体は一つの関節の運動だけで成り立っているのではなく、複数の関節の運動の連なりによって成り立っているからです。たとえばラジオ体操で腰に手をあてて体を後ろに反る運動がありますが、腰を反るためにはまず頭や頚を後ろに曲げ、その後胸や腰を反らしてきます。自分で行なってみるとわかりますが、頭や頚《くび》を後ろに曲げないと胸や腰を後ろに反ることができません。このように運動には連鎖する流れがあり、これを**運動連鎖**と呼びます。

股関節ではどうでしょうか。股関節の運動は**骨盤**と**腰椎**に連鎖します。仰向けに寝た状態で股関節を**屈曲**すると、最初は股関節だけが動きますが、途中から骨盤の**後傾**が加わってきます。さらに股関節を屈曲させると、今度は腰椎の**後弯**《こうわん》が出現します。**大腿骨**から骨盤へ、骨盤から腰椎へ、運動が連鎖していくのです。また大腿骨から骨盤への運動連鎖は股関節を介して行われ、骨盤から腰椎への運動連鎖は仙腸関節を介して行われます。

このような運動連鎖が通常行われるのですが、股関節や仙腸関節などに問題があると、うまく連鎖して動くことができません。運動の連鎖ができないと、立ち上がりや歩行時に股関節と骨盤、腰椎が調和のとれた運動ができず、どこかに負担がかかる動作を強いられ、痛みを作り出す原因となります。

- **ヒトの体の動きには複数の関節の動きが連なっている**
- **複数の関節の動きが連鎖することを運動連鎖という**
- **股関節では骨盤や腰椎と調和のとれた運動連鎖が重要**

運動連鎖

ラジオ体操の体を反る運動

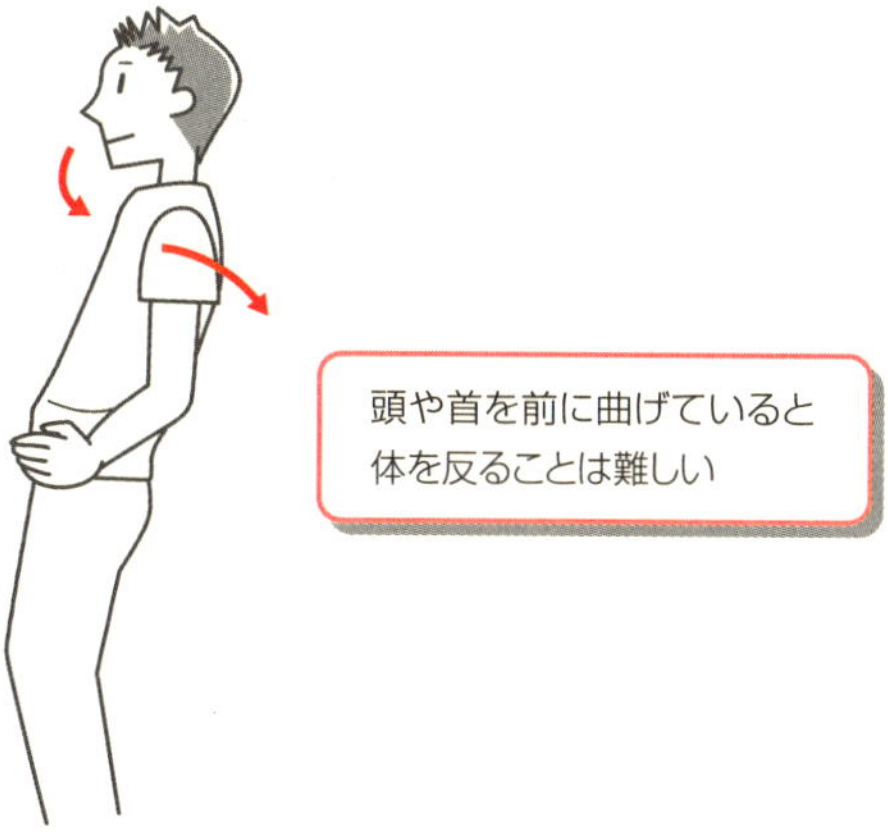
頭や首を前に曲げていると
体を反ることは難しい

股関節・骨盤・腰椎の運動連鎖

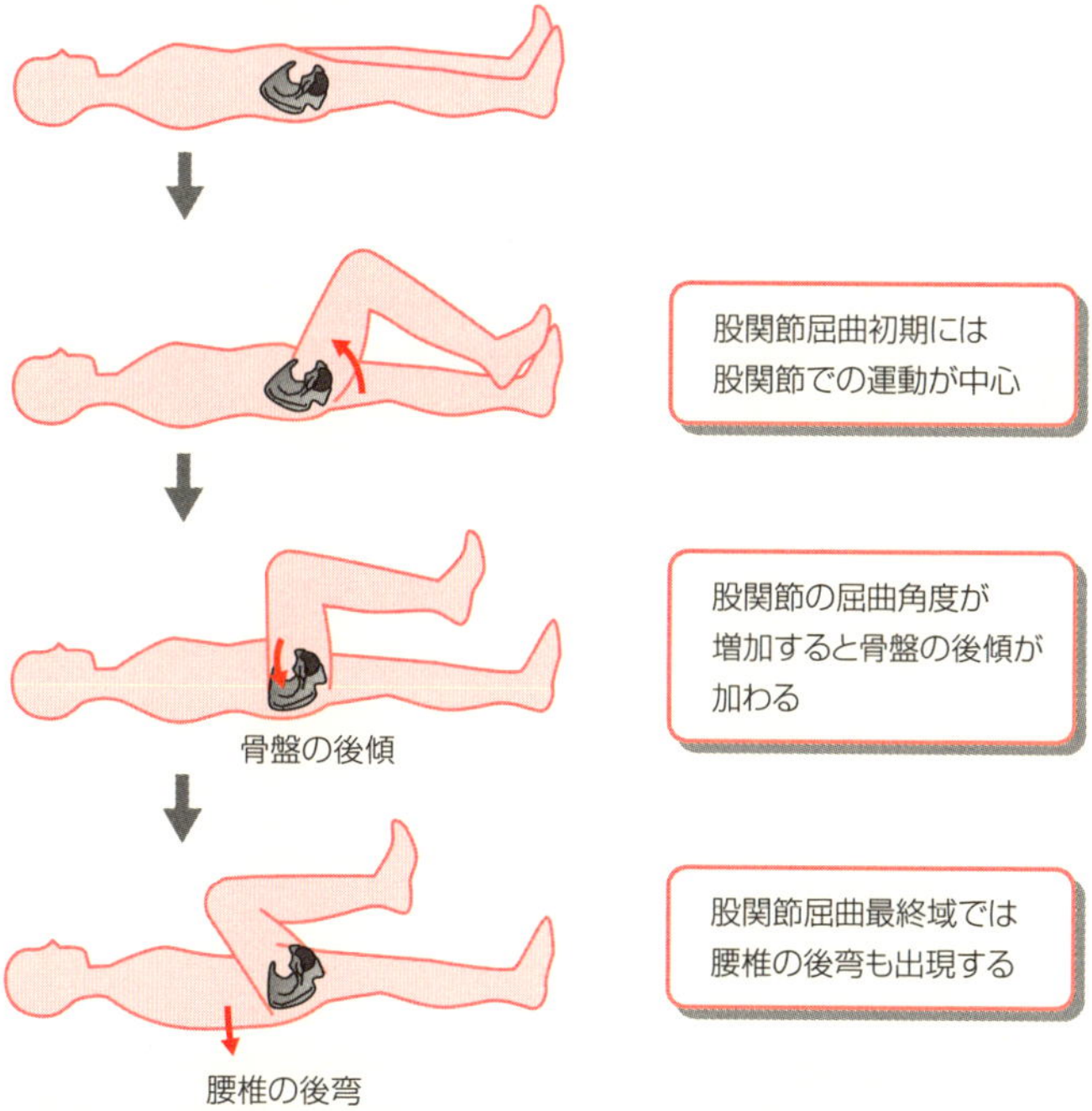
股関節屈曲初期には
股関節での運動が中心
股関節の屈曲角度が
増加すると骨盤の後傾が
加わる
骨盤の後傾
股関節屈曲最終域では
腰椎の後弯も出現する
腰椎の後弯

用語解説 **運動連鎖**：身体のある部分で起こった動きが、他の部分に連鎖して広がること。うまく連鎖できるとエネルギーや速度が加算された動きとなるため、一つの関節の負担が少なくなるという利点がある。

21 股関節になくてはならない股関節唇

股関節唇は関節を安定化させ、関節液の働きに大きく関与する

股関節で重要な股関節唇をご存知ですか。ここでは股関節唇の役割を詳しく見ていきましょう。

ある芸能人が有名にした股関節唇

2年程前になりますが、ある芸能人が**股関節唇**を手術して療養することになり、股関節唇という言葉が一気に有名になりました。股関節唇は読んで字のごとく、股関節に付いている唇《くちびる》のようなものです。

股関節や肩関節はいろんな方向に動けます。専門的にいうと自由度が高いということで、関節が四方八方を囲まれていません。たとえば関節で骨が動くときに、四方八方を囲まれていると動きにくそうですよね。でも股関節や肩関節はあまり囲まれておらず、動きやすい構造になっています。ただし囲まれていない構造は、抜けやすい構造ということもできます。関節のくぼみである**関節窩**《が》が浅くなっており、この浅い構造を補うために関節唇が付いています。

股関節唇の解剖を理解したところで、次に役割を詳しくみていきましょう。股関節唇により関節軟骨面積が28%、臼蓋体積が30%増加すると言われています*が、荷重負荷を減らす役割はありません。その役割はまず股関節を密閉します。股関節を密閉することで、関節内を陰圧にして関節を安定させます。また密閉することで、関節液である**滑液**を貯留して圧分布を均一化し、少量の滑液でも軟骨が栄養できるようになります。

股関節唇には神経が存在するので、FAIで関節唇が挟み込まれると痛みが出現します。また股関節唇には、温度や関節の状態を知らせてくれる感覚受容器も確認されています。こうしてみていくと、関節唇が損傷すると痛みが出現するだけでなく、さまざまな症状が出てくることがイメージできますね。

- **浅い股関節の構造を補うために股関節唇が付いている**
- **股関節唇は股関節を安定させ、滑液が働く環境を作る**
- **股関節唇には神経が存在し、FAIでは痛みが出現する**

寛骨臼と大腿骨頭

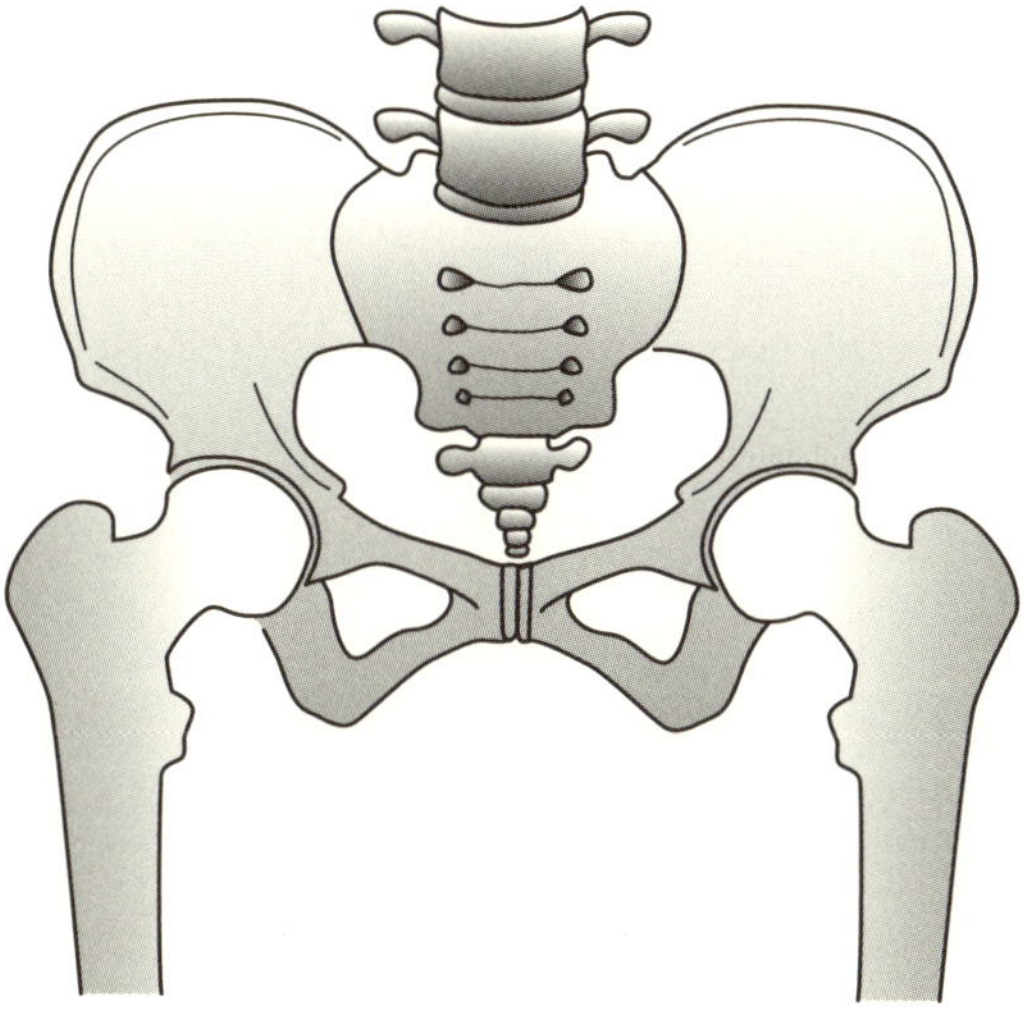
大腿骨頭は寛骨臼に
おさまっていない

股関節唇

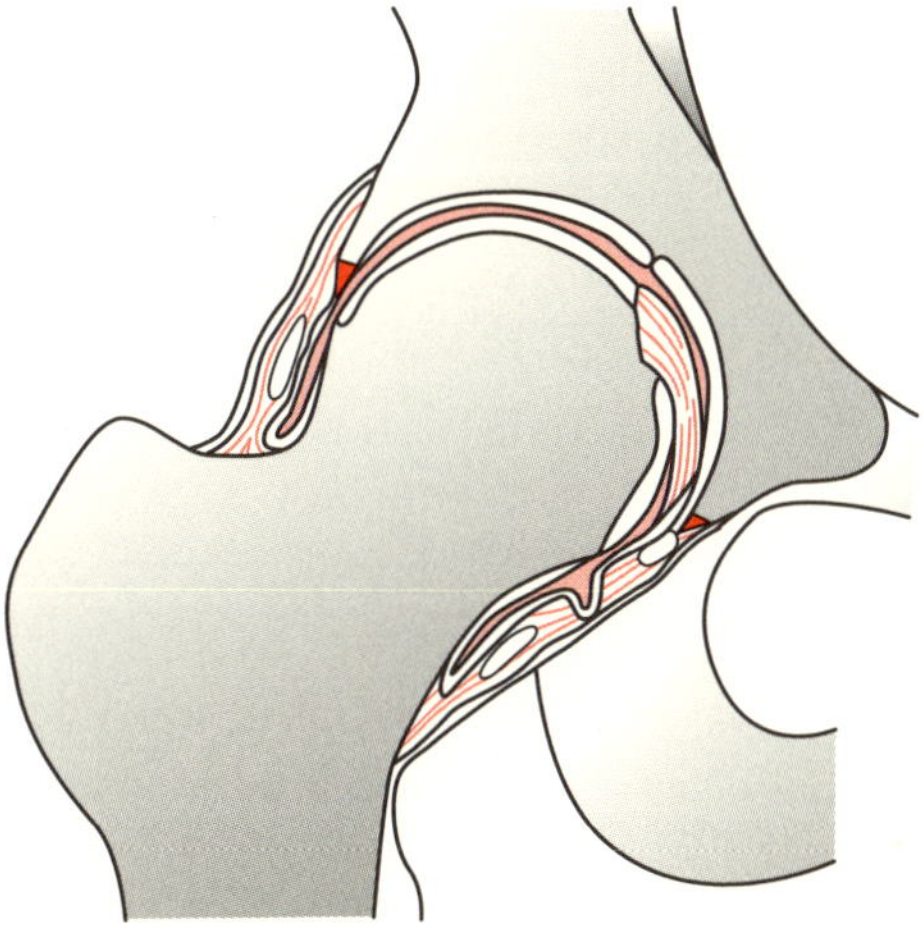
股関節唇は股関節の浅い構
造を補う

＊文献1) 橋本祐介:基礎医学ー股関節唇の組織および力学的特徴ー.臨床スポーツ医学29(4):361-365,2012

用語解説 **股関節唇**：股関節唇は関節内と関節包の間にある。主にコラーゲンで構成されるが、関節内側、関節包側で成分は少し異なる。股関節唇は半月板に類似する組織といえるが、半月板と違い骨に直接付く。

22 股関節と膝関節の関係

膝関節の角度は股関節の可動域に大きく影響を与える

股関節と膝関節に関わる二関節筋が、関節可動域に影響を及ぼす仕組みを詳しくみていきましょう。

股関節と膝関節は運命共同体

股関節は骨盤や腰椎と連鎖して動くと1-20節でお伝えしましたが、股関節の動きに影響を与えるのは骨盤や腰椎だけではありません。股関節の動きに大きな影響を与えるもう一つの関節、それは膝関節《ひざかんせつ》です。股関節の運動に関わる筋肉の中には、**二関節**《にかんせつ》**筋**《きん》といって股関節と膝関節の両方の運動に関わる筋肉があります。この二関節筋の状態により、股関節の可動域は変化します。

たとえば仰向けに寝て股関節を屈曲方向に動かしていくとき、膝関節が屈曲している状態と、伸展している状態ではどちらが股関節を屈曲しやすいと思いますか。このとき考えるのは、二関節筋である大腿部後面にある**ハムストリングス**の状態です。ハムストリングスは坐骨結節から膝関節遠位まで伸びる筋肉で、ハムストリングスの起始と停止が近づいている状態と、起始と停止が引き離されている状態では、股関節の屈曲可動域は大きく変わります。具体的には、膝関節が屈曲していればハムストリングスは弛《ゆる》んでいて、膝関節が伸展していれば張っています。仰向けに寝て股関節を屈曲方向に動かしていく例でいうと、膝関節が屈曲しているときの方が、膝関節が伸展しているときよりも、ハムストリングスの影響を受けにくいため股関節屈曲可動域は大きくなります。

同じようにうつ伏せでの股関節伸展可動域をみると、膝関節が屈曲しているときよりも、膝関節が伸展しているときの方が、大腿直筋《だいたいちょっきん》の影響を受けにくいため、股関節伸展可動域は大きくなります。

- 股関節の可動域には膝関節も影響を及ぼす
- 二関節筋の状態により股関節の可動域は変化する
- 膝関節屈曲位の方が股関節の屈曲可動域は大きくなる

股関節と膝関節の関係

股関節屈曲

【膝関節屈曲位】

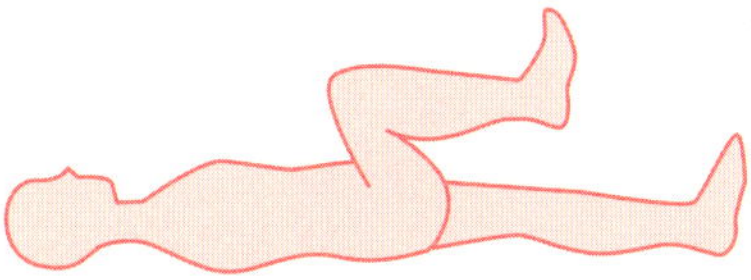

【膝関節伸展位】

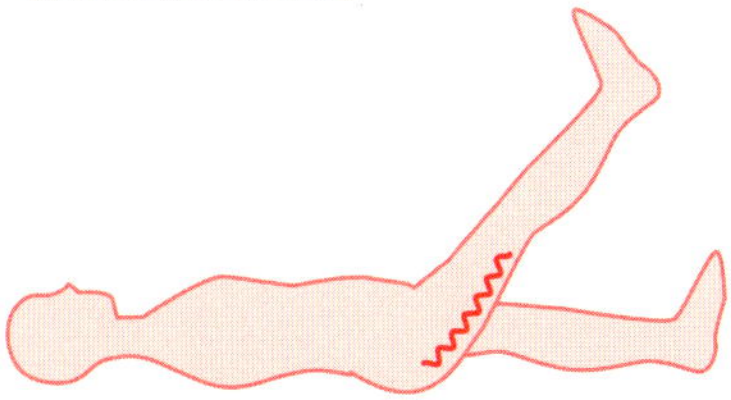

膝関節伸展位では大腿部後面のハムストリングスが張ってしまうため、
膝関節屈曲位の方が股関節の屈曲可動域は大きくなる。

股関節伸展

【膝関節伸展位】

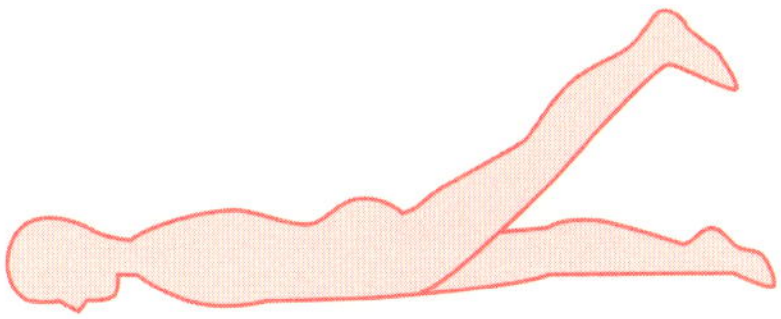

【膝関節屈曲位】

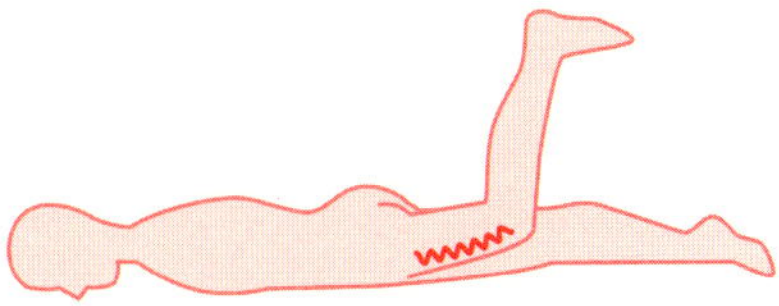

膝関節屈曲位では大腿部前面の大腿直筋が張ってしまうため、
膝関節伸展位の方が股関節の伸展可動域は大きくなる。

用語解説 **二関節筋**：起始と停止の間に2つの関節をまたぐ筋肉。上肢では上腕二頭筋、上腕三頭筋など、下肢ではハムストリングス、大腿直筋、腓腹筋などがある。多くの二関節筋は遠位の関節の運動に主に関与する。

23 股関節の角度で筋肉の働きが変わる

股関節の角度によって筋肉は働いたりジャマしたりする

股関節の筋肉は働きやすい角度があります。そのメカニズムについてみていきましょう。

筋肉の働きが逆転する

筋肉にはそれぞれ役割があり、股関節の**屈曲**や**伸展**などの運動に関わります。働き者の筋肉は一つの運動だけでは物足りず、複数の股関節運動に関わっていきます。たとえば**大殿筋**であれば股関節の伸展と**外旋**、**大腿筋膜張筋**《まくちょうきん》であれば股関節の**外転**と屈曲に働きます。そんな働き者の筋肉ですが、股関節の角度によってはジャマをする場合もあります。

股関節の屈曲を例にあげてみましょう。股関節の屈曲には**腸骨筋**、**大腰筋**、**小腰筋**などの屈筋群が主に働きますが、**恥骨筋**や**大内転筋**などの内転筋群も屈曲に働きます。ですから股関節の屈曲に働く筋肉は何かと聞かれれば、屈筋群や内転筋群をあげます。ただし内転筋群は絶えず屈曲に働きません。その理由は筋肉の**起始**と**停止**の位置関係と、筋肉の走行にあります。

筋肉が求心性に収縮して関節運動が起きるとき、筋肉の起始と停止は近づき、起始の方向に停止が引っ張られます。股関節を真っ直ぐ伸ばした状態（屈曲と伸展の中間位）から屈曲させていくと、初期には内転筋群は起始の方向に停止が引っ張られて屈曲に働きます。ただし股関節屈曲角度が増大すると、停止の位置が変わります。停止の位置が変わると走行も変わるため、その股関節の角度で起始方向に停止を引っ張ると、内転筋群は股関節の伸展に働くようになります。

どれぐらいの屈曲角度から働きが逆転するかは、それぞれの内転筋の起始と停止の位置関係と走行によって違います。

- **股関節の筋肉の多くは複数の運動に関与する**
- **筋肉の働きは起始と停止の位置関係と走行で変わる**
- **内転筋群は屈曲初期には屈曲、後期には伸展に働く**

筋肉の走行

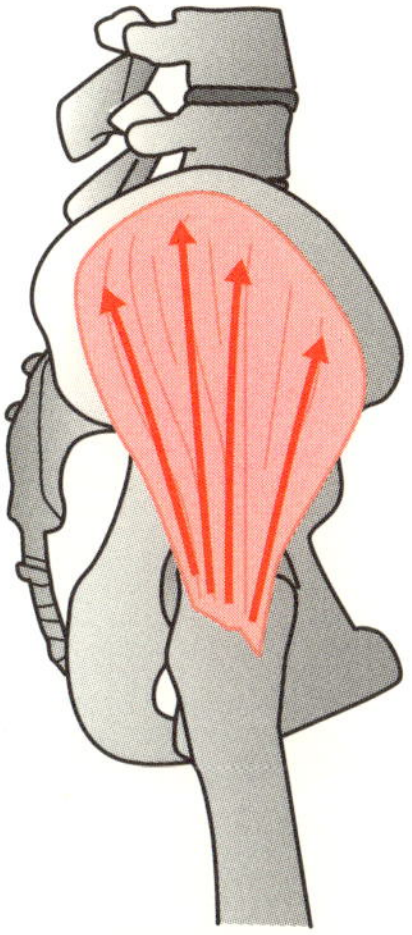

筋肉には走行があり、収縮するとその方向に骨が引っ張られる。

股関節内転筋の作用の逆転

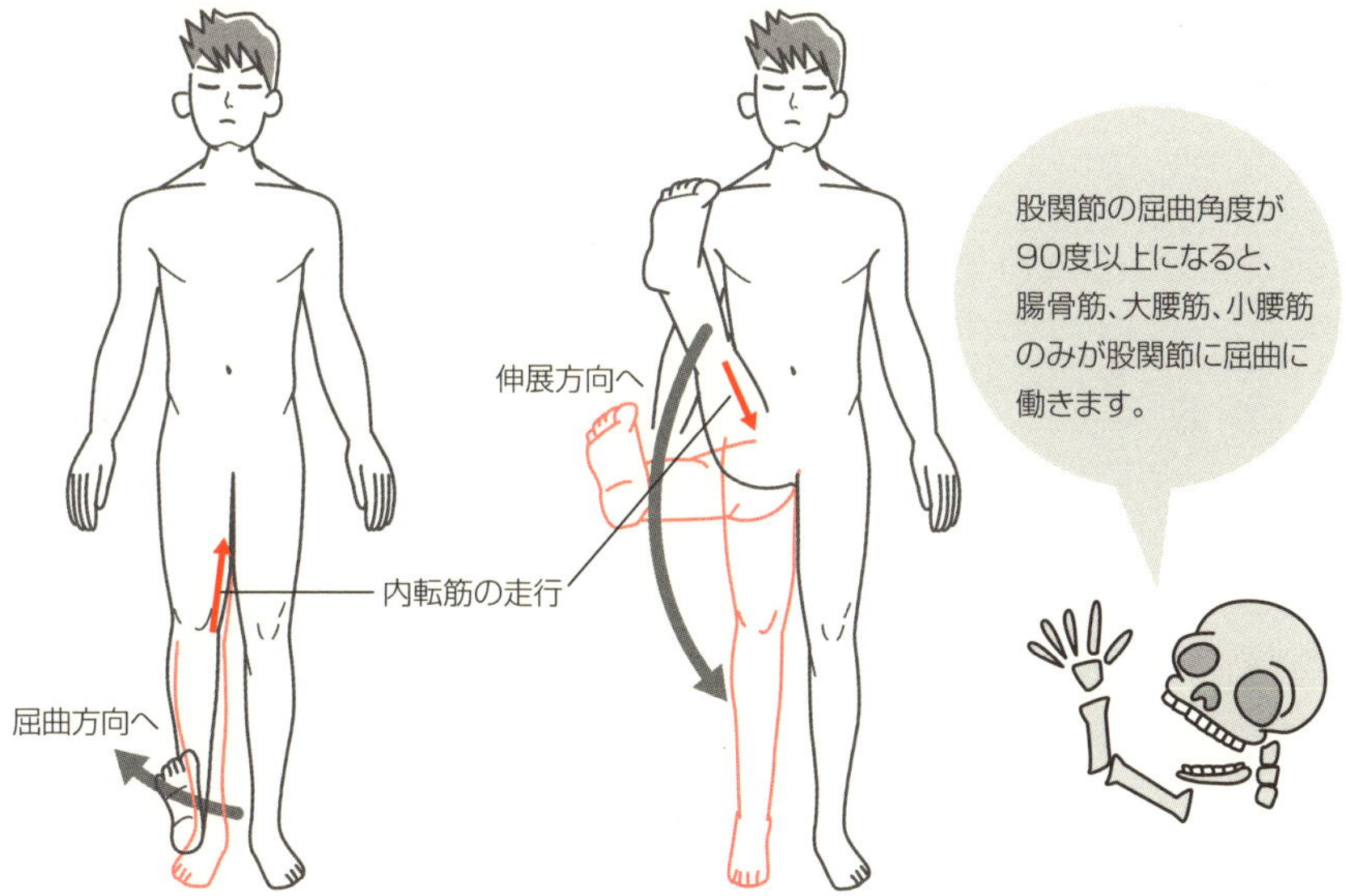
伸展方向へ
内転筋の走行
屈曲方向へ
股関節の屈曲角度が90度以上になると、腸骨筋、大腰筋、小腰筋のみが股関節に屈曲に働きます。

股関節の屈曲角度が小さいと内転筋は屈曲に働く

股関節の屈曲角度が大きくなると内転筋は伸展に働く

用語解説 **求心性収縮、遠心性収縮**：筋肉の等張性収縮には求心性収縮と遠心性収縮がある。求心性収縮は筋肉が短くなりながら収縮し、遠心性収縮は筋肉が引き伸ばされながら収縮する。

24 骨盤の角度と筋力の関係

骨盤の傾斜角度が変われば、股関節や骨盤周囲の筋力にも影響する

骨盤の角度が変わると股関節や骨盤周囲の筋力が変化し、立位や歩行など日常生活にも影響します。

運動や日常生活でも骨盤は重要

「痛みの原因は骨盤です」と、医療機関で言われたことはありませんか。骨盤の不良姿勢が病気やケガの原因になるとテレビや雑誌でよく見かけることがあり、何となく骨盤が立位や歩行に影響を与えるイメージを持っているでしょう。しかし骨盤の不良姿勢を日頃から感じることは難しく、どのような影響があるのか理解できている方はほとんどいません。

股関節に疾患を抱える方や高齢者では、立位や座位時の骨盤の角度が良くないことが多いのです。骨盤の左右の高さが違う方もいれば、骨盤が前傾や後傾している方もいます。このように骨盤の角度が変わると、股関節や**体幹**周囲の筋肉の使いやすさに影響を与えます。たとえば骨盤の左右の高さが違えば、立位時や歩行時に左右のバランスをとる中殿筋の筋力は発揮しにくくなります。このように**骨盤の角度**が変わるだけで、股関節や体幹周囲の筋力が強まったり、弱まったりします。

ここで大事なことは、骨盤の角度が変わり、筋力が強くなったり弱くなったりすることで、姿勢や歩行にどのような影響があるのかを考えることです。またヒトそれぞれ筋力を発揮しやすい骨盤の角度がありますので、負担の少ない骨盤の角度で運動することや、日常生活をおくることが重要になってきます。

股関節や体幹の筋トレをする際にも、骨盤の角度によって力の出しやすさが変わってきます。力が出にくい姿勢での筋トレは効果的ではない可能性もありますので、骨盤の状態にも配慮して筋トレを行うように心がけましょう。

- **骨盤の角度の変化で股関節や骨盤周囲の筋力が変わる**
- **運動や生活に負担の少ない骨盤の角度を心がける**
- **股関節や体幹を鍛えるときにも骨盤の角度に配慮する**

姿勢と骨盤

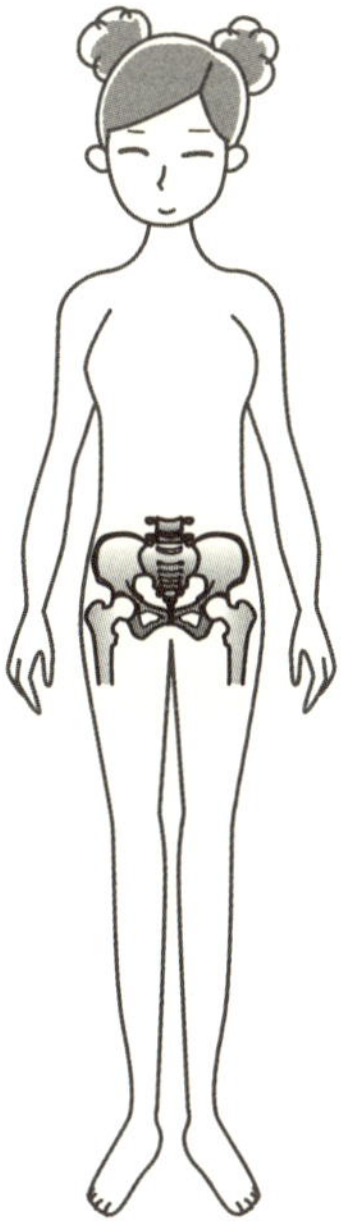

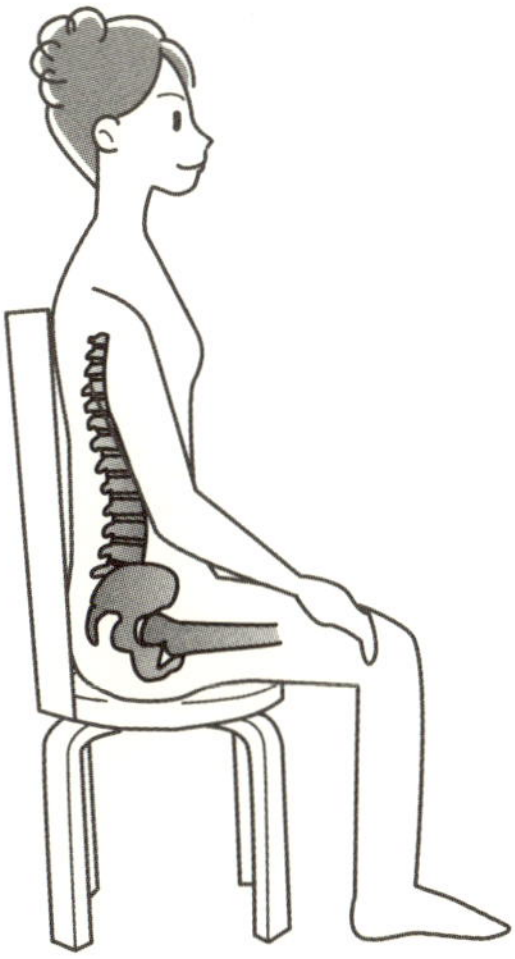

座位や立位、どんな姿勢でも
適切な骨盤の角度を意識する

骨盤の角度と筋トレ

よく目にする股関節外転の
筋トレでも、骨盤の角度で
大きく効果が変わってくる

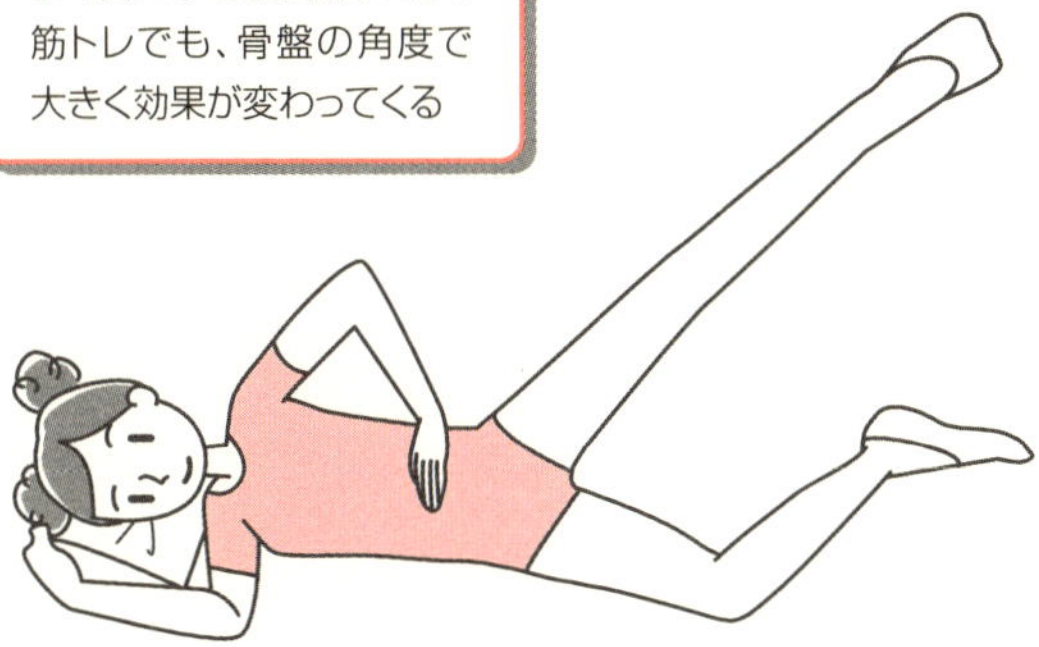

用語解説 **骨盤の角度**：関節ではないので、股関節や他の関節のように参考可動域があるわけではない。腸骨稜や上前腸骨棘、上後腸骨棘など、骨盤の中の目印になる部位の左右差や前後差を角度として診る。

Column

その人に合わせた治療が必要

治療をしているときに、「昨日テレビでこう言っていたのですが、やった方がよいでしょうか？」とよく質問されます。健康ブームに拍車をかけるように、病気やその治療法を紹介するテレビ番組や雑誌が増えました。そのようなテレビ番組や雑誌をみると、なるほどと思うこともありますが、まだ医学的に証明されていないことを当たり前のように紹介していることもあります。

テレビ番組や雑誌で紹介されている内容は、万人向けのプログラムとなっていて、個々人に合わせたものではありません。痛みを抱える方の症状や治療法を最大公約数的に紹介しているだけです。「股関節痛には中殿筋を鍛えるのがよい」と放送されていても、中殿筋に痛みを抱えていれば、筋トレで痛みを助長させる可能性もあるのです。

また忙しい病院では患者数が多く、一人ひとりの治療に長い時間を割けません。そのためリハビリでは、ゴムや重りを渡されて「足に巻いて10回挙げてください」といわれ、それだけをしていることもあります。ゴムや重りでリハビリをすることが悪いのではなく、その人、その人の症状に合わせたリハビリを提供できているのか、そこがかなり疑問です。

本来リハビリでは、問診で気になる症状や痛みを確認して、姿勢や歩行を評価します。そして問題となる部分を治療して、また姿勢や歩行を評価します。評価、治療、この繰り返しが必要です。医師やリハビリスタッフが状態を確認して、一人ひとりの症状に合わせたオーダーメイドの治療を行なっていかなければならないのです。あなたのリハビリは大丈夫ですか？

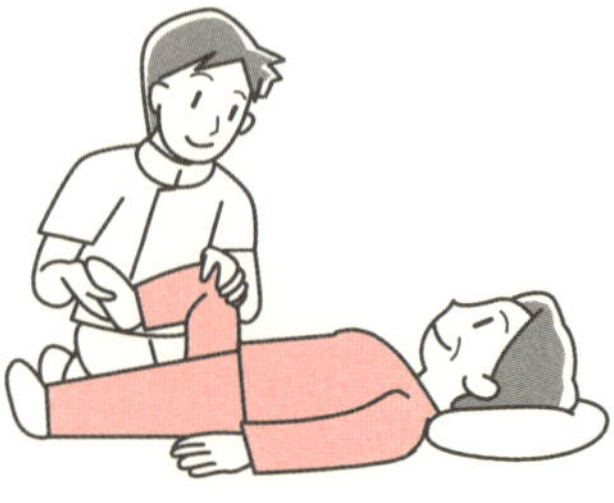

第2章

股関節・骨盤と姿勢の基本

本章では、私たちが日常行う動作の基本となる立位や座位、立ち上がりを、さまざまな角度から取り上げていきます。何気なく行なっている動作にも、股関節や骨盤の仕組みに関わる重要な要素が隠されています。痛みを作らないためには、どのような動作をすればいいのか、その方法と理論を説明します。

普段行なっている動作の見方が変わると思いますので、生活の中でしっかり意識するようにしてください。また本章で学んだ内容は、第４章でお伝えする歩行の基礎となります。

1 ヒトの体重の中心は骨盤の中にある

ヒトの体重の中心を重心と呼び、骨盤の中の仙骨やや前方にある

重心の位置を考えることは、股関節の治療では大変重要です。その理由をみていきましょう。

股関節治療と重心の関係

重心という言葉を聞いたことはありますか。ヒトの重心は「頭部、体幹、**四肢**《しし》の各部分の質量の中心を求め、合一して得られたもの」と定義されます。わかりにくいので、ここでは体重の中心と考えてください。ヒトの重心は骨盤内の**仙骨**（第2仙椎）のやや前方にあります。床（足底）から計測すると、成人男性では身長の56%、成人女性では55%の高さにあります*。女性の重心が男性に比べて低いのは骨盤の形状の違いによるもので、男性の骨盤は細くて深く、女性の骨盤は広くて浅い形状になっているからです。もちろん、個人差もありますし、成長過程の子供は重心が高くなります。

重心の定義と位置がわかったところで、股関節や骨盤の治療との関係を考えていきましょう。私たちは股関節に痛みを抱える方を治療するとき、姿勢や歩行を観察して評価します。その際、必ず念頭に置いているのが重心です。

たとえば何らかの原因で重心が右に偏っていたとします。そうすると立位では右股関節に通常より負担がかかります。またその状態で歩行すると、右股関節周囲の筋肉が過剰に働いて痛みが出現するかもしれません。このような方を治療するなら、右股関節の痛みに対してアプローチするのと同時に、なぜ重心が右に偏っているのかを考える必要があります。なぜなら右股関節の痛みは悪い姿勢や歩行により出現したもので、重心が右に偏っていることを改善しないと根本的な解決にはならないからです。

- **ヒトの体重の中心を重心と呼ぶ**
- **ヒトの重心は骨盤の中、仙骨のやや前方にある**
- **姿勢や歩行を考えるときには重心の位置を必ず意識する**

姿勢と重心

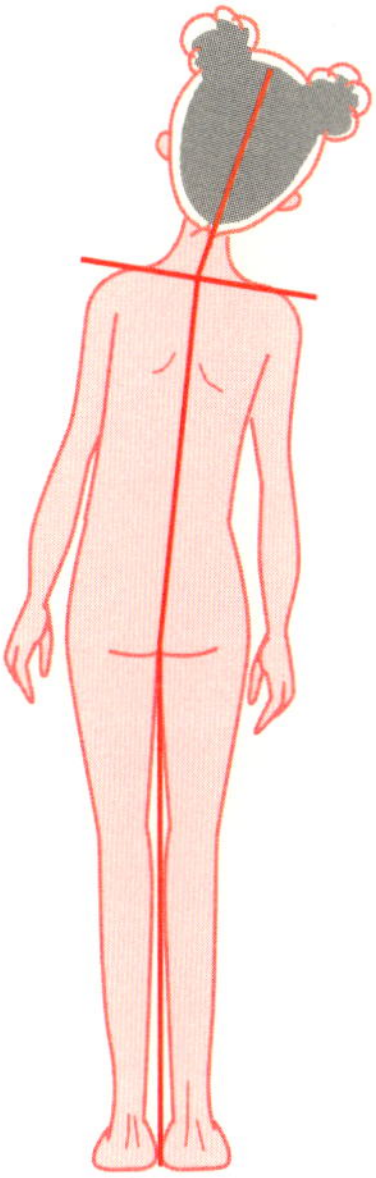

重心が右に偏っている姿勢をしているなら、なぜ右に偏っているのかを改善する必要がある

ヒトの重心の位置

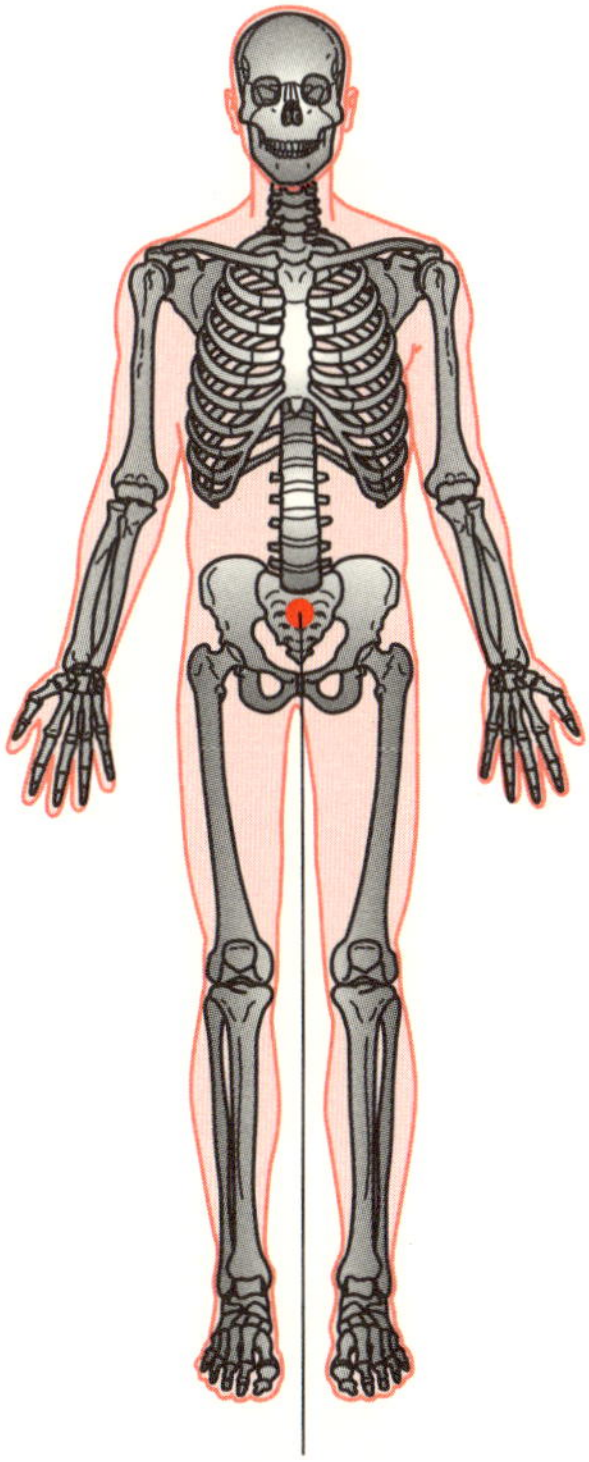

ヒトの重心は
第2仙椎の前方にある

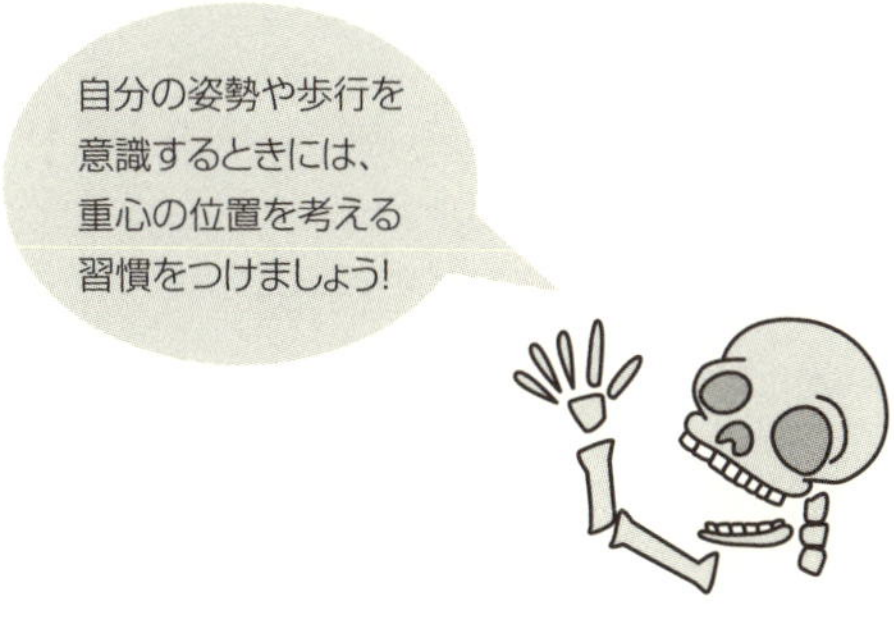
自分の姿勢や歩行を意識するときには、重心の位置を考える習慣をつけましょう!

＊文献1) 中村隆一・他:臨床運動学第2版.医歯薬出版株式会社,2000

用語解説 **子供の重心**：子供は頭が大きくて重い分、重心が大人よりも高くなる。また、重心は低ければ低いほど立位は安定する。赤ちゃんが手を開いて歩くのはバランスをとるためである。

2 骨盤のゆがみの正体

「骨盤がゆがむ」とよくいわれるが、実は骨盤はほとんどゆがむことはない

骨盤のゆがみはよく話題になりますが、骨盤のゆがみ自体が問題になることはほとんどありません。

骨盤のゆがみが注目される理由

テレビ番組や雑誌で**骨盤のゆがみ**についてよく取り上げられることがあります。一体なぜこれほど骨盤のゆがみが取り上げられるのでしょうか。骨盤が身体の中心にあり、骨盤の障害は全身に影響を及ぼすというのが大きな理由でしょう。もう一つ考えられる理由は、骨盤が悪いと言われると誰でも納得しやすく、施術業や健康産業が成り立ちやすいという裏事情もあるのです。

ヒトの身体のゆがみは、悪い姿勢の習慣や、繰り返される動作による左右の筋肉のバランスの崩れから起こります。では骨盤のゆがみはどのようにして起きるのでしょうか。実はほとんどの場合、骨盤自体はゆがみません。1－16節の解剖のところでお伝えしましたが、骨盤は**寛骨**、**仙骨**、**尾骨**の3つの骨が合わさってできた骨です。その骨がゆがむことはそうそう起こらないのです。強いて言うなら、**仙腸関節**のズレを骨盤のゆがみと表現しているのでしょう。骨盤のゆがみの正体は、骨盤周囲の体幹や下肢がゆがむことによって相対的に骨盤の位置が変わり、見かけ上ゆがんでいるよう見えることなのです。

見かけ上の骨盤のゆがみは、身体にどのような不調をもたらすのでしょうか。まず考えられるのが、筋肉が過度に緊張して本来の力を発揮できないということです。これは骨盤周囲や股関節の筋肉に留まらず、頸部や肩など全身の筋肉にも影響します。また神経の通り道を圧迫して痛みを発生させたり、血液の循環を悪くして機能を低下させたりします。

- 骨盤のゆがみは常に話題で、健康産業が成り立ちやすい
- 骨盤周囲のゆがみによって、骨盤は見かけ上ゆがむ
- 骨盤の見かけ上のゆがみは筋肉や神経、血管に影響する

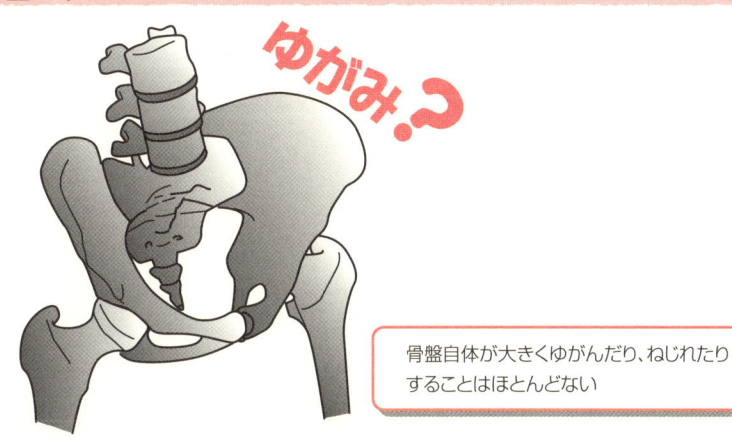

骨盤のゆがみ

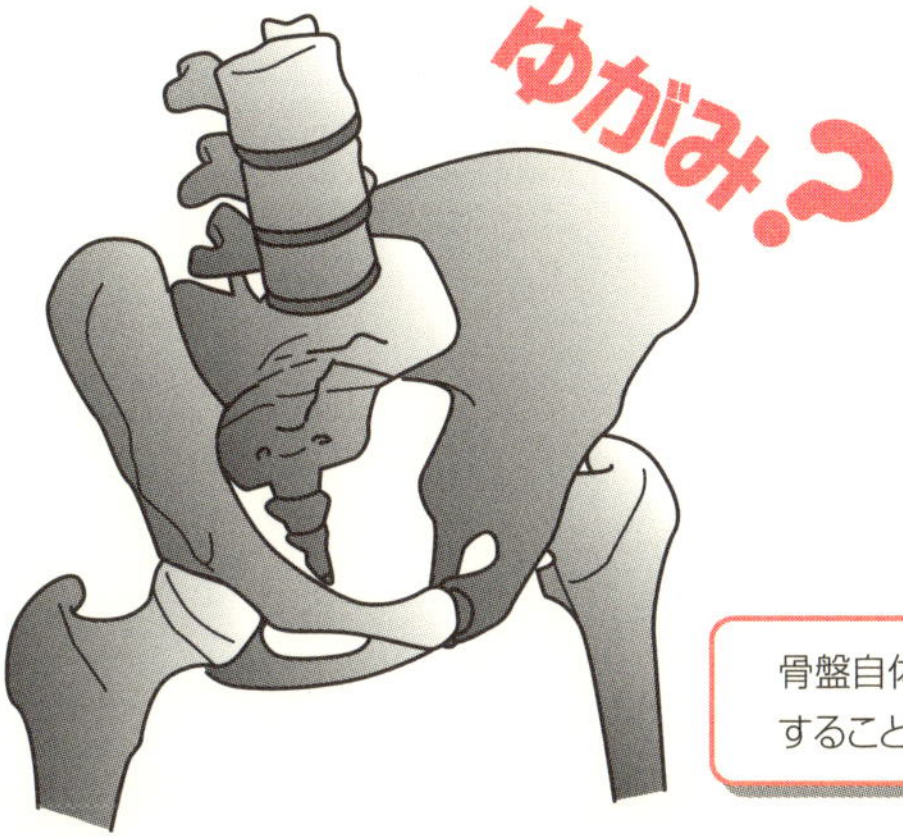
ゆがみ？

骨盤自体が大きくゆがんだり、ねじれたりすることはほとんどない

見かけ上の骨盤のゆがみ

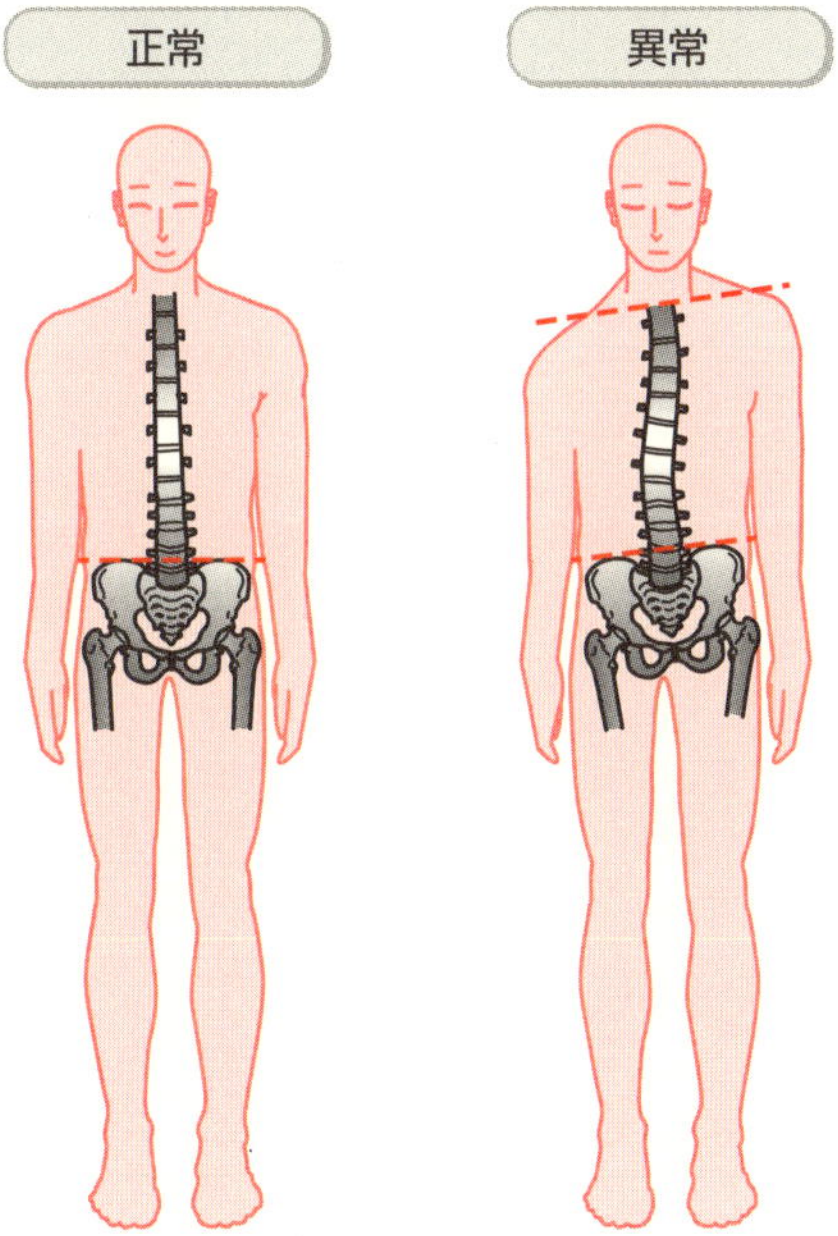
正常
異常

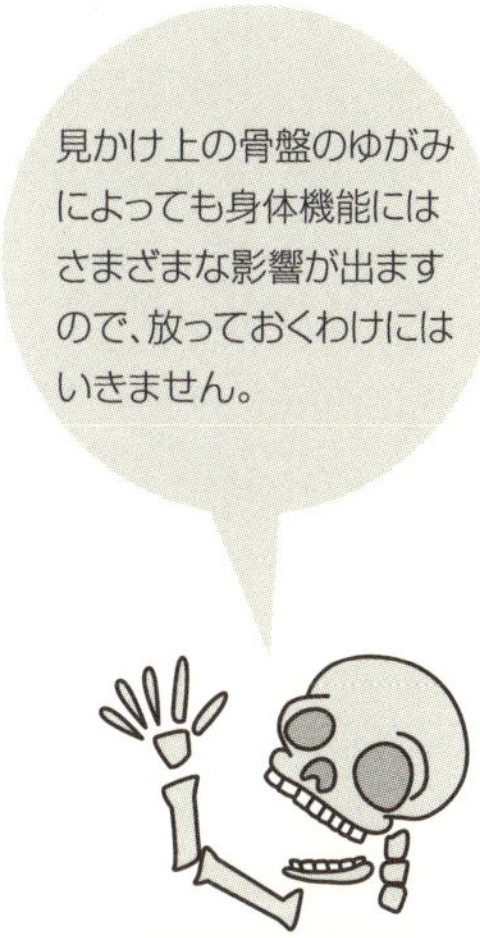
見かけ上の骨盤のゆがみによっても身体機能にはさまざまな影響が出ますので、放っておくわけにはいきません。

骨盤周囲のゆがみが見かけ上の骨盤のゆがみを作り出す

用語解説 **施術業**：柔道整復、鍼灸、あん摩マッサージ、整体、カイロプラクティックなどがある。手技、国家資格か民間資格、健康保険が使えるかどうかなどの違いがあるので、施術を受ける際には注意する。

3 片脚立ちで股関節にかかる負担

片脚立ちになると股関節には体重の3倍の負担がかかる

片脚立ちでは股関節への負担が増大します。そのメカニズムについてみてみましょう。

片脚立ちでは股関節の負担は激増

ヒトの体で一番の重いのは**体幹**と呼ばれる胴体部分で、全体重の約48％を占めていますが、二番目に重いのが脚です。両脚を足すと体重の約35％になります*。単純に考えると股関節には、股関節より上部にある頭頸部、体幹、両**上肢**の重みがかかります。そうすると立位では、全体重の１００％から両足の35％分を引いた65％分の半分が、片方の股関節にかかる計算になります。もちろん個人差もありますので、立位では体重の30～40％の負担が股関節にかかると考えてください。では**片脚立ち**になると、股関節の負担はどれぐらいになるのでしょうか。答えはなんと体重の3倍となります。ここで「体重以上に負担がかかるのは変だな」と思う方もいるかもしれません。

わかりやすく考えるために、左脚を挙げ右脚で片脚立ちになるとしましょう。左脚を挙げると、まず挙げた左脚の重みが右股関節に加わります。そして骨盤の左側は脚の支えが無くなりますので、骨盤は左側が下制（左に傾こうと）します。これを止めるために右側の股関節周囲の筋肉は、骨盤の左側を引っ張り挙げようとします。このとき引っ張り挙げようとする力は右股関節を押し付けるように働いてしまい、左骨盤が**下制**する力と引っ張り挙げる力、その両方が右股関節の負担になってしまうわけです。体重60kgの方なら２００kg近い負担が片方の股関節にかかります。

日常生活には片脚立ちになる場面が数多くあります。そう考えると股関節に過度の負担がかからないように、動作を再考する必要がありそうです。

- 立位では片方の股関節に体重の30～40％の負担がかかる
- 片脚立ちでは股関節に体重の３倍の負担がかかる
- 片脚立ちでの負担減少には動作方法の再考が必要

身体の各部位が体重に占める割合

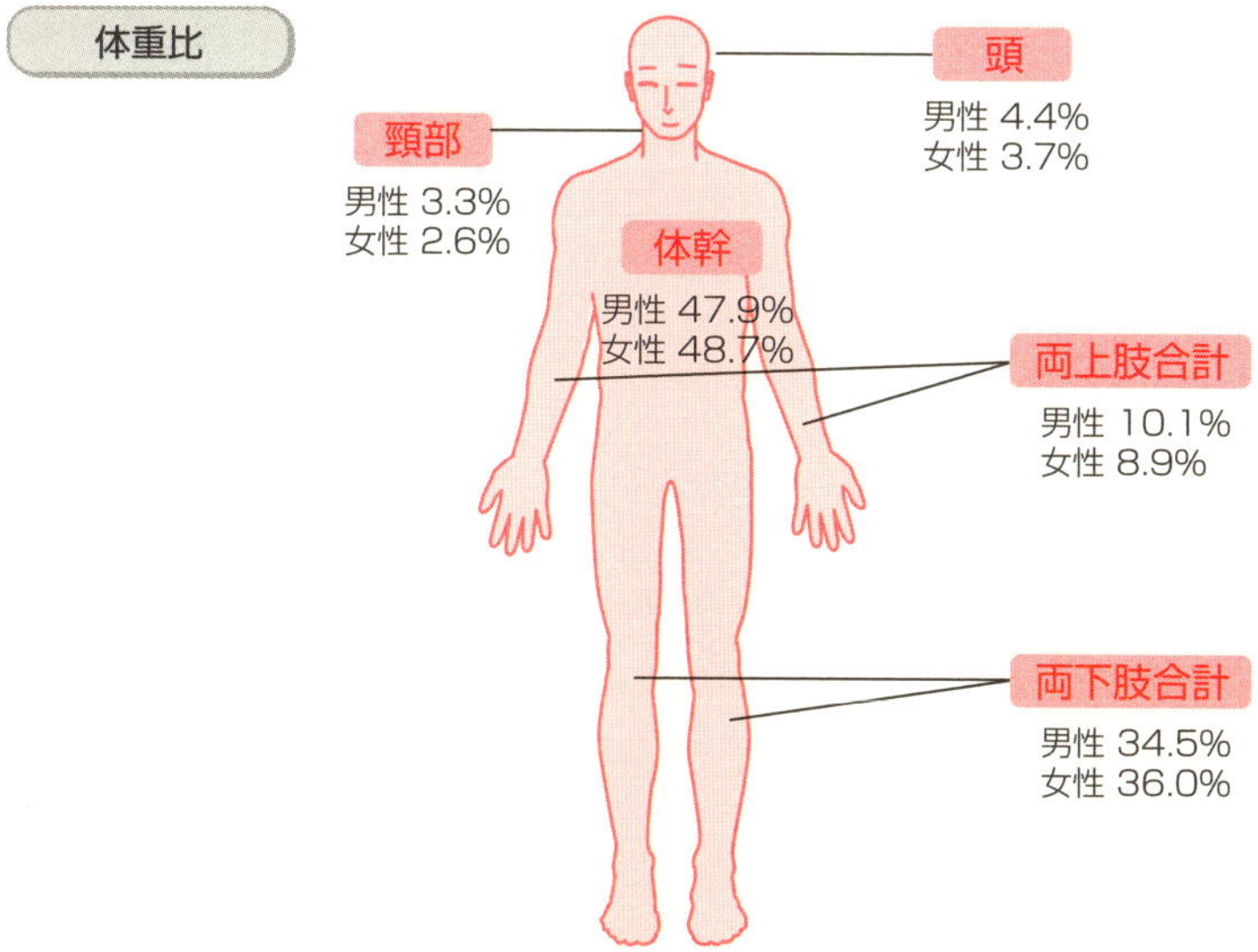
体重比
頭
男性 4.4%
女性 3.7%
頸部
男性 3.3%
女性 2.6%
体幹
男性 47.9%
女性 48.7%
両上肢合計
男性 10.1%
女性 8.9%
両下肢合計
男性 34.5%
女性 36.0%

片脚立ちで股関節にかかる負担

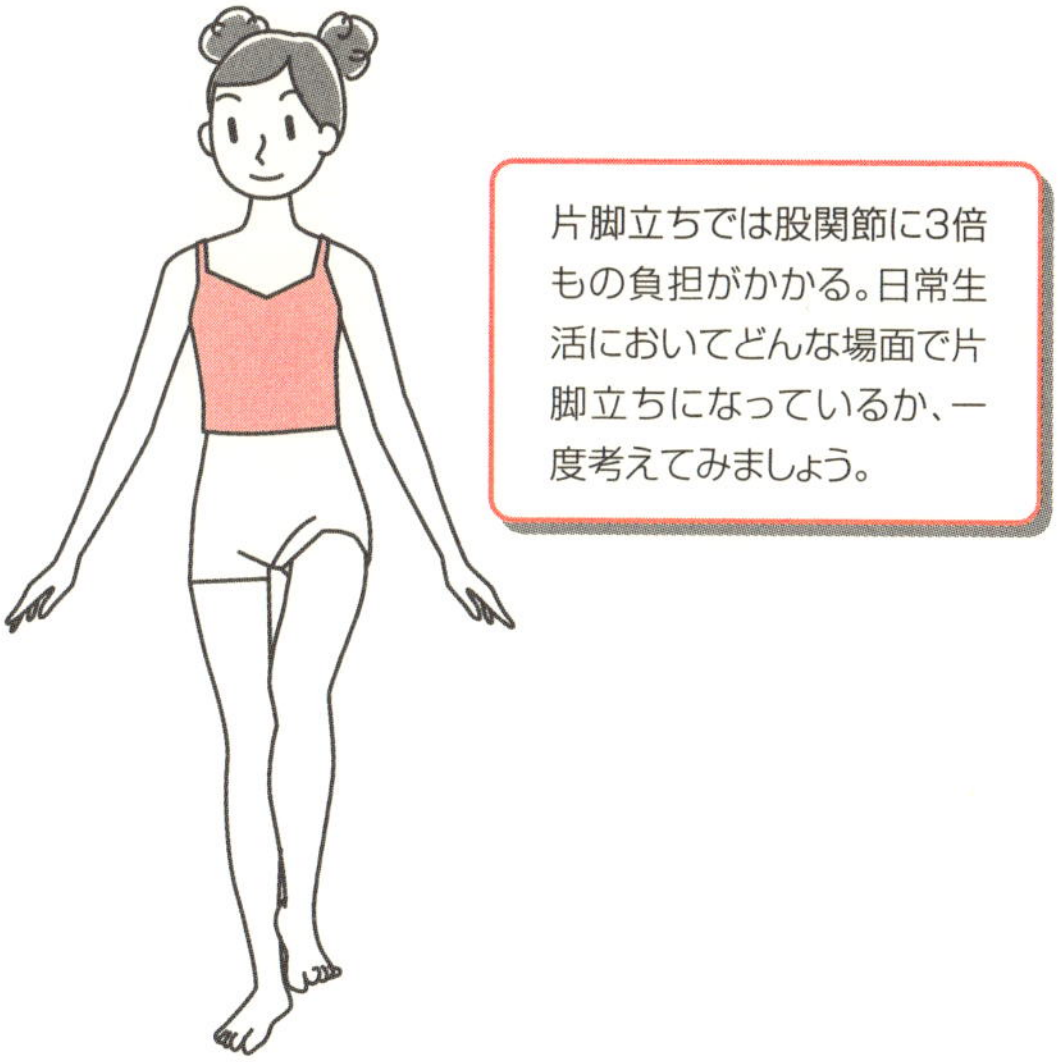
片脚立ちでは股関節に3倍もの負担がかかる。日常生活においてどんな場面で片脚立ちになっているか、一度考えてみましょう。

＊文献1) 中村隆一・他:基礎運動学第５版.医歯薬出版株式会社,2000

用語解説 体幹：胴体のこと。頭部と上肢、下肢を除いた部分を指す場合もあれば、腹部周囲を指す場合もある。字を見てわかるように身体の幹となる部分。臓器を入れたり、身体を支えたり、運動にも大きく関与する。

4 片脚立ちで観られる異常姿勢

片脚立ちで股関節にかかる負担に耐えられないと異常姿勢が出現する

トレンデレンブルグ徴候やドゥシャンヌ徴候はなぜ起こるのか、その原因をみていきましょう。

異常な姿勢や歩行の種類と原因

前節で片脚立ちでは股関節に体重の3倍の負担がかかるとお伝えしましたが、3倍の体重を支えることは本当に大変です。もしその負担に耐えられない場合はどうなるのでしょうか。そのときみられるのが**トレンデレンブルグ徴候**や**ドゥシャンヌ徴候**です。

トレンデレンブルグ徴候とは**患側**《かんそく》下肢の片脚立位において、反対側の骨盤が下がる現象です。一方ドゥシャンヌ徴候では患側下肢の片脚立位《へんきゃくりつい》において、体幹を患側の立脚側に傾けることにより、反対側の骨盤が挙がる現象が観られます。歩行では片脚だけで体を支えるタイミングがありますが、そのときトレンデレンブルグ徴候が示すものをトレンデレンブルグ歩行、ドゥシャンヌ徴候を示すものをドゥシャンヌ歩行と呼びます。ドゥシャンヌ徴候の姿勢では重心が片脚立位側の股関節に近づくため、股関節の負担は減ります。そのため歩行時に起こるトレンデレンブルグ徴候を代償するために、ドゥシャンヌ歩行になる方もいます。

トレンデレンブルグ歩行、ドゥシャンヌ歩行とも、片脚立位側の股関節外転筋力の低下が原因といわれていますが、筋力を発揮するタイミングが悪くてもこれらの歩行がみられます。また**疼痛**を避けるためにみられる方もいますし、可動域制限や脚長差《きゃくちょうさ》も原因となることがあります。悪い姿勢や歩き方を続けていると身体の左右のバランスが崩れ、筋力低下や痛みを助長する可能性がありますので、適切な姿勢や歩行を身に付ける必要があります。

- **トレンデレンブルグ徴候は片脚立位と反対の骨盤が下制**
- **ドゥシャンヌ徴候では片脚立位側に体幹が傾く**
- **外転筋力だけでなく疼痛や可動域制限、脚長差も原因**

片脚立ちでの異常姿勢

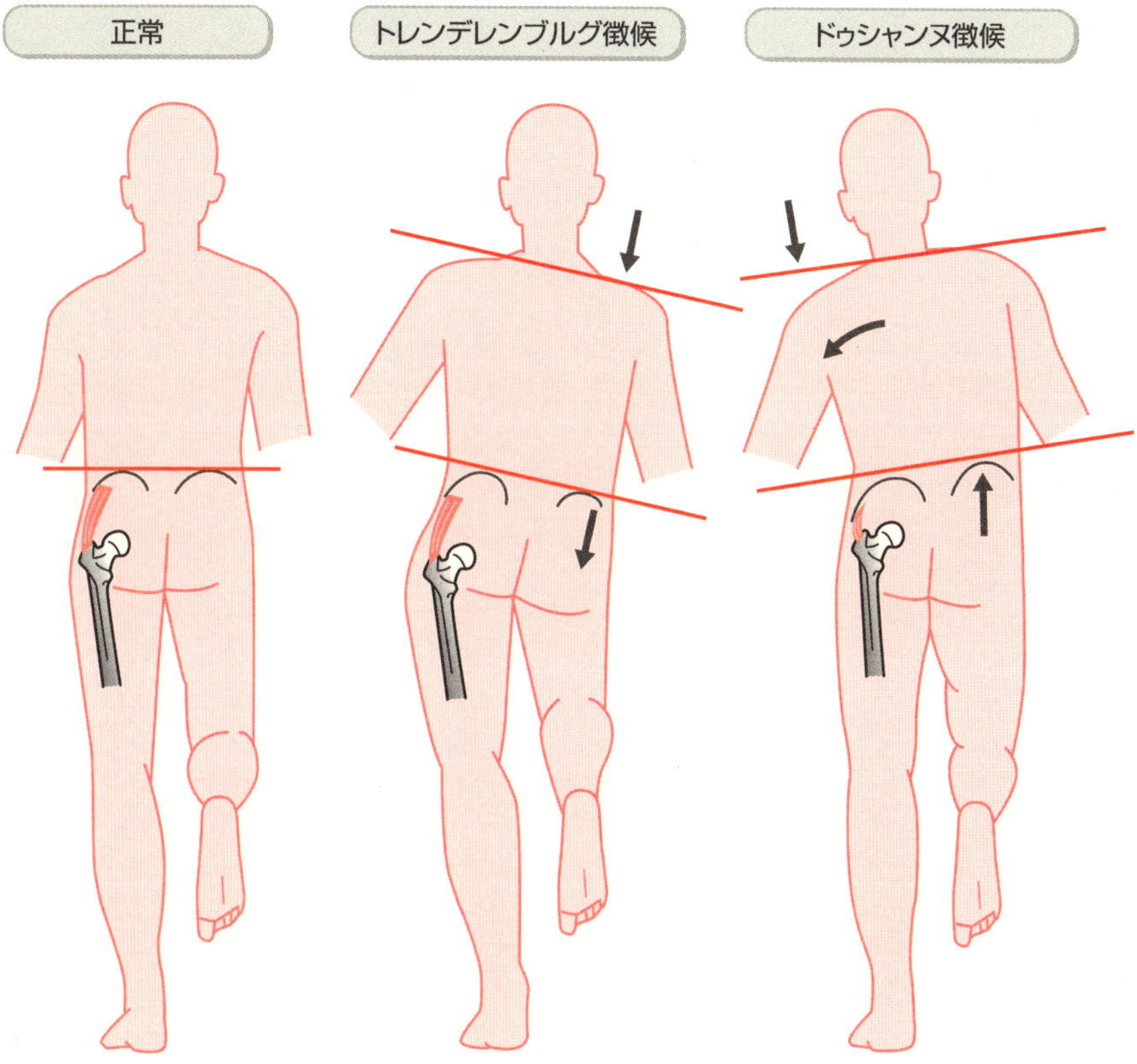

正常では片脚立位になっても、反対側の骨盤は水平に保たれる。

トレンデレンブルグ徴候では、患側での片脚立位で反対側の骨盤が下がる。

ドゥシャンヌ徴候では患側での片脚立位において体幹を患側の立脚側に傾けることで、反対側の骨盤が挙がる。

用語解説 **患側**：疾患や障害、痛みを抱えている側のこと。疾患や障害、痛みがない側は健側という。

5 支持基底面と重心線の関係

姿勢や歩行の安定は支持基底面と重心線の関係で決まる

支持基底面や重心線は聞き慣れない言葉ですが、私たちの姿勢や歩行に関わる重要な要素です。

ヒトはなぜ転倒しないのか

支持基底面《しじきていめん》という言葉をご存知ですか。リハビリテーション（リハビリ）に携わっている方以外は聞き慣れない言葉だと思いますが、体を支持するための基礎となる体の底の面です。

　立位では左右の**足底**《そくてい》面と、その間の領域が支持基底面となります。立位や座位姿勢が保持できているとき、重心から垂直に下ろした**重心線**と支持基底面が交わる点は、必ず支持基底面の内側にあります。またその点が支持基底面の中心に近ければ近いほど、姿勢は安定しているといえます。支持基底面が広いと、重心線が支持基底面の内側に入りやすくなります。杖をつくと立位や歩行が安定するのは、杖との間の領域も支持基底面として広がるからです。股関節に疾患や痛みがあると、股関節や骨盤周囲の筋力がうまく発揮できず、重心線が支持基底面の中心におさまることが難しくなります。

　重心から下ろした重心線が支持基底面の外にあると、ヒトは転倒してしまいますが、ヒトは重心線が支持基底面の中心にある方が安定することに何となく気づいています。ですから重心線が支持基底面の外へ動こうとするとき、それに逆らうように重心を支持基底面の中心へ戻そうと動きます。さらに転倒するような強い外力が加わったらどうなるでしょうか。たとえば立っているところに誰かがぶつかってきたとします。そのままなら転倒してしまいますが、そうなると足を踏み直して新しい支持基底面を作ります。この動きができればヒトは転倒せずにすみます。

- 支持基底面と重心線の関係から姿勢の安定性がわかる
- 姿勢が安定するとき重心線は支持基底面の内側に下りる
- 重心の位置を戻したり、足を踏み直して転倒を防ぐ

支持基底面

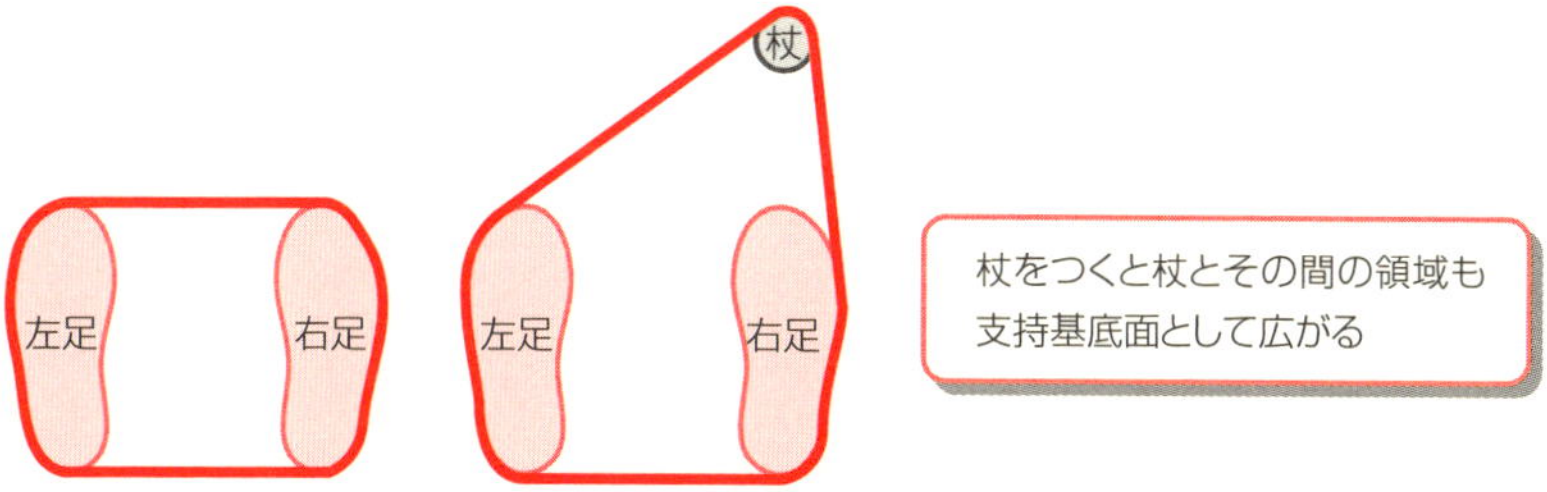
杖
左足
右足
左足
右足
杖をつくと杖とその間の領域も
支持基底面として広がる

重心と支持基底面

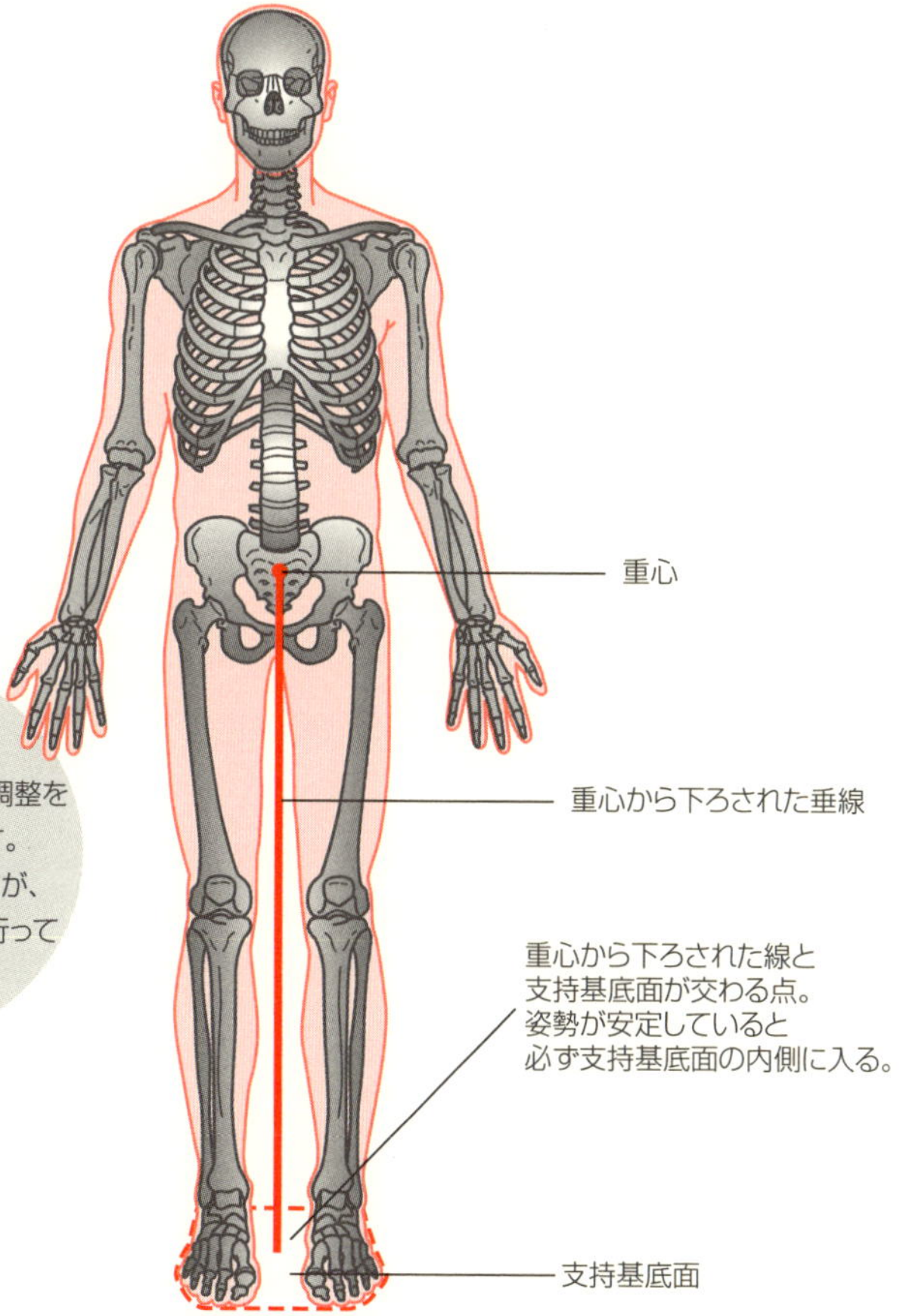
重心
重心から下ろされた垂線
重心から下ろされた線と
支持基底面が交わる点。
姿勢が安定していると
必ず支持基底面の内側に入る。
支持基底面

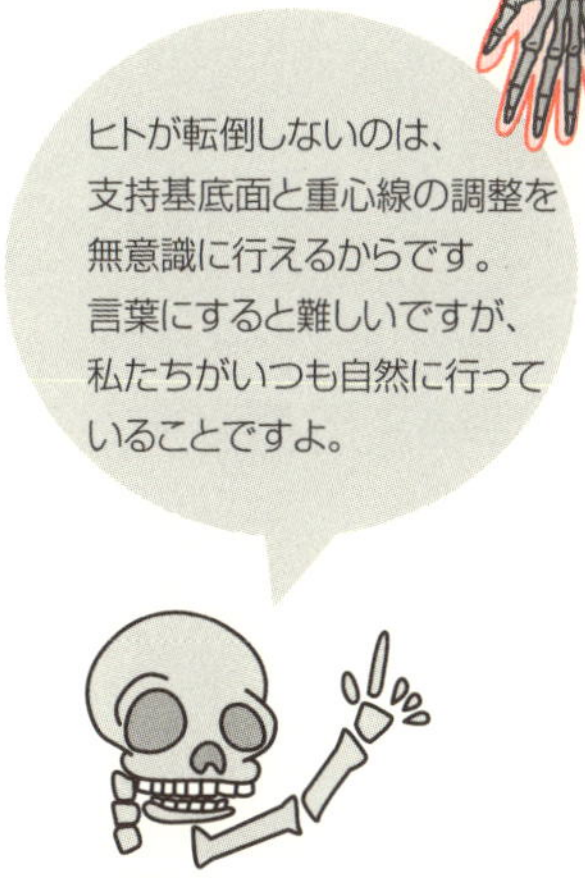
ヒトが転倒しないのは、
支持基底面と重心線の調整を
無意識に行えるからです。
言葉にすると難しいですが、
私たちがいつも自然に行って
いることですよ。

用語解説 **足底**：足の裏のこと。

6 良い姿勢で立つとは？

美しい立位が良い姿勢ではなく、医療的な面から立位を考えるべきである

悪い立位姿勢は痛みや障害の原因になります。自分の立位姿勢をじっくり観察してみましょう。

鏡を使って立位を観察する方法

　自分が立っている姿勢をじっくり見たことはありますか。股関節に痛みを抱える方でも健常人でも、ほとんどの方は自分の**立位姿勢**をじっくり見たことはないと思います。ここでいう「見る」は「見る」ではなく、特徴をとらえながら観察するという意味の「観る」です。「右肩が下がっている」「頭が左に傾いている」「右側の骨盤が挙がっている」など、特徴となる姿勢は誰にでもあるはずで、その特徴的な姿勢が原因となり、痛みや障害が起こってくる可能性が高いのです。ですから、この特徴的な姿勢を自分で把握することはとても大切な作業なのです。悪い立位姿勢をしていると、自分で自分の身体を傷つけているようなものですからね。

　自分の立位姿勢を観察するには、全身が映る大きな鏡やガラスの前で行うのがよいでしょう。鏡やガラスの手前にヒモを天井から床に垂らすか、鏡やガラスに真っ直ぐテープを貼って基準とします。立位では正面と両側それぞれに目印があり、その目印をヒモやテープの基準と比較して観察します。もしどなたかに観察してもらうことができるなら、後ろからも観察してもらうとよいでしょう。姿勢を観察する際には、できるだけ薄着になって目印を正確に観察しましょう。

　良い姿勢で立つことは、何も美しい姿勢で立つことを意味するわけではありません。**力学**的に安定しているか、疲労しにくいか、痛みの原因とならないか、家事がしやすいか、これらを踏まえた上で、そのヒトにとっての良い立位姿勢となるわけです。

- ヒトには特徴的な姿勢があり痛みや障害の原因となる
- 立位姿勢は鏡を使って簡単に自分で観察できる
- 美姿勢ではなくそのヒトにとって良い立位姿勢を考える

立位姿勢を観るポイント

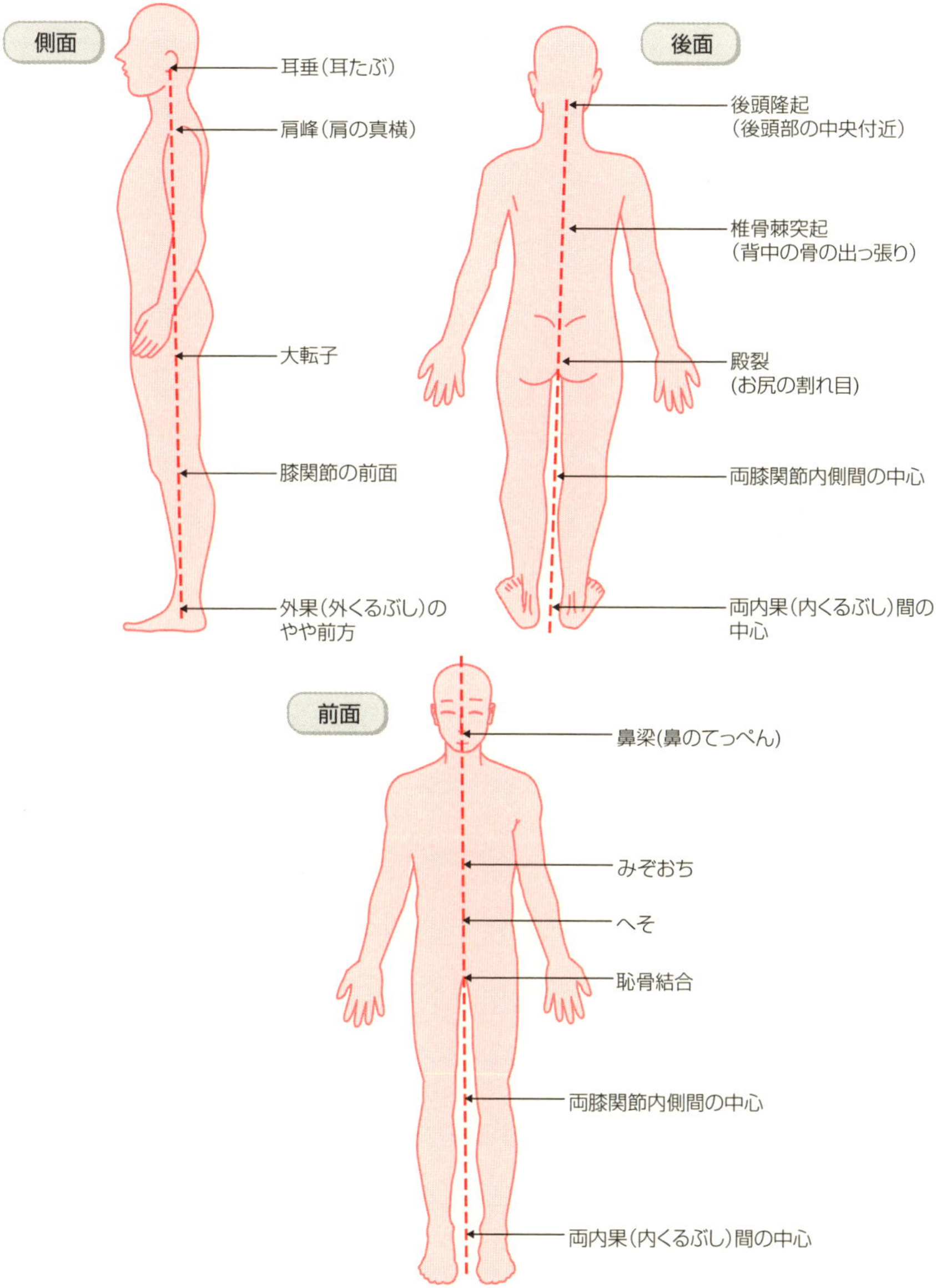
側面
耳垂(耳たぶ)
肩峰(肩の真横)
大転子
膝関節の前面
外果(外くるぶし)の
やや前方
後面
後頭隆起
(後頭部の中央付近)
椎骨棘突起
(背中の骨の出っ張り)
殿裂
(お尻の割れ目)
両膝関節内側間の中心
両内果(内くるぶし)間の
中心
前面
鼻梁(鼻のてっぺん)
みぞおち
へそ
恥骨結合
両膝関節内側間の中心
両内果(内くるぶし)間の中心

＊後面と側面：文献 中村隆一・他:臨床運動学第２版.医歯薬出版株式会社,2000より一部改変して引用

用語解説 **力学**：リハビリでは「骨や関節に生じる負荷や運動に関する力」を指し、重力や慣性力、床からの反力などがある。身体の運動にはこれらの力が大きく関与している。

7 身体のイメージを正しく持とう

自分がどんな姿勢や歩行なのか、正しい身体イメージを持つことは重要である

身体イメージを頭の中にインプットすることが、目指すべき姿勢や歩行を獲得する近道になります。

身体と車幅感覚の意外な共通点

　前節で自分の姿勢を確認する方法をお伝えしましたが、絶えず鏡で確認するわけにはいきません。ですから良い姿勢のイメージを頭の中にインプットする必要があります。しかし、身体のイメージを頭の中にインプットする作業はなかなか難しいのです。意外なことに健常人の方が**身体のイメージ**を持っていない傾向にあります。元気に動けるので、どんな姿勢で立っているとか、どのように歩いているとか考えたことがないからです。股関節に痛みを抱えている方は、健常人に比べると身体のゆがみや動きにくさを感じやすいと思います。

　自動車を運転する方ならわかると思いますが、車幅の感覚というものがあります。自動車の運転が上手な方は、車幅の感覚をしっかり持っているので、細い道で対向車とすれ違うときでも運転には余裕があります。すれ違うときにも車幅がどうこうとあまり考えません。一方で初心者や自動車を買ったばかりのときには、どれぐらい横に寄ればよいのかわかりにくいのですが、この感覚は運転すればするほどつかむことができます。

　身体でも同じことがいえます。自分の姿勢や歩行を鏡で確認し、頭の中にあるイメージとすり合わせることによって、正しい身体のイメージが作り上げられます。そうすれば鏡で確認しなくても、目指すべき姿勢や歩行を知らないうちに獲得していくことができます。「良い姿勢や歩行をしよう」と意識せずに、自然に良い姿勢や歩行ができる――。難しいですがこれが最終的に目指すべき理想の形です。

- **身体のイメージは健常人ほど持ち合わせていない**
- **車幅感覚のような無意識的な身体イメージを獲得する**
- **身体イメージは確認とすり合わせの繰り返しで生まれる**

車幅感覚

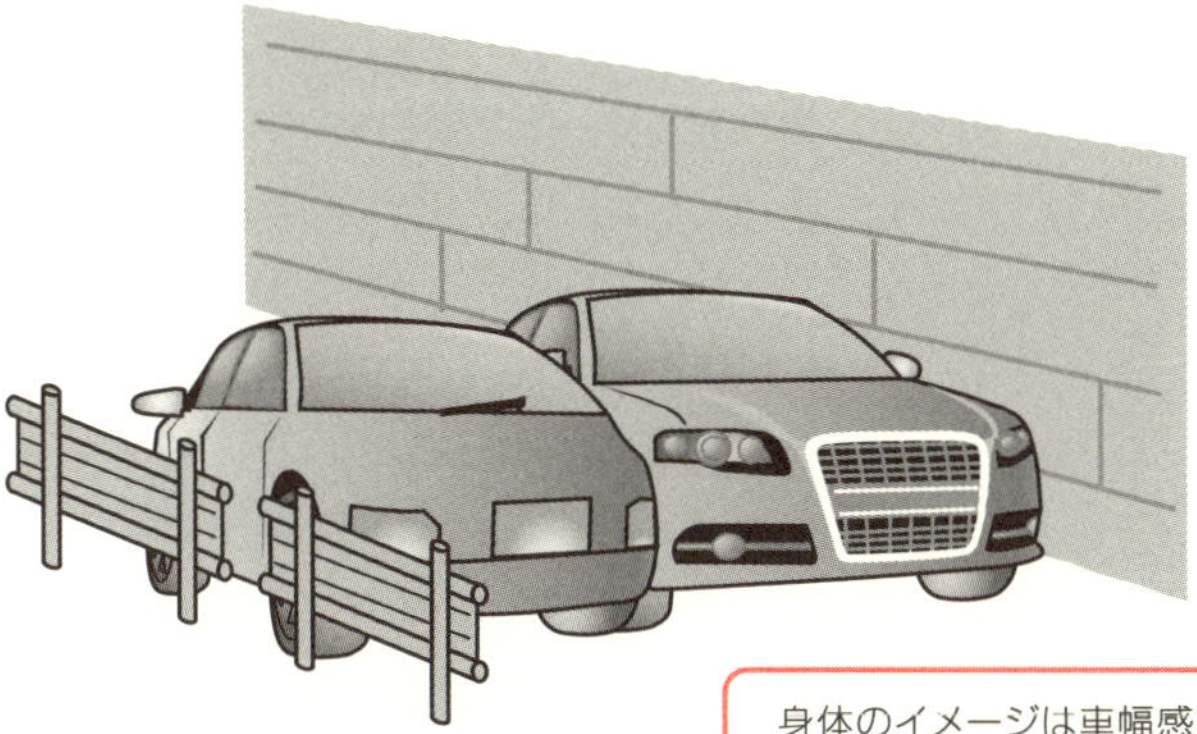

身体のイメージは車幅感覚に似ている

身体イメージのすり合わせ

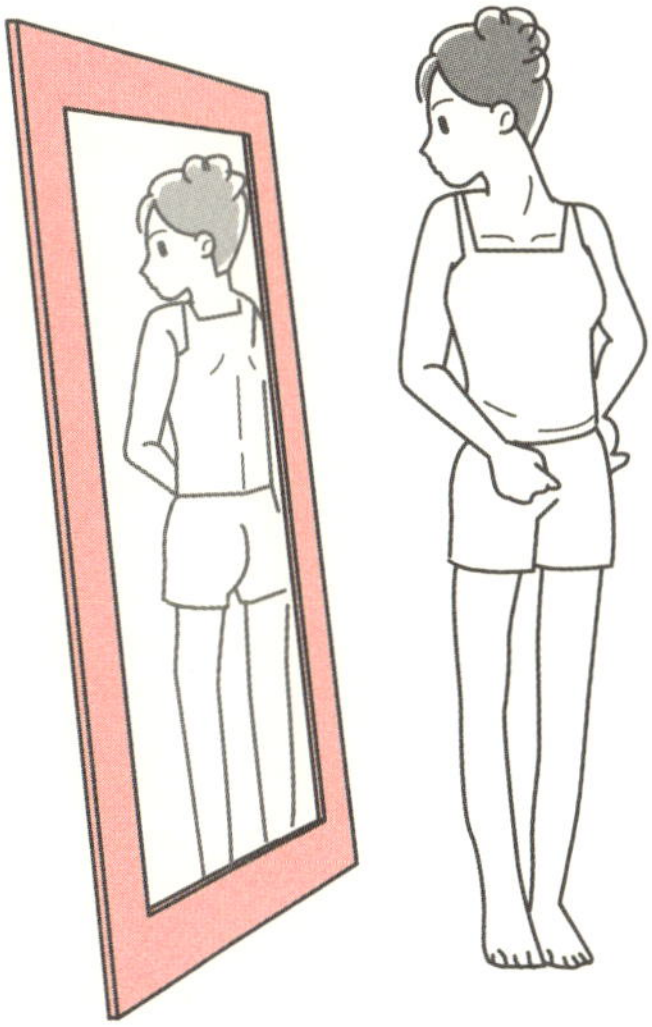

鏡でくり返し自分の姿勢を確認して、身体のイメージを頭の中にインプットしていく

用語解説 **身体イメージのすり合わせ**：まずは正しい動きのイメージを持つことが大事。頭の中で正しい動作のイメージが作れれば、ひたすら反復練習するよりも早くすり合わせることが可能となる。

8 身体の軸を決める

思い通りに上肢や下肢を動かすには、しっかりした身体の軸が必要である

骨盤や体幹は身体の中枢部に軸を形成します。この軸があることで安定して運動ができるのです。

軸がぶれると上下肢の運動に影響

書道を習ったことがある方なら、習い始めの頃に書く姿勢を口うるさく言われた記憶があるでしょう。筆を持つ手を思い通りに動かすには、中枢部に位置する骨盤や体幹が安定している必要があります。姿勢が崩れていると、きれいな字は書きにくいでしょう。これと同じように思うように**上肢**や**下肢**が自由に動かせるのも、骨盤や体幹に安定した「軸」があってこそです。

最近バレエダンサーを担当したのをきっかけに、クラシックバレエに触れる機会を得ました。クラシックバレエでは、つま先立ちや回転、歩行、跳躍《ちょうやく》などさまざまな運動が要求されます。それを可能にしているのはもちろん柔軟な身体なのですが、腕や指先、つま先にまで思うように繊細な動きが表現できるのは身体にしっかりとした軸があるおかげです。ここでいう軸とは頭の先から身体の中心に、真っ直ぐな棒が通っているイメージです。その軸を可能にするのは骨盤や背骨の骨格や、お腹や背中の筋肉の働きで、特に骨盤は傾きすぎずニュートラルに近い位置でしっかり保持する必要があります。これはお腹に力を入れて力み続けるということではなく、日常生活の中での意識付けによって、意識せずにこの姿勢がとれるのが理想です。

身体の軸はバレエダンサーに限った話ではなく、私たちの日々の**立位姿勢**や歩行にも当てはまります。軸が決まれば身体各部も働きやすくなり、股関節の負担も軽減するでしょう。

- うまく字を書くためには中枢部の固定が必要
- バレエの動きが可能になるのは身体に軸があるから
- 軸がぶれないことは私たちの姿勢や歩行にも当てはまる

書道における姿勢の影響

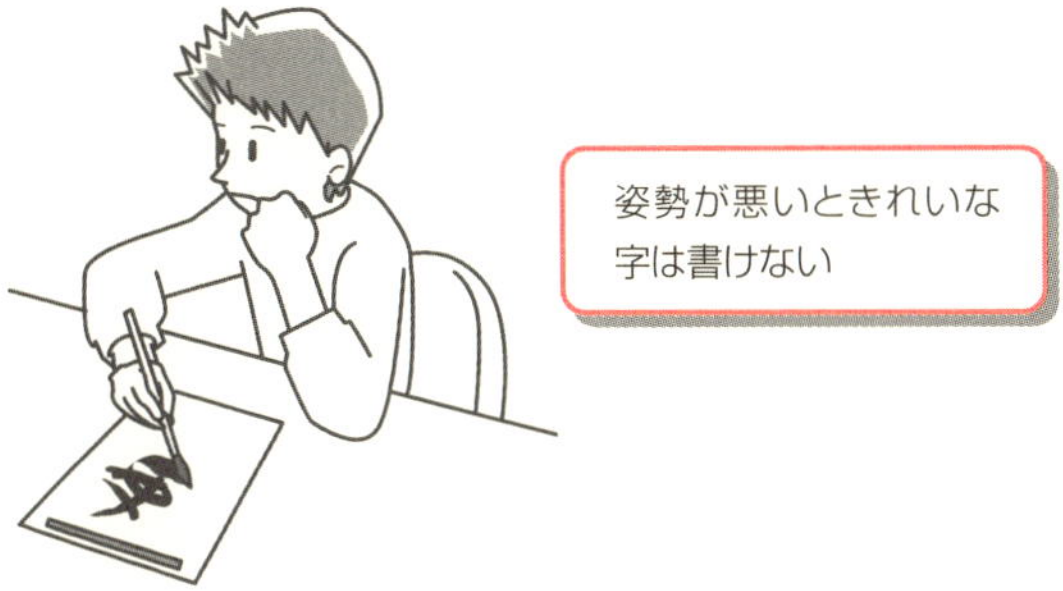
姿勢が悪いときれいな
字は書けない

身体の軸

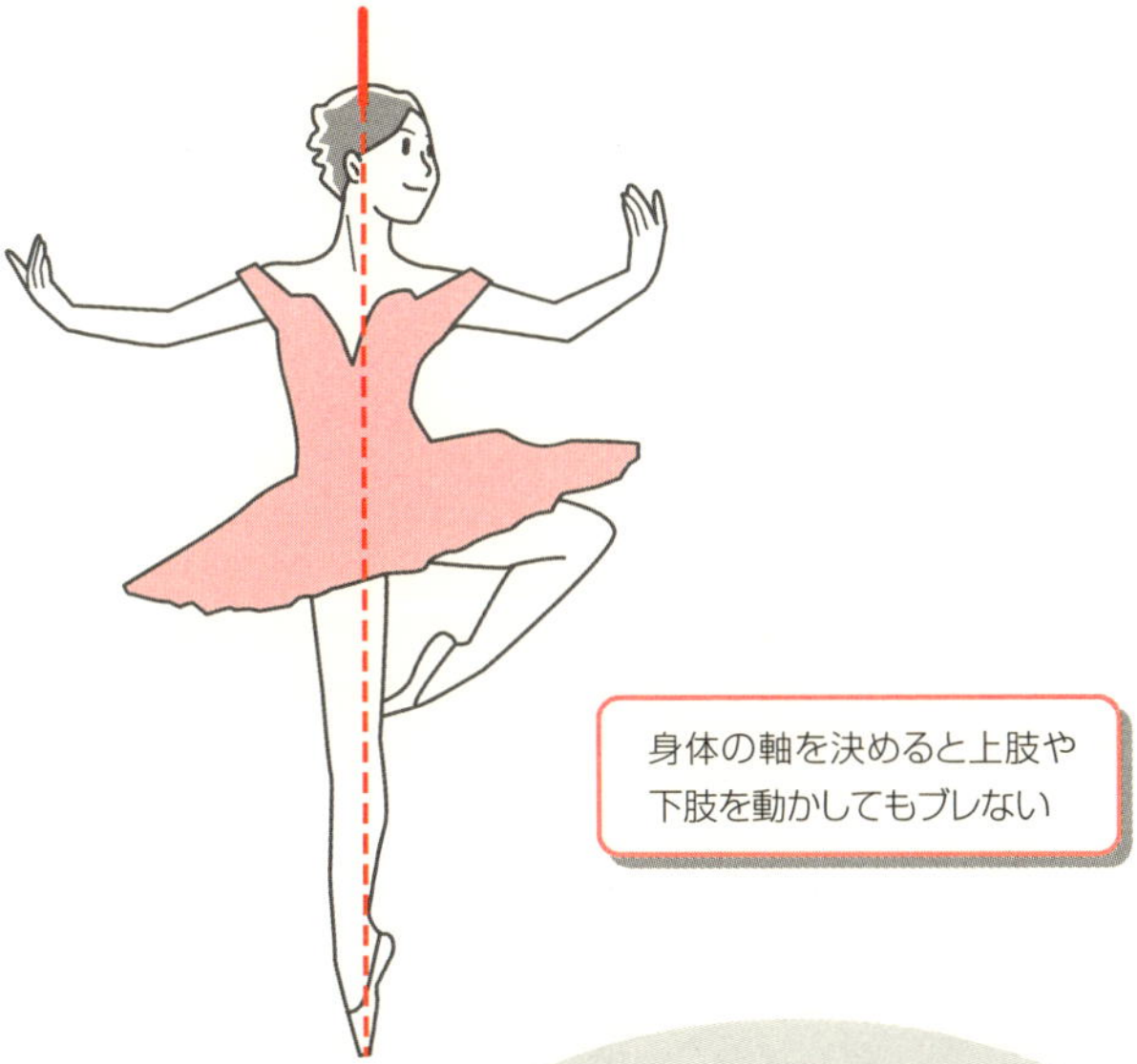
身体の軸を決めると上肢や
下肢を動かしてもブレない

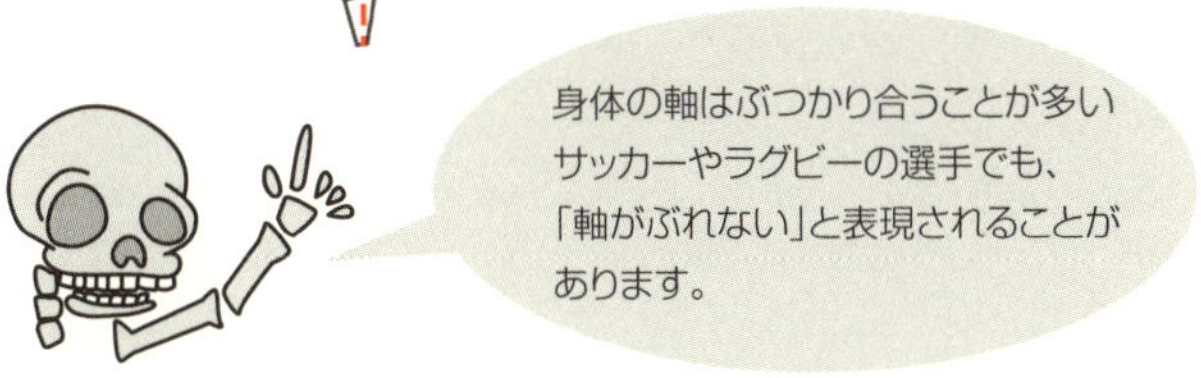
身体の軸はぶつかり合うことが多い
サッカーやラグビーの選手でも、
「軸がぶれない」と表現されることが
あります。

用語解説 **骨盤のニュートラルな位置**：骨盤が前傾、後傾、挙上、下制、回旋せずに、すべての中間となる位置のこと。

9 能楽師のきれいな骨盤に学ぶ

能楽師の骨盤の使い方にはアスリートにも共通する軸の強さが存在する

能楽師の立位姿勢から学ぶことはたくさんあります。能の奥深さに触れてみましょう。

武士の心は腹にあった

　突然ですが、伝統芸能である能《のう》を観たことはありますか。能では70代や80代の能楽師が現役で活躍されていて、その姿勢は一見する価値があります。能楽師の骨盤はきれいに立っていて、動きによってもぶれることはありません。これはバレエダンサーやサッカー選手の軸の強さに共通します。

　高齢になっても骨盤がしっかり立った良い姿勢で能を舞える理由は、骨盤や**大腰筋**など軸となる**コア**にあるといえます。もちろん能楽師はスポーツジムにいって、コアトレーニングに行なっているわけではありません。稽古を続ける中で骨盤の深層筋に力を入れようと意識することなく、力みなくしっかり使えるようになるのです。ただしコアを意識せずに最初から使うことは難しいですし、それ以前に意識してもコアを使うイメージを持つことすら、トレーニングを積んだスポーツ選手でない限りできません。

　能楽師は袴《はかま》を履きますが、袴を履くと仙骨付近に腰板を当てるので、腰板に沿って骨盤を立てるように意識するようになります。また**腸骨稜**を帯で何重にも締めることにより、骨盤が安定するのも良い姿勢を保持できる要因になっているでしょう。

　「腹が据《す》わっている」という言葉に表現されるように、重心が腹部の深層に位置している状態が理想なのです。また現代では「胸が痛む」と表現されるように心は胸にあるものですが、武士の時代には「腹を割って話す」のように心は腹の中にありました。心身ともに腹がどっしりとした姿勢こそ、本当に安定しているといえます。

- **能楽師は高齢でも骨盤を立てたきれいな立位がとれる**
- **能楽師はコアを意識せずに使えるが一般人には難しい**
- **重心が腹部の深層に位置している状態が理想**

能楽師の立位姿勢

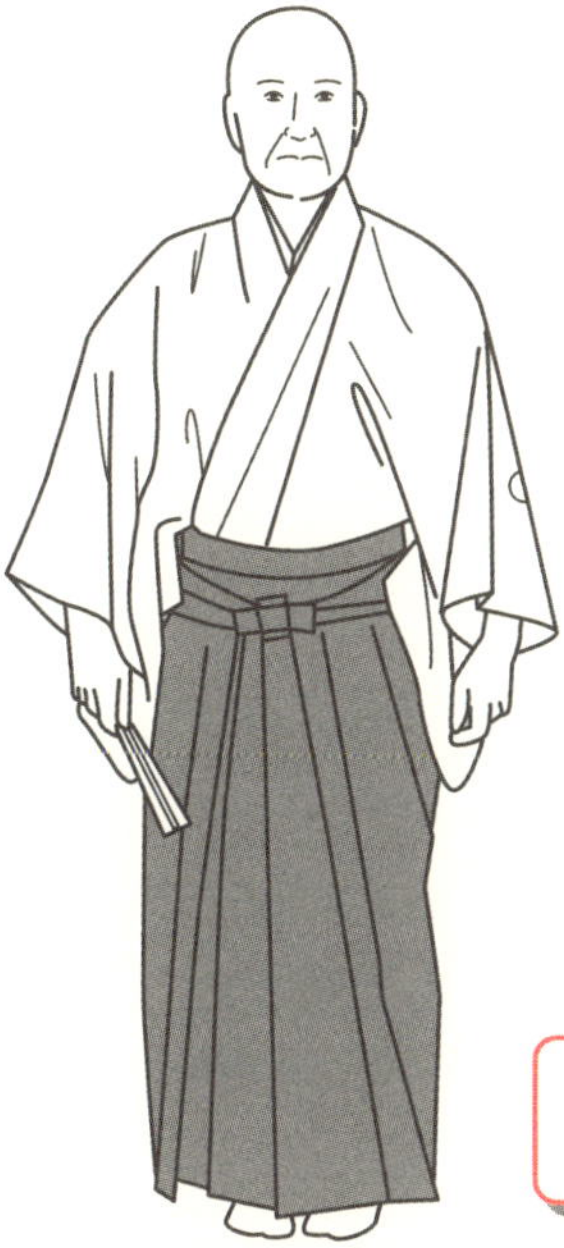

能楽師は高齢でもこのように
きれいな立位がとれる

能楽師の衣装

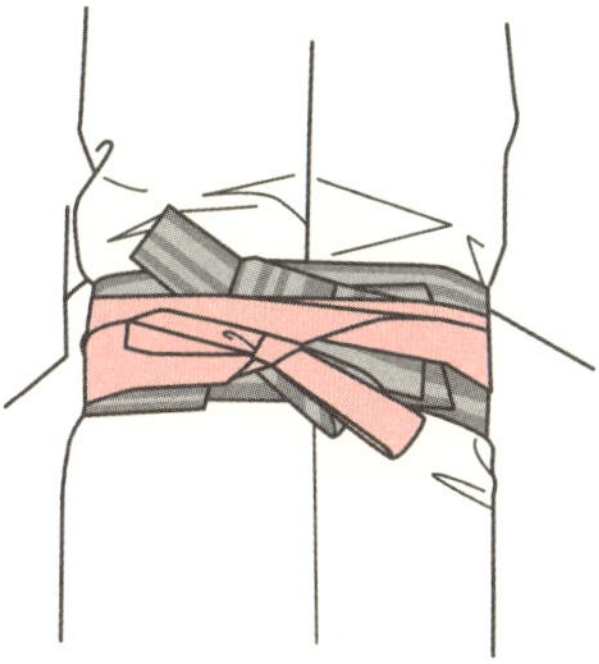

帯を何重にも巻くことで
骨盤が安定する

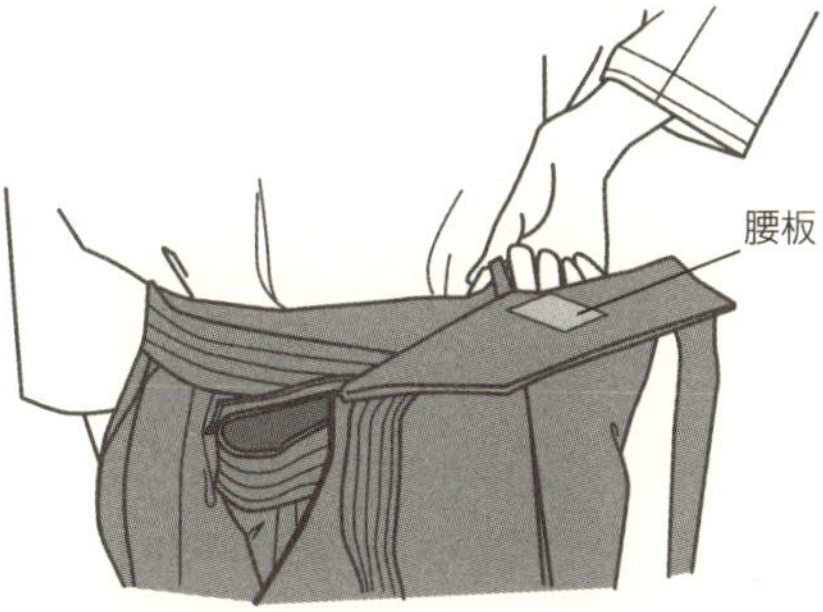

腰板は骨盤を立てる意識を
高めてくれる

用語解説
コア：物の中心。奥深く、深層のこと。
大腰筋：腸腰筋を構成する筋肉の1つ。腸骨筋と共に股関節屈曲に働く。

10 体重はどれぐらいが理想か？

股関節に痛みを抱える方の理想体重は、BMIや体脂肪率を総合的に判断する

股関節に負担をかけないための体重はどれぐらいが理想なのか。最近の判断基準を紹介します。

体重やBMIだけで判断しない

股関節が痛くて病院を受診すると「**体重**を減らしなさい」と言われることがあります。2－3節でお伝えしましたが、**片脚立ち**になると股関節には体重の3倍の負担がかかるので、体重を1kg減らせば3kg負担が低下することになります。でも体重を減らせばよいと何となく理解できていても、どれぐらい体重を減らせばよいかわからない方も多いでしょう。そんなとき、自分の体重が多すぎるかどうかの指標が必要になってきますが、最近指標の一つとして用いられているのが体格指数の**BMI**です。

BMIとは体重と身長（m）の2乗の比率、すなわち体重を身長（m）の2乗で割った値となります。BMIの判定基準は18.5未満で「痩せ」、18.5以上25未満で「標準」、25以上30未満で「肥満」、30以上で「高度肥満」と判定されます。たとえば身長170cm、体重65kgの方なら、BMIは65÷（1.7×1.7）で求められ22.5となり、標準ということになります。

ところがこの方の**体脂肪率**が30％だとすればどうでしょうか。体脂肪率が多いということは、筋肉が体重に占める割合が少ないことになります。体重やBMIが標準でも、体を支えるための筋肉が少ないというのは問題です。また体脂肪が少なくても、股関節周囲など必要な部分に適切に筋肉がついているかは、高価な機械を使わないとわかりません。

体重、BMI、体脂肪率は一つの目安として判断基準にするのはよいのですが、一つの値だけにこだわりすぎるのも危険であることを覚えておきましょう。

- 日常生活の注意点として体重のコントロールは必要
- BMIは体重を身長（m）の2乗で割った値である
- 体重、BMI、体脂肪率は目安の一つとして判断する

BMI の求め方と基準

BMI(体格指数)

BMI ＝ 体重(kg) ÷ 身長(m)^2

(例) 170cm、体重65kgの人なら
65(kg)÷(1.7×1.7)=22.5

体格判定基準

BMI	体格判定
18.5未満	やせ
18.5～25未満	標準
25～30未満	肥満
30以上	高度肥満

BMI の注意点

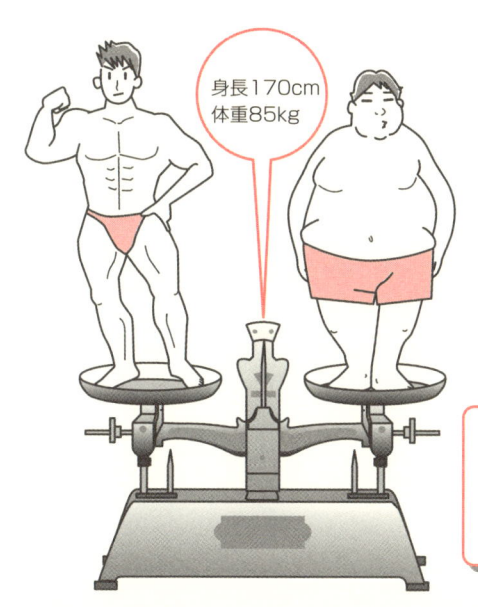

体重と身長だけで判断すると筋肉質でも肥満でもBMIは一緒になってしまう

用語解説 **体脂肪率**：標準の体脂肪率については諸説あり、男性では20%以上、女性では30%以上が肥満ゾーンといわれているが、年齢により若干数値は異なってくる。体脂肪には皮下脂肪と内臓脂肪がある。

11 妊娠中の身体変化と注意点

妊娠中の女性は非妊娠時とは異なる身体変化を経験するので注意が必要である

妊婦特有の姿勢や身体変化を理解し、出産前後の生活を快適に過ごしましょう。

妊婦の50％以上が腰痛を経験

妊娠中には胎児の成長に伴い、さまざまな身体変化を女性は経験します。単に腹部が前方に張り出すだけでなく、ホルモン分泌に伴う筋肉や靭帯の緩みや、姿勢変化に伴う身体各部への過負担など、非妊娠時には経験しない身体の変化です。

妊娠中の女性は、妊娠初期から中期に入る16週目頃から下腹部の膨らみを自覚するようになります。下腹部の膨らみの分だけ**重心**が前方に偏位しますが、骨盤を後傾させ静止立位を維持します。妊娠が進むとさらに前方に偏った姿勢になるので、上部体幹を伸展させて前方への偏位に対応します。妊娠後期ではこの姿勢を保てなくなり、さらなる上部体幹の伸展により腰椎の前弯を強め、腰部の筋肉を痛めたり、神経性の**腰痛**になったりします。現に妊婦の50％以上が腰痛を経験しているというアンケート結果もあります*。それに加え、出産や育児への不安など心因的な要素も腰痛を増強させる因子として関与しており、妊娠中の腰痛を予防することはQOL向上の大きな課題となります。

腰痛には簡単なストレッチでも効果が期待できます。また妊娠中に家事を行う際には、腰部の負担を増加させないように安楽な方法で行うようにします。特に前かがみになるような姿勢には注意してください。腰痛は出産後も続くことがあり、腰痛を抱えながら家事や育児をすることがないように、出産前からしっかりケアしましょう。胎児が骨盤内に降りる妊娠後期には、胎児が子宮の前方にある膀胱《ぼうこう》を圧迫し、**尿失禁**を起こすことがあります。

- **妊娠中には通常と異なる身体変化を女性は経験する**
- **妊娠中の腰痛ケアは出産前後のQOLに大きく関わる**
- **腰痛は産後も続くことがあり出産前からケアしておく**

妊娠時の立位姿勢の変化

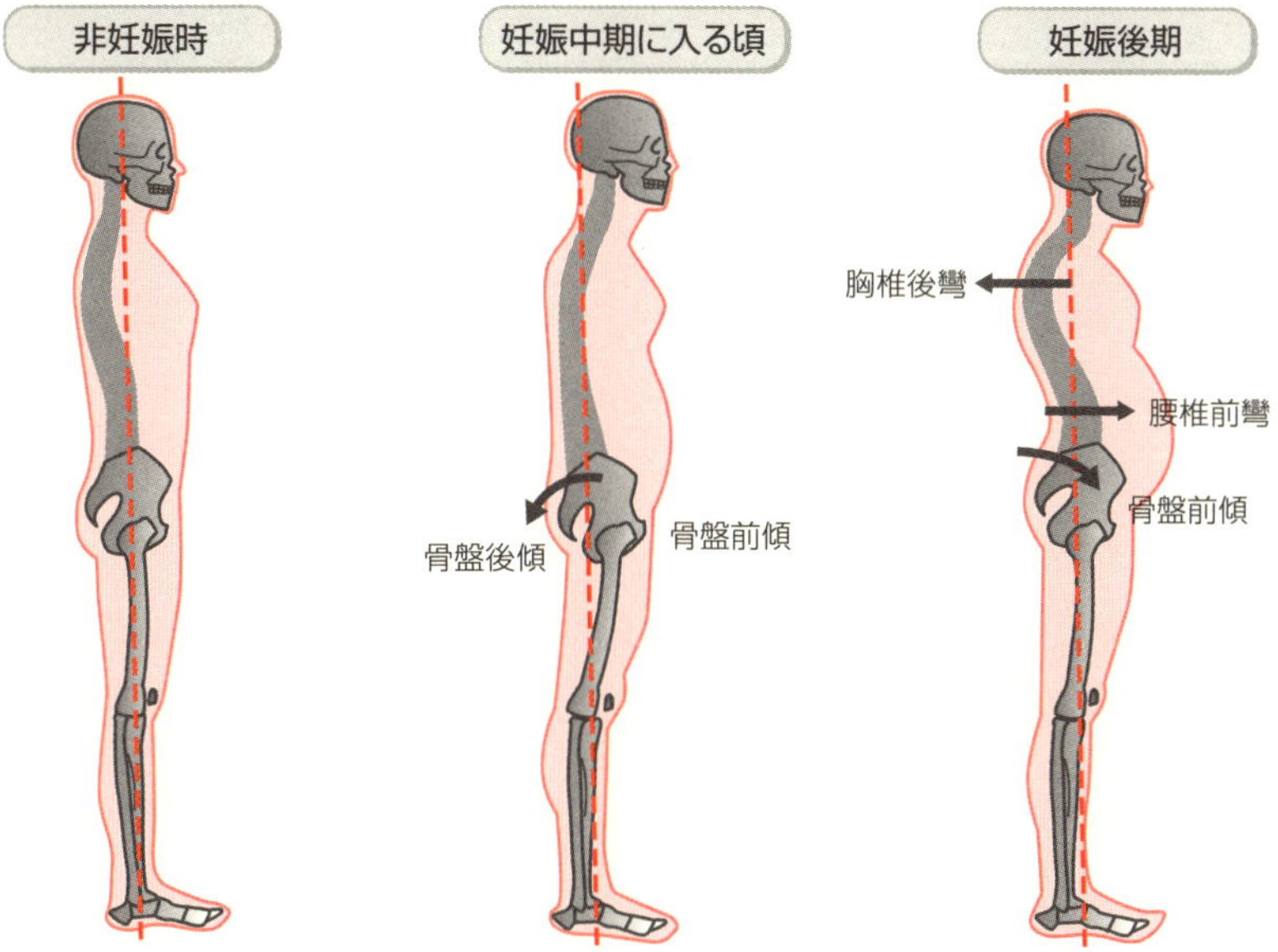
非妊娠時
妊娠中期に入る頃
妊娠後期
骨盤後傾
骨盤前傾
胸椎後彎
腰椎前彎
骨盤前傾

村井みどり：妊娠と姿勢．理学療法24:56-62,2007より一部改変して引用

妊娠中にでもできる簡単なストレッチ

股関節・骨盤周囲のリラクゼーション

仰向けになり、両膝を曲げた状態で
左右に膝を倒します。

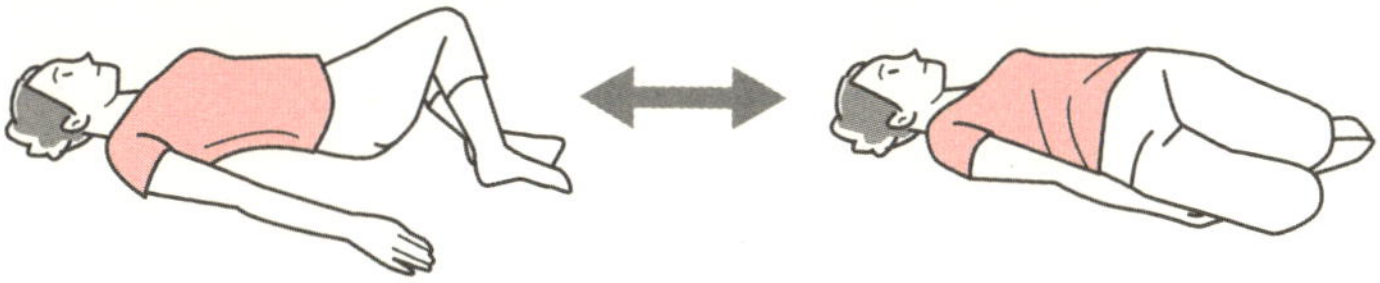

腰背部のストレッチング

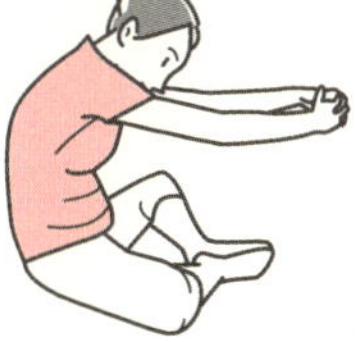

あぐらまたは椅子に
座り、両手を前で組
んで息を吐きながら
ゆっくりと背中を丸め
ていきます。

股関節のストレッチング

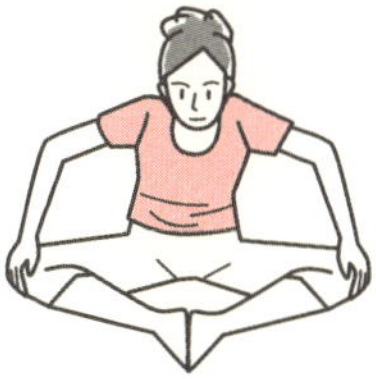

あぐらをかくようにして
両足の裏を合わせ、息を
吐きながら膝を床に
向かって押しつけます。

※ストレッチを行う際には
必ず医師にご相談下さい

＊文献1）神内拡行・他：妊婦・褥婦の腰痛症と理学療法．理学療法21:801-808,2004

用語解説 QOL：「Quality of Life」の略で、人生、生命、生活の質を意味する。リハビリでは日常生活活動を改善することによって、QOLの向上を目指す。

12 股関節痛を抱える方の姿勢の特徴

股関節に痛みを抱える方の特徴的な姿勢には2つのパターンがある

臼蓋形成不全や高齢者では特徴的な姿勢をとり、それが原因で股関節痛や腰痛を引き起こします。

腰痛の原因は股関節にあることも

股関節に痛みや障害を抱える方の立位姿勢には特徴があります。その特徴的な姿勢は骨盤や腰椎にも影響を及ぼし、**腰痛**を引き起こすことがあります。

姿勢のタイプは大きく二つに分けることができます。

一つ目は**臼蓋形成不全**など股関節に元々疾患があり、それを補うための**代償動作**です。10～20代の頃には活動量が多く、股関節にはより高い安定性が求められます*。臼蓋形成不全で股関節前方の被りが浅いと機能的に安定しないため、骨盤を前傾させ臼蓋を大腿骨頭に被せるようになります。骨盤が前傾すると腰椎の前弯が強くなり、それが原因で腰痛を引き起こすことがあります。

二つ目は加齢による変化です。高齢者に見られるような加齢変化では、腰椎が後弯し骨盤が後傾します。骨盤が後傾位になると股関節は相対的に伸展位になり、股関節前方の被りが浅くなります。そうすると、荷重時の股関節前面への負担が増加して、股関節の変形を作り出すことになります。

これらは**hip-spine syndrome**と呼ばれていて、日本語では「股関節と背骨に関する症候群」ということです。1－20節でお伝えしてきたように、股関節と骨盤、腰椎の動きは連動するので、お互いに影響を受けやすいといえます。股関節の治療においては、どのタイプの姿勢か評価することは重要で、それによりアプローチの方法も変わってきます。また股関節が腰痛の原因になることもしばしばありますので、トータルでのケアが必要となります。

- **股関節痛を抱える方には特徴的な姿勢パターンがある**
- **骨盤の傾斜によって股関節痛や腰痛が生み出される**
- **腰痛でも股関節を含めたトータルケアが必要である**

股関節痛を抱える方にみられる姿勢

若年者に多い姿勢　　骨盤前傾

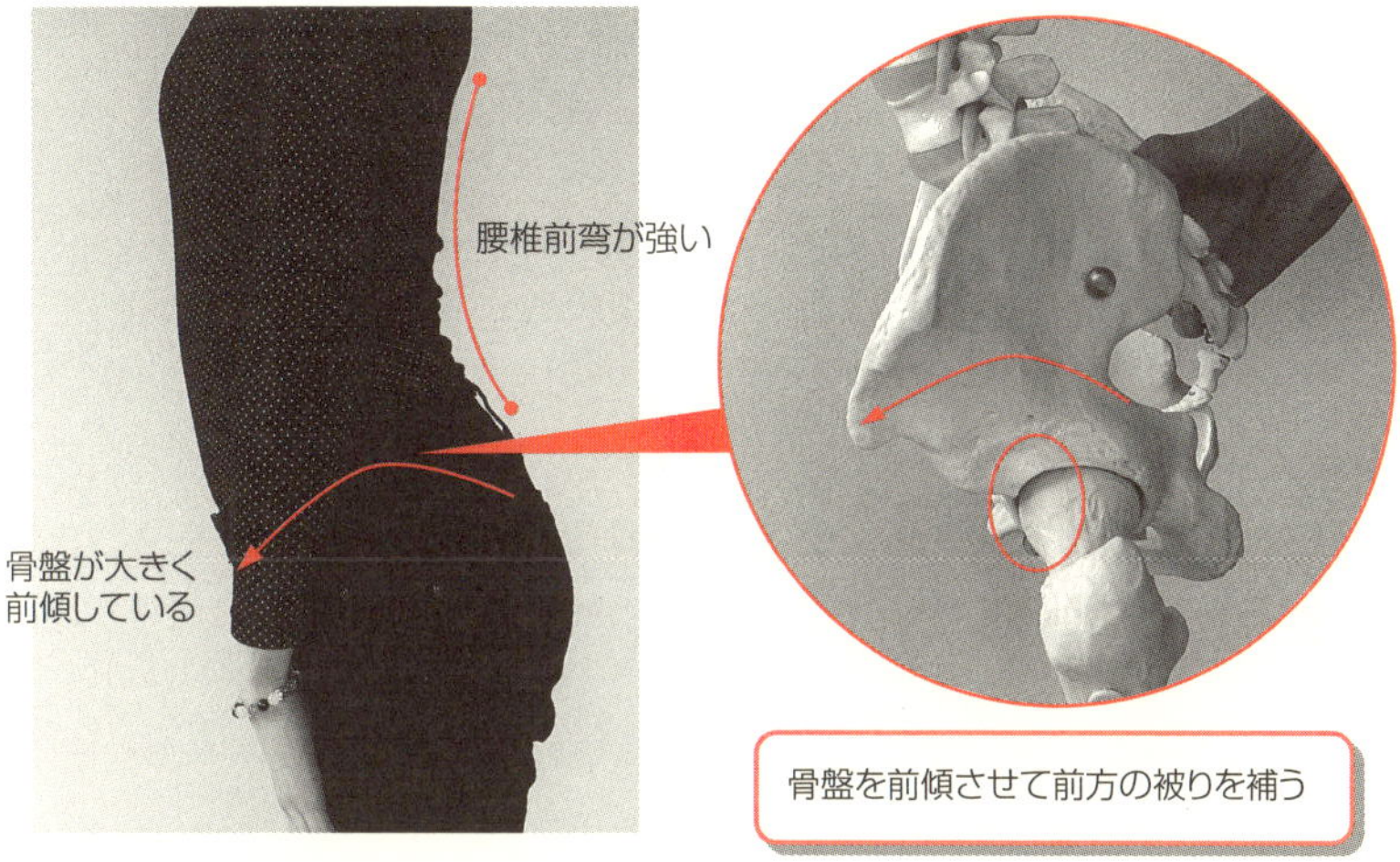
腰椎前弯が強い
骨盤が大きく
前傾している

骨盤を前傾させて前方の被りを補う

高齢者に多い姿勢　　骨盤後傾

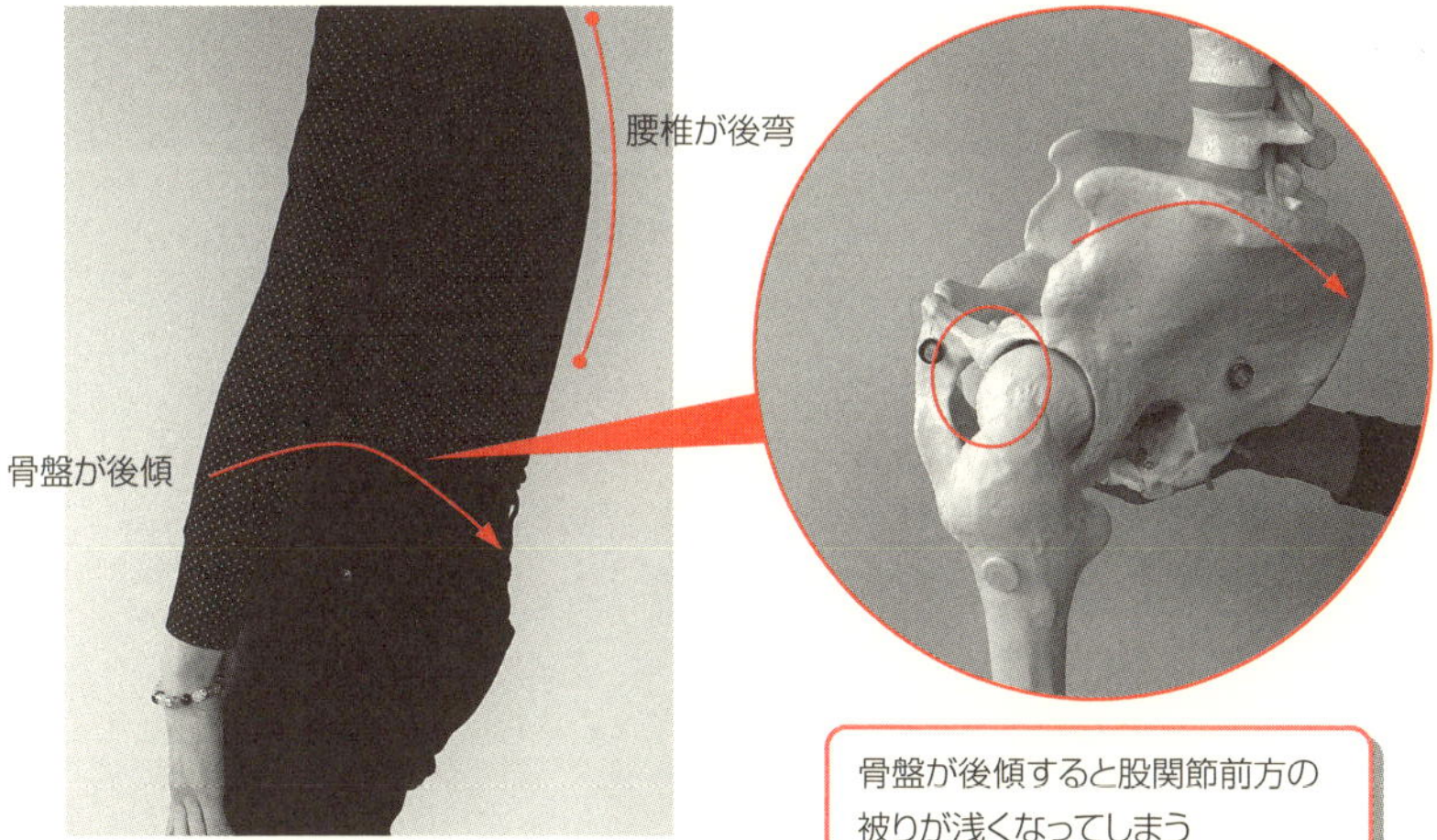
腰椎が後弯
骨盤が後傾

骨盤が後傾すると股関節前方の
被りが浅くなってしまう

＊文献1) 永井聡：股関節の病態運動学と理学療法Ⅰ．理学療法24:362-374,2007

用語解説 **代償動作**：身体に何か障害が生じ、身体の一部が中心から逸脱するように変化すると、それを補うように身体の別の一部が反対側へ代償的な動きを行う。

13 股関節の屈曲拘縮を見分ける方法

股関節に屈曲拘縮があると姿勢や歩行に大きく影響する

股関節の屈曲拘縮はトーマステストで簡単に見分けることができます。一度確認してみましょう。

トーマステストの方法

股関節に痛みを抱える方の特徴的な姿勢に骨盤前傾位がありますが、その姿勢をとり続けると股関節が屈曲位で**拘縮**《こうしゅく》を起こします。ただし自分は知らないうちにその姿勢をとっているので、股関節が屈曲拘縮を起こしているかどうかわかりません。そこで**トーマステスト**という、股関節の屈曲拘縮の検査方法を紹介します。

まず仰向けに寝てみましょう。そのとき腰の下が大きく空いていませんか。手を腰の下に入れてみて、簡単に入るようであれば少し空きすぎです。これは股関節屈曲拘縮の代償として腰椎の前弯が大きくなっていることを意味し、股関節の屈曲拘縮が疑われます。股関節の屈曲が疑われた場合は、片方ずつ股関節を屈曲してみます。股関節の屈曲の**参考可動域**は１２５度ですので、それに近づくようにゆっくり曲げていきましょう。股関節に屈曲拘縮があると、曲げている脚と逆側の股関節がすっと曲がってきます。この場合、逆側の股関節の屈曲拘縮が陽性となります。股関節の屈曲拘縮の原因は、関節そのものが硬くなっている場合もありますし、屈曲の主動作筋である**腸腰筋**《ちょうようきん》が短縮している場合もあります。

股関節に屈曲拘縮があるということは、股関節を伸展しにくいということです。股関節が伸展しにくいと立位や歩行時に股関節の負担が大きくなります。負担が大きくなると痛みを出現させて**跛行**《はこう》の原因になり、さらなる股関節の障害を作り出します。そのような場合には歩行を指導する前に股関節の屈曲拘縮を治療する必要があります。

- **股関節に屈曲拘縮があっても自分では気づきにくい**
- **トーマステストで股関節屈曲拘縮は簡単に確認できる**
- **股関節屈曲拘縮は立位や歩行に大きく影響する**

トーマステスト

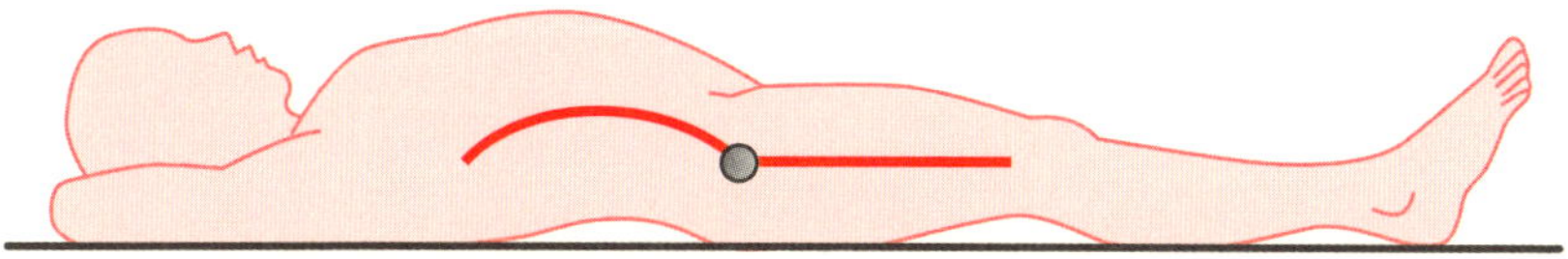

仰向けに寝て両脚の後面を床にしっかり着けたとき、腰の下に手が簡単に入るようなら股関節屈曲拘縮の疑いありです

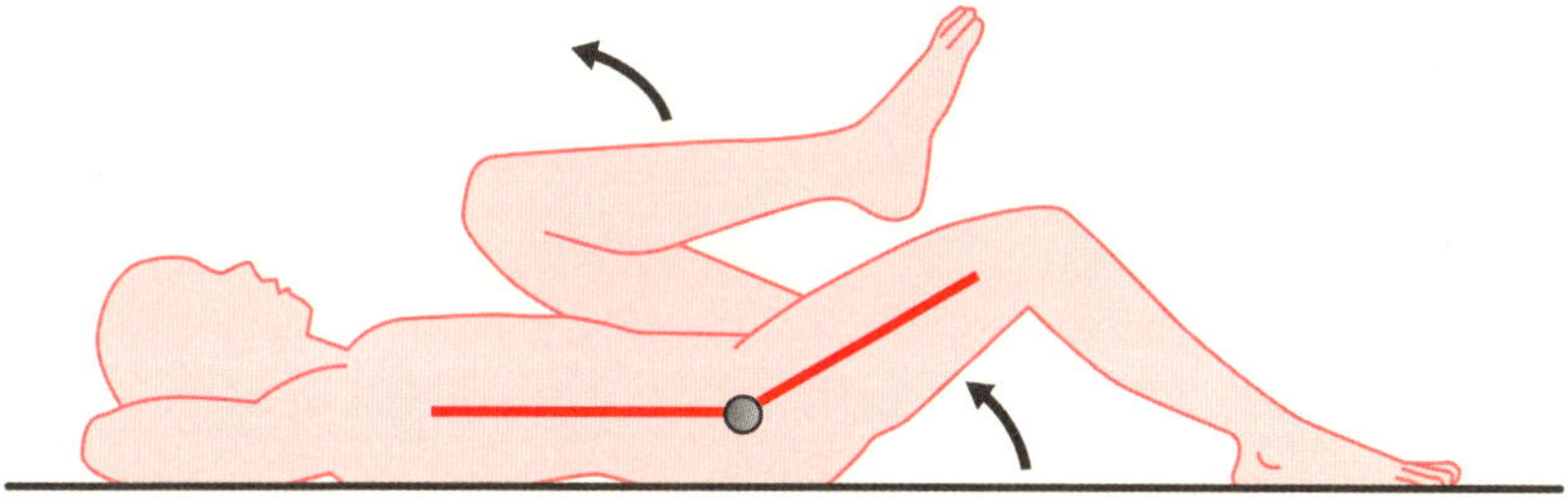

股関節に屈曲拘縮がある場合、片方の股関節を屈曲していくと、曲げている脚と逆側の股関節がすっと曲がってくる。この場合、逆側の股関節の屈曲拘縮が陽性

用語解説
拘縮：関節の可動域が制限された状態。ギプス固定などで一定期間動かさないことで起こる。
跛行：何らかの異常をきたしている歩行。

14 仙骨座りをしていませんか？

習慣的に仙骨座りをしていると、股関節の痛みを生み出すことにつながる

電車やバスでよく見られる仙骨座りは、股関節や骨盤の動きを悪くする可能性があります。

何気ない座り方に潜む危険

電車やバスのシートにどうやって座っているか考えたことはありますか。ふかふかで触り心地が良いので、意外と快適に座れていると思っている方もいるでしょう。しかし電車やバスのシートに良い姿勢で座るのは難しく、仙骨の後面を座面に当てる「**仙骨座り**」になっていることが多いのです。

シートの背もたれの角度は垂直になっておらず、もたれると**体幹**は斜めになってしまいます。また触り心地は良いのですが、滑りやすい材質になっているため一定の位置に留まるには不向きです。滑りやすいシートにより**殿部**は前方に滑ってしまい、勝手に仙骨座りになってしまいます。

仙骨座りは楽に感じる方もいるかもしれませんが、仙骨座りを続けていると、股関節痛を生み出す原因になることもあります。仙骨座りでは仙骨後面と背中（**胸椎**の高さ付近）の二点で体を支えています。この二点で支えると普通の座位姿勢時より背中への圧が強くなり負担がかかります。習慣的にこの姿勢をとっていると、胸椎の高さの背中の筋肉は硬くなります。背中の筋肉は腰につながっていますので、腰の筋肉の硬さや張りの原因になり、最終的には**腰椎**や骨盤の動きを悪くしてしまいます。

また仙骨座りでは骨盤が大きく後傾しているので、2-12節でお伝えした高齢者のような骨盤の後傾姿勢になってしまいます。そうなると立位や歩行時に骨盤や股関節の動きが低下し、股関節痛を生み出す原因になっていきます。どんな場面でも、股関節や骨盤への影響を考える習慣が必要です。

- **電車やバスのシートに座ると仙骨座りになることが多い**
- **仙骨座りでは背中への負担が増し、腰の筋肉にも悪影響**
- **仙骨座りでは骨盤が後弯し、股関節や骨盤の動きが低下**

座位姿勢

良い座位

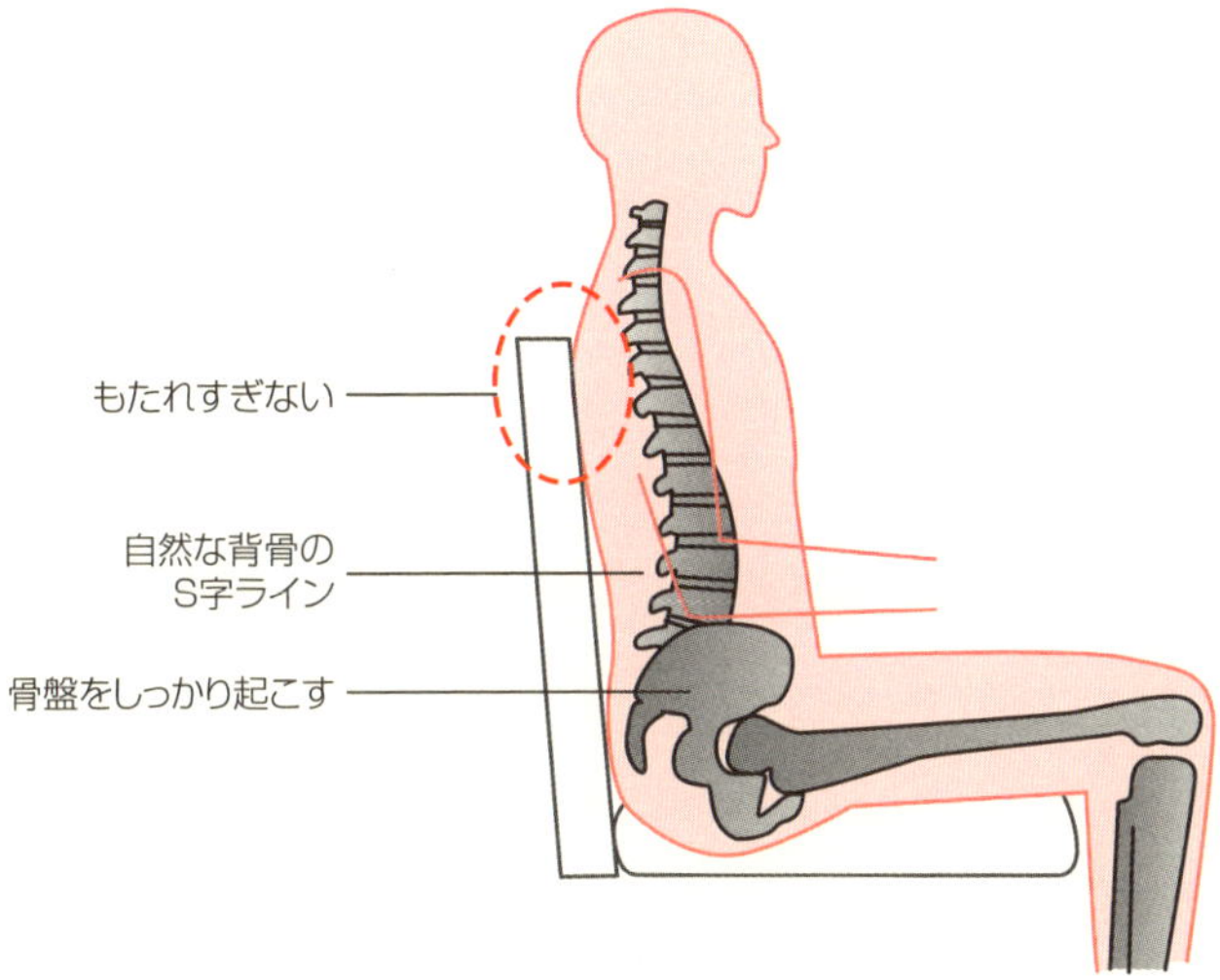
もたれすぎない
自然な背骨の
S字ライン
骨盤をしっかり起こす

仙骨座り

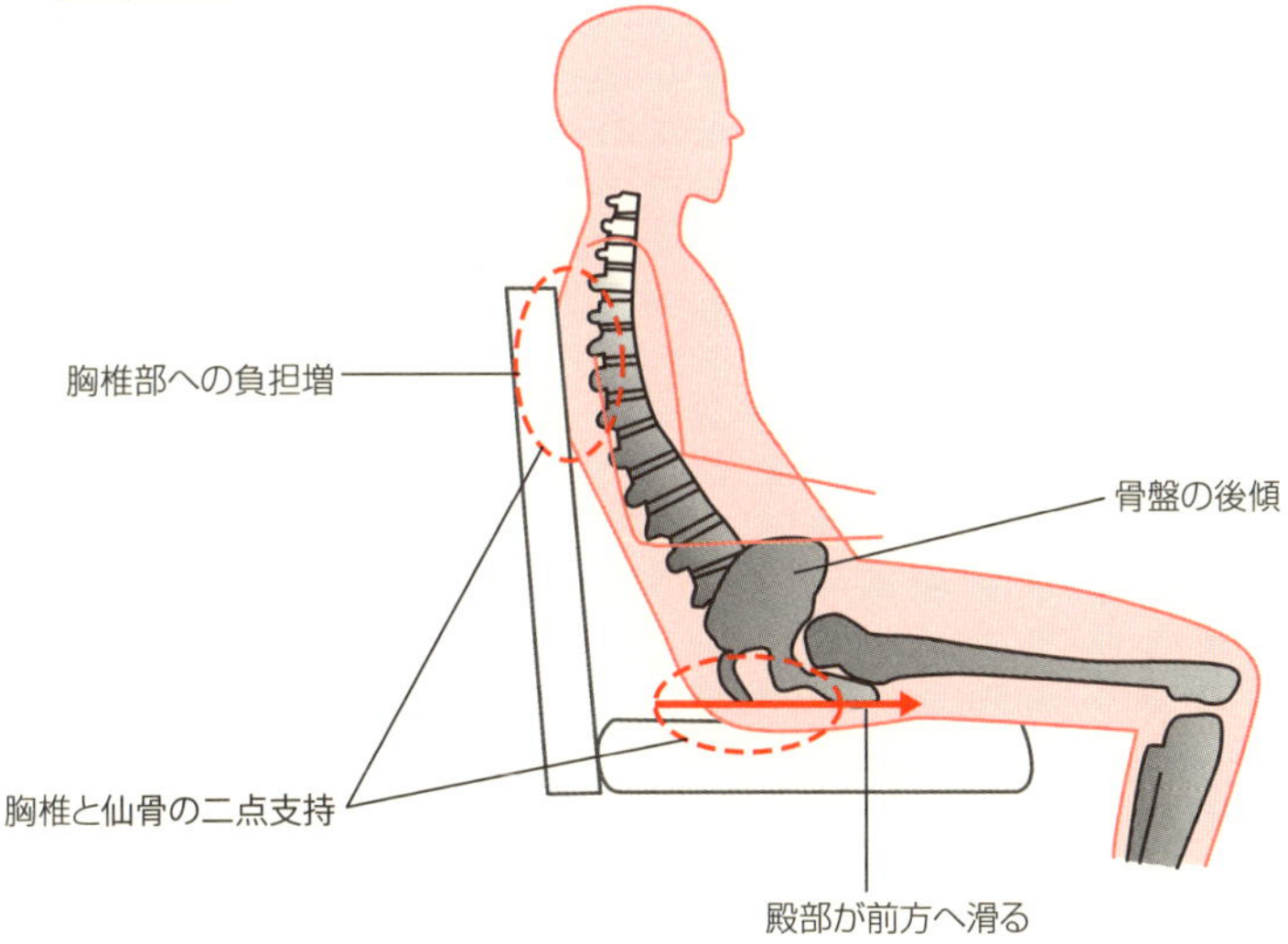
胸椎部への負担増
骨盤の後傾
胸椎と仙骨の二点支持
殿部が前方へ滑る

用語解説 **胸椎**：いわゆる背骨（医療用語では「脊椎」）の一部で、12個ある。胸椎は肋骨と関節を持つため、頸椎や腰椎より動きにくい。

15 立ち上がりでは骨盤にも注目

立ち上がるときには筋力だけでなく、骨盤の状態にも注目すべきである

立ち上がりにくいのは筋力だけでなく、骨盤を含めた座位姿勢の変化に原因があるかもしれません。

座位姿勢と立ち上がりの関係

イスから立ち上がるときに「ヨイショ」と思わず声を出したり、太ももに手を当てたりしないと**立ち上がり**にくくなったと思うことはありませんか。そうして立ち上がっている方に聞くと決まって「筋肉が弱った」という答えが返ってきます。もちろん加齢による筋力の低下が立ち上がりにくさの原因になると思いますが、姿勢変化も立ち上がりにくくなる原因になることがあります。

2-12節でお伝えしましたが、年齢を重ねると姿勢が変化してきます。これは立位に限ったことではなく、**座位**姿勢にも現れます。高齢者の座位姿勢の特徴は、**胸椎**と**腰椎**が**円背**（猫背）になり、**骨盤**が**後傾**しています。この姿勢では良い座位姿勢に比べて、**重心**が後方になってしまいます。ここで考えないといけないのは、**支持基底面**と重心の関係です。立ち上がり姿勢は、支持基底面が座面中心にある姿勢から、足底に支持基底面がある立位に変化するということです。それぞれの支持基底面の間を重心が移動するので、できるだけ短い方が楽です。これは物を近くに運ぶか遠くに運ぶか、その違いだと考えるとわかりやすいと思います。高齢者特有の後方に重心がある姿勢で立ち上がろうとすると、良い座位姿勢から立ち上がるときに比べて、重心の移動距離が長くなります。

このように運動学的に立ち上がりを考えると、骨盤の状態によっても立ち上がりやすさは変わってきます。加齢により筋力が弱っているという考え方もできますが、決して筋力だけの問題ではないのです。

- **立ち上がりにくい原因は筋力だけではない**
- **高齢者の座位姿勢では猫背と骨盤後傾になっている**
- **重心の移動距離を短くすれば立ち上がりやすい**

高齢者の座位姿勢の特徴

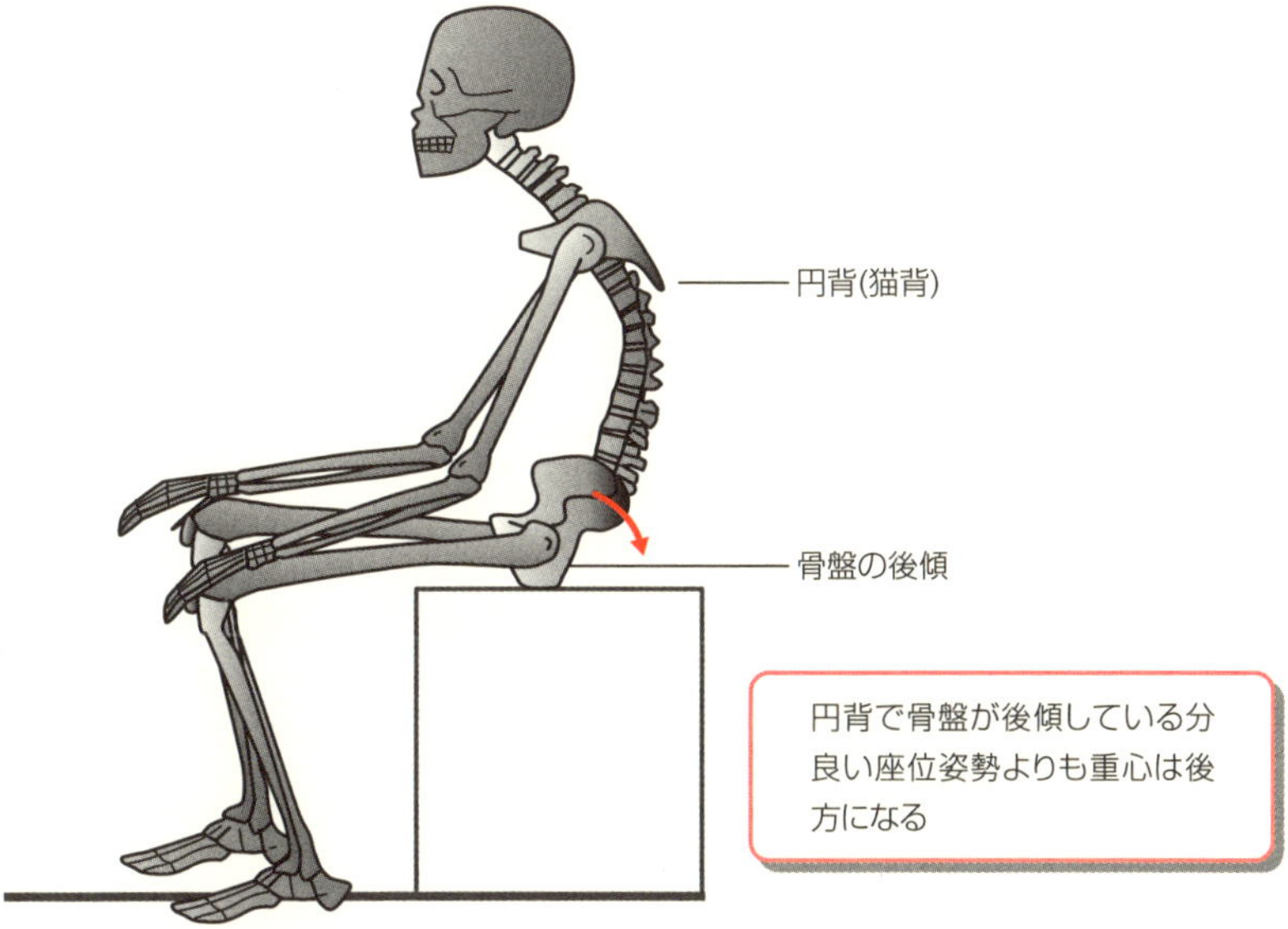
円背(猫背)
骨盤の後傾
円背で骨盤が後傾している分良い座位姿勢よりも重心は後方になる

立ち上がりにおける支持基底面と重心の関係

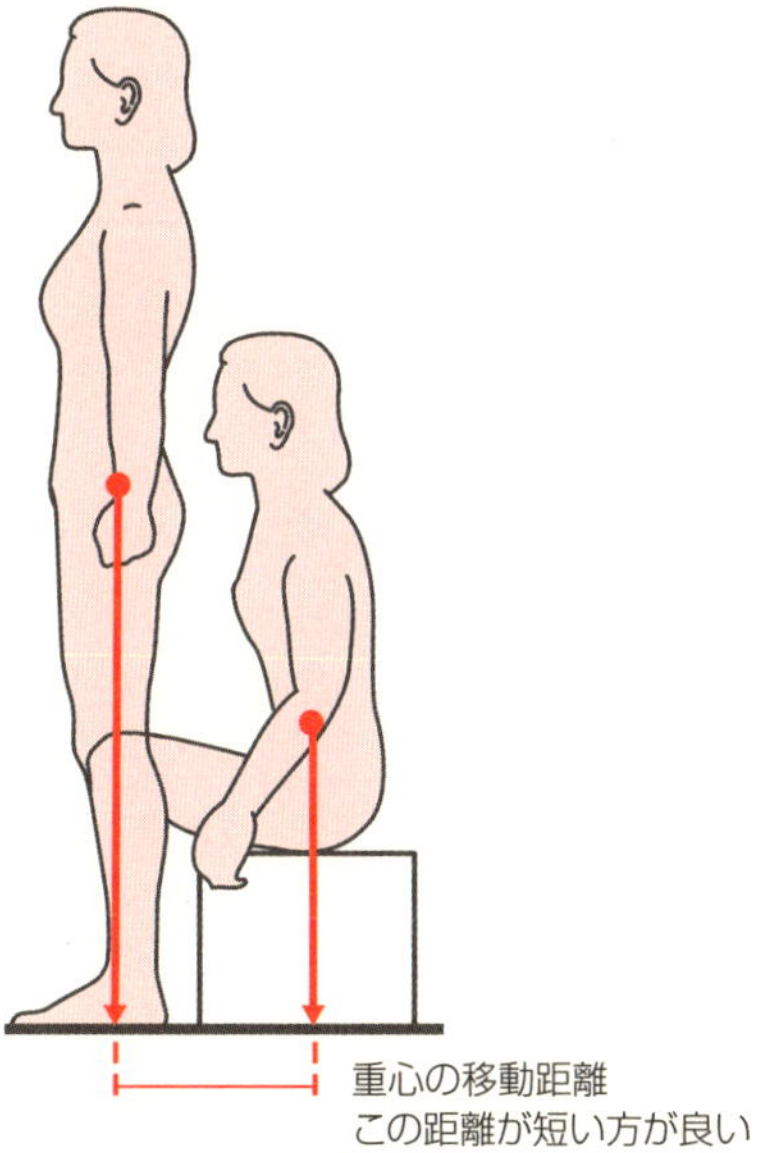
重心の移動距離
この距離が短い方が良い

用語解説 **加齢による筋力の低下**：筋力は一般的に20代でピークを向かえ、その後は低下していく。70代になるとピーク時の半分程度になるといわれている。

16 立ち上がりを楽に行う方法

立ち上がりを楽に行うには支持基底面と重心移動を意識する

立ち上がりにはコツがあります。力に頼らない立ち上がりの方法をみてみましょう。

楽に立ち上がるには前準備が必要

股関節や膝関節に痛みを抱えている方にとって、**立ち上がり**はつらい動作の一つです。でも実はちょっとした工夫で、立ち上がりは楽に行えます。

まず足の位置を変えます。足が前方にあると**重心**の移動距離が長くなりますので、足を手前に引きます。このとき膝関節が90度以上になるように曲げてください。次に深く座っていると重心の位置は後ろになってしまいますので、お尻を前にずらしましょう。こうするだけで、座位での**支持基底面**の中心となる**殿部**と、立位になったときに支持基底面となる**足底**が近づき、重心の移動距離は短くなります。

立ち上がりが苦手な方の特徴の一つに、前節でお伝えした骨盤後傾があげられます。立ち上がりの前半には、骨盤が前傾しますので、この骨盤前傾が楽に行えるかどうかで、立ち上がりやすさは変わってきます。ですから先に骨盤をしっかり立てておくだけでも重心の移動距離は少なくなります。骨盤を立てた姿勢から体幹を前屈していくと、前方に重心が移動して足底に体重が移ってきます。ある程度足底に体重が移ると、お尻が軽くなりますので、そのときこそお尻を座面から離して立ち上がる瞬間です。お尻が座面から離れることを**離殿**と呼びます。離殿後は前上方へと立ち上がっていきます。

これらは流れのある動作として行われるべきで、高齢者や筋力がない方は、「重心を前方に移動する動作」と「立ち上がる動作」の2つの動作を分けてしまい、結果として立ち上がりの労力が増えてしまう場合があります。

- 立ち上がりでは重心移動を減らすための準備が重要
- 重心を移動して離殿するタイミングを体で感じる
- 重心移動と立ち上がりは流れの中で行われる

立ち上がりを楽に行う方法

準備

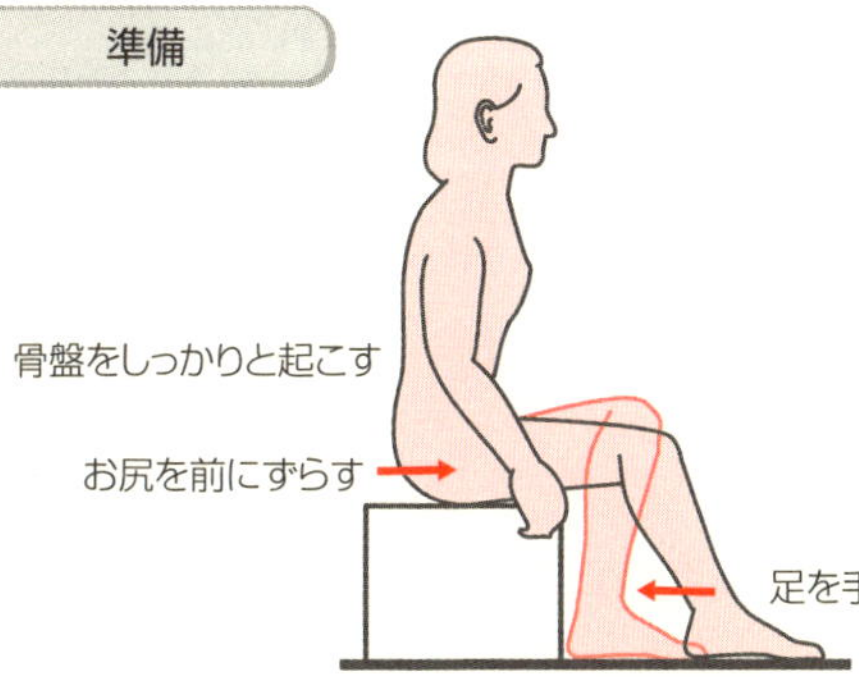
骨盤をしっかりと起こす
お尻を前にずらす
足を手前に引く

始動～離殿

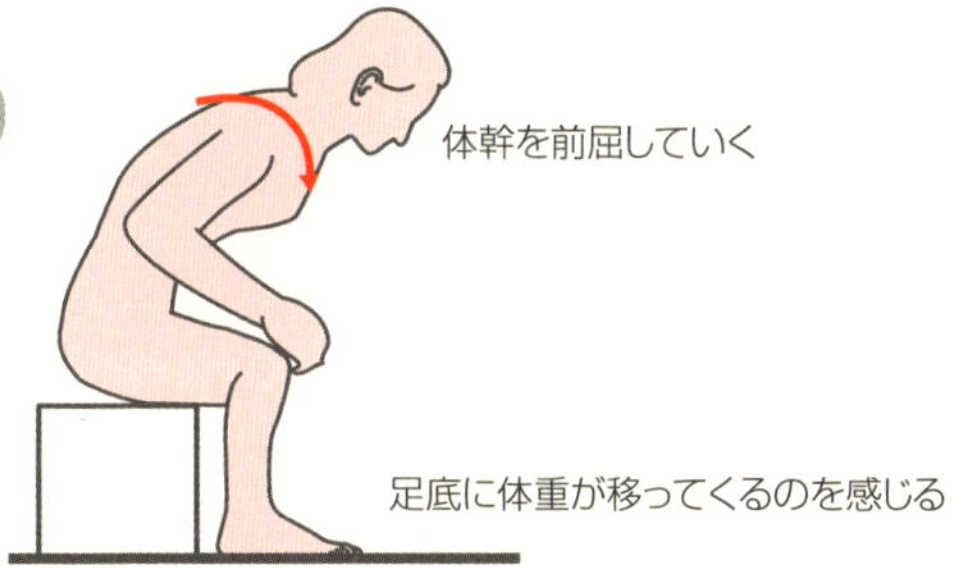
体幹を前屈していく
足底に体重が移ってくるのを感じる

離殿後

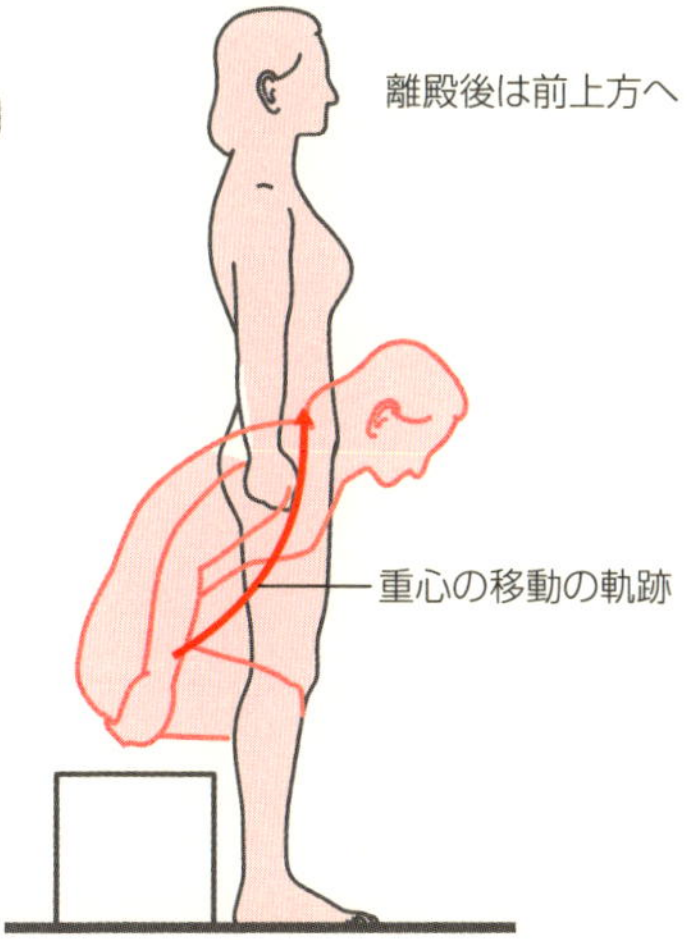
離殿後は前上方へ
重心の移動の軌跡

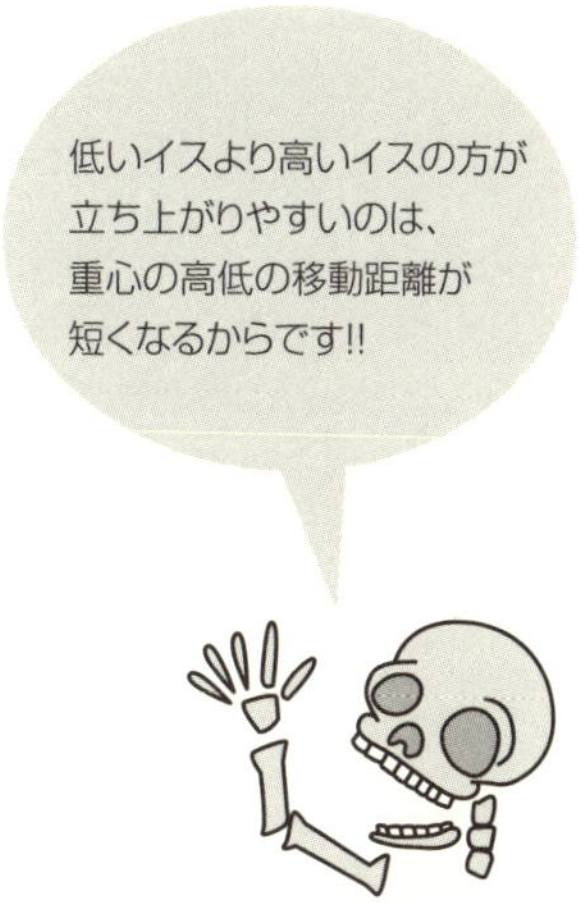
低いイスより高いイスの方が
立ち上がりやすいのは、
重心の高低の移動距離が
短くなるからです!!

用語解説 **立ち上がり**：本来は流れのある動作だが、リハビリで動作を観察する際には、お尻が座面に着いている期間と離殿後に分けて考える場合もある。

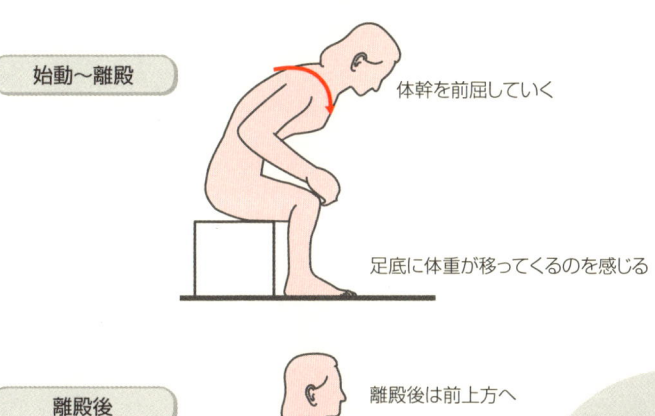

17 しゃがみ込みのコツは骨盤にあり

踵をつけたまましゃがみ込むには骨盤の動きも重要になる

しゃがみ込み動作には足首の硬さだけでなく、骨盤や腰椎の動きも大きく関与しています。

運動連鎖を意識する

足を閉じた立位姿勢から、踵《かかと》を床につけたまましゃがみ込むとき、後方にバランスが崩れて座り込んでしまう方がいます。たいていの方は「**アキレス腱**が伸びなくて足首が硬いから」というのですが、本当に足首だけの問題なのでしょうか。

バレエダンサーの体が柔らかいことは誰でも想像できると思いますが、体が柔らかいバレエダンサーでも、このしゃがみ込みができないことがあります。バレエダンサーのアキレス腱は非常に伸びやすく（柔らかく）、**足関節**の関節可動域もしゃがみ込みには全く問題ありません。どうやら問題はアキレス腱の伸びやすさや足関節の関節可動域以外のところにありそうです。

踵を床につけたまましゃがみ込む動作でのポイントは、実は**骨盤**と**腰椎**の動きにもあります。通常しゃがみ込むときには、股関節が大きく**屈曲**するので、1-20節でお伝えした**運動連鎖**が起こり、骨盤は**後傾**し、腰椎は**後弯**します。バレエダンサーの立位姿勢では、一般人に比べて骨盤の前傾と腰椎の前弯が強くみられます。また骨盤の後傾と腰椎の後弯の動きが一般人より少ないのも特徴です。この骨盤と腰椎の特有の動きが、踵をつけたまましゃがみ込めない原因になっていたのです。もともと足首は柔らかいので、骨盤の後傾と腰椎の後弯が少し増加するように誘導すれば、簡単にしゃがみ込むことができます。体の動きの仕組みを理解することで、可能になる動作もありますので、一度確認してみましょう。

- **しゃがみ込みができない原因は足首だけではない**
- **しゃがみ込みには股関節と骨盤、腰椎の連鎖が必要**
- **体の動きの仕組みを理解すれば可能になる動作もある**

骨盤の動きとしゃがみ込みの関係

バレエダンサー特有の姿勢

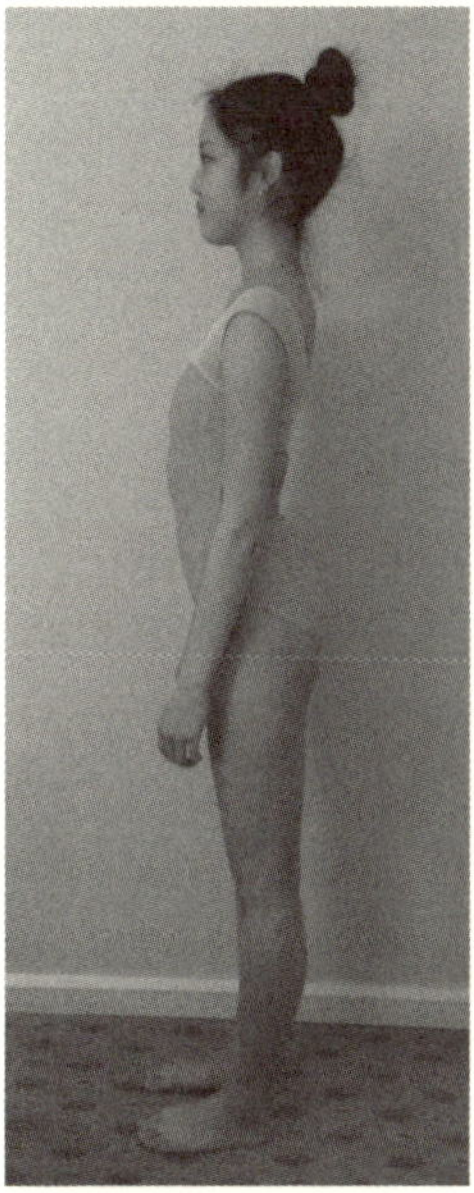

腰椎前弯と骨盤前傾が強い

しゃがみ込み

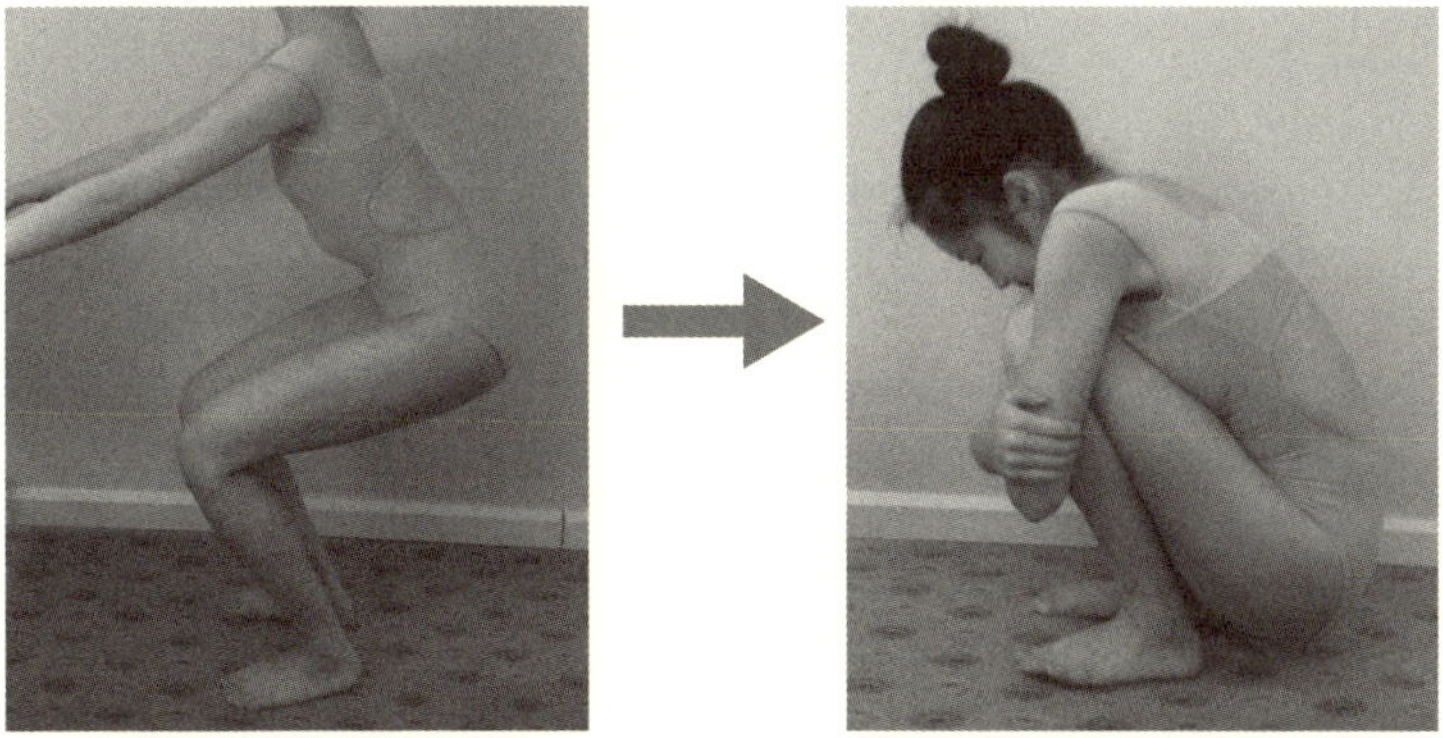

股関節が屈曲しても骨盤の後傾が少ない

腰椎後弯と骨盤後傾を誘導すれば簡単にしゃがみ込むことができる

用語解説
アキレス腱：腓腹筋とヒラメ筋の腱の部分。
足関節：足首のこと。

18 骨盤と大腿骨の動きが逆になる

電車で立っているとき、大腿骨頭の上を骨盤が動く現象が起きている

骨盤と大腿骨の動きは、時に逆転することもあります。そのメカニズムをみてみましょう。

開放運動連鎖と閉鎖運動連鎖

電車で立っていると発車や停車、カーブで揺れますが、大きな揺れでない限り両足の位置を変えることはありません。一見何も起きていないようですが、実は電車の揺れを骨盤や体幹の動きで吸収しています。1-9節でお伝えした股関節の運動は、骨盤の**寛骨臼**が固定されていて**大腿骨頭**が動くという形です。しかし、電車の例では足の位置が変わっていませんから、固定されている大腿骨頭の上で骨盤が動くという形になっています。

開放運動連鎖と**閉鎖運動連鎖**という運動の形態があります。開放運動連鎖とは、骨盤や体幹とつながっている上肢や下肢が自由な状態で行う運動のことです。一方、閉鎖運動連鎖とは、末端にある上肢や下肢の動きが止められている状態で行う運動のことです。電車で立っている例は閉鎖運動連鎖で、両脚が止められている状態で骨盤の動きが起きています。

私たちの生活の多くは閉鎖運動連鎖によって成り立っています。しかし股関節関連の書籍では仰向けで脚を挙げるなど、開放運動連鎖での運動を勧めているものが多いと思います。開放運動連鎖の運動は術後や**廃用**《はいよう》が進んでいる場合には有効ですが、最終的に立ったり歩いたりする生活に戻るためには、閉鎖運動連鎖での運動が必要になります。

また開放運動連鎖での運動ができても、閉鎖運動連鎖での運動がうまく行えるかは別問題です。開放運動連鎖では働く関節が少なく、運動をコントロールしやすいのですが、閉鎖運動連鎖では身体のいくつもの関節が複合して連動するからです。

- **電車で立っていると大腿骨頭の上で骨盤が動いている**
- **生活における動作の多くは閉鎖運動連鎖である**
- **閉鎖運動連鎖では、より実際的な関節の複合運動が必要**

開放運動連鎖と閉鎖運動連鎖

開放運動連鎖

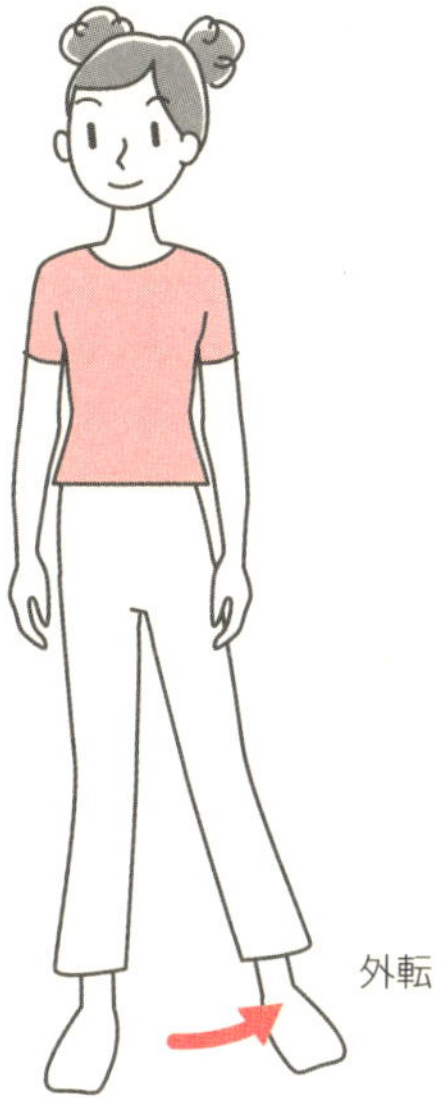

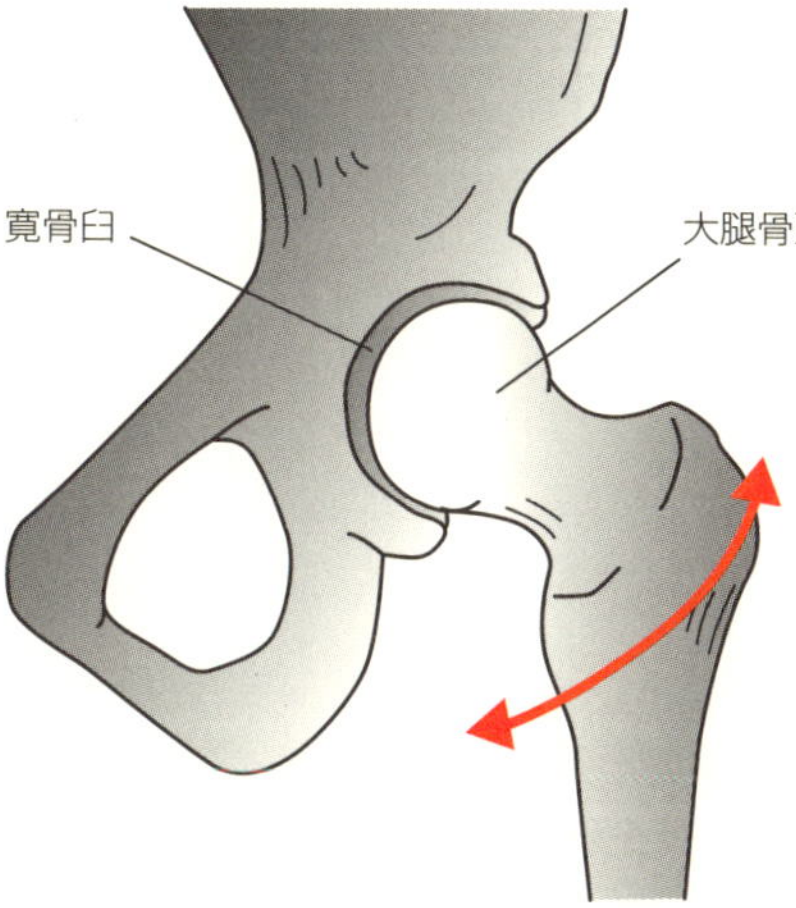

骨盤が固定されて大腿骨が動く

閉鎖運動連鎖

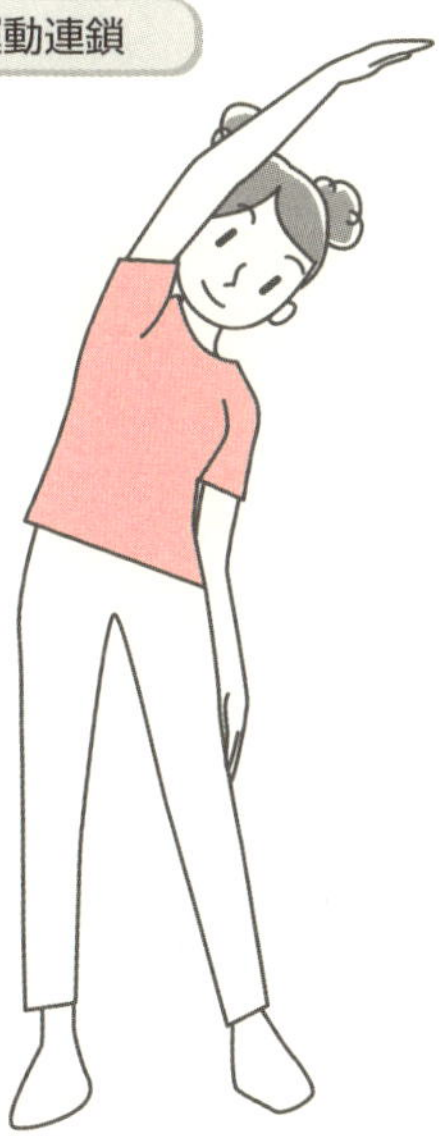

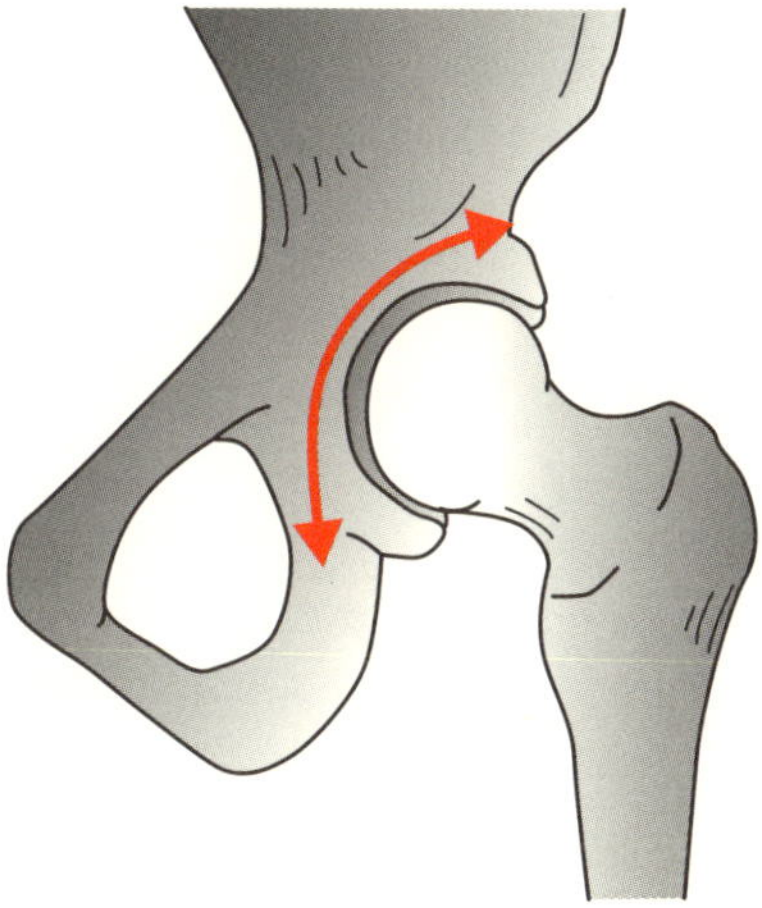

大腿骨が固定されていて、
骨盤がその上を動く

用語解説

開放運動連鎖での運動：イスに座って膝を伸ばす運動、横向きに寝て脚を挙げる運動など。
閉鎖運動連鎖での運動：スクワット、仰向けに寝てお尻を挙げる運動など。

19 日常動作が股関節と骨盤に与える影響

何気ない普段の姿勢や歩行が股関節や骨盤に大きな影響を与えている

悪い姿勢や歩行が習慣化すると、股関節と骨盤へのダメージは計り知れません。

姿勢や歩行を見直す必要はないか

私たちの日常生活の中には、知らないうちに行なってしまう悪い姿勢や歩き方がたくさんあります。自分では楽だと思う姿勢や歩き方は、間違っていることが多いのですが、自分では間違っていると思っていません。

たとえば脚を組んで座ると組んだ方の骨盤が**挙上**しますが、うまくバランスが保てないと、**代償動作**として体幹は**側屈**方向に動きます。また座位で脚を組むと股関節はさらに屈曲するので、骨盤は後傾して腰椎も後弯方向に動きます。デスクワークをしている方が一日中このような姿勢をとっていると、見かけ上の**骨盤のゆがみ**が起こることは容易に想像できるでしょう。

次に立位ですが、脚をクロスしていたり、どちらか片方の脚に体重を載せたりして立っている人をよく見かけます。2-3節でお伝えしたように、普通に立っているだけでも片側の股関節には体重の30～40%がかかります。ただしこの数字は普通に立っているときの話です。異常姿勢をとっていると股関節周囲の筋肉はしっかり働いてくれませんので、通常よりも大きい負担がかかっていると考えられます。

歩行では片側の股関節に体重の3倍、ジョギングでは4～5倍、階段昇降では6～8倍もの負担がかかるといわれています。股関節にできるだけ負担のかからない姿勢や歩行を心がける必要があることは言うまでもないでしょう。楽な姿勢や歩行が習慣化すると、さらに楽な姿勢を求めるようになります。この機会に見直してみてはいかがでしょうか。

- **知らないうち悪い姿勢や歩行は習慣化している**
- **脚を組んで座ったり、脚をクロスして立つ方は要注意**
- **ジョギングや階段昇降での股関節の負担はかなり大きい**

股関節に影響を与える日常動作

脚をクロスさせて立つ

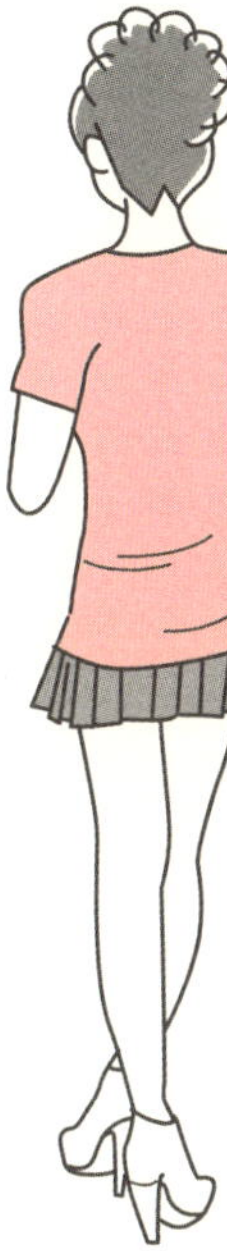

片方の脚に体重をかけて立つ

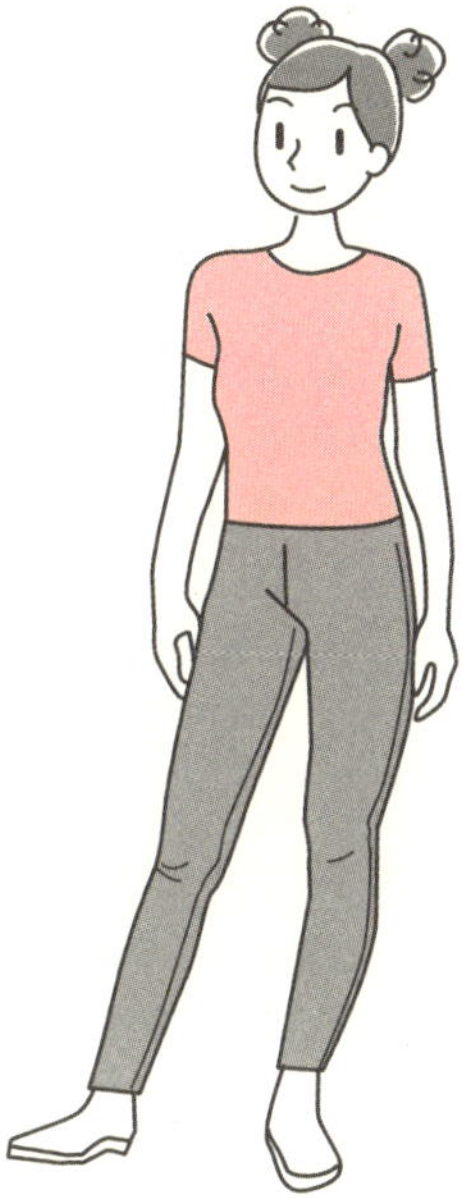

階段昇降

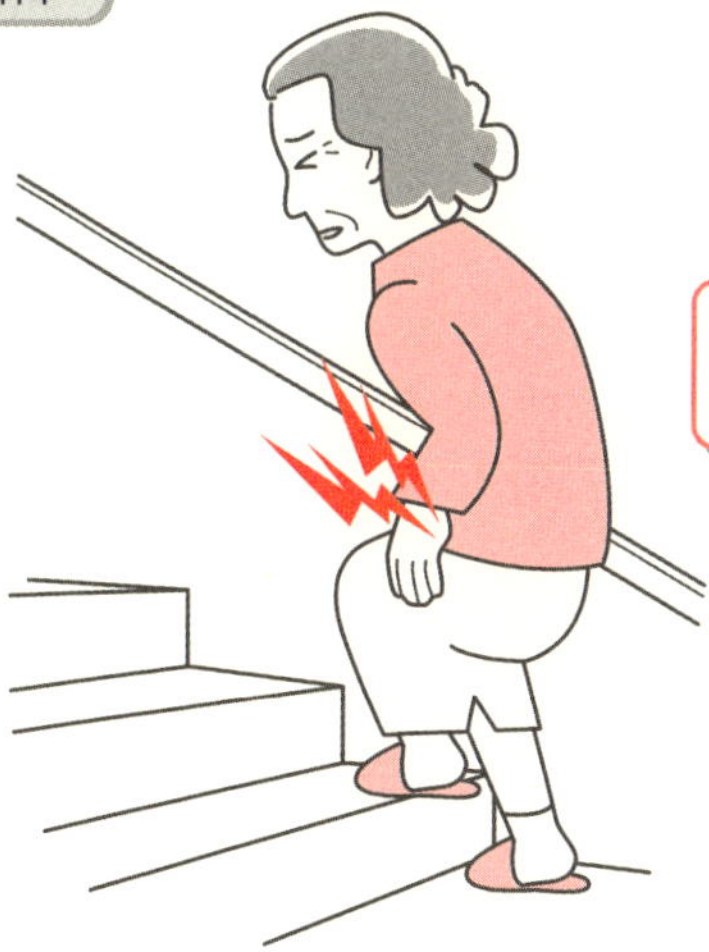

階段では体重の6〜8倍もの負担が股関節にかかる

用語解説 **側屈**：横に曲がること。

Column

リハビリのライバルは誰？

リハビリをしているときに、「あの人の方が後で手術したのに、私より先に歩けるようになっている」と、落胆している方を見かけます。このとき自分と比べている対象は「あの人」ですが、本当に比べるべきは誰なのでしょうか。たとえば自分では足が速いと思っていても、比べる対象が100m走の世界記録保持者ならみんな遅いことになってしまいます。

リハビリでは他の人と比べることにあまり意味がありません。他の人と比べるよりも、自分の身体の変化を感じましょう。「昨日はトイレまで見守りが必要だったけど、今日は一人で歩けた」など、比べるのは昨日の自分で構いません。どんな動作をしたとき、どこがどう変わったのか、その意識を日々積み重ねることがとても重要です。身体の変化を感じとれないと、リハビリが正しいのか間違っているのか、それすらわからないことになります。

そのためには、2-7節でお伝えしたように自分の身体のイメージを持つことが重要です。しっかり身体をイメージする習慣があれば、身体の変化を感じとることができます。

リハビリでは個々人がオンリーワンの存在です。だからみんなにそれぞれのストーリーがあってよいのです。誰かが自分より先に歩いても、また違う誰かが自分より先に退院しても、いいではないですか。昨日の自分に追いつき、追い抜かすことこそ、リハビリで本当に目指すところだと私は考えます。そう考えれば明日何ができるようになるのか、楽しみになってきませんか。

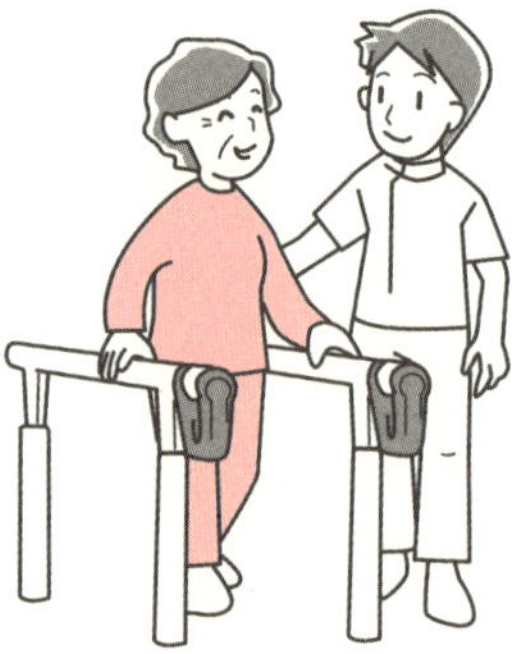

第3章

股関節・骨盤の疾患

本章では股関節や骨盤に関する疾患とリハビリテーションについて取りあげます。股関節や骨盤にはさまざまな疾患がありますが、詳しく知っている方はあまりいません。どのような症状が、どのような原因で起きるのか、疾患をしっかり理解していないと、知らないうちに症状を悪くしてしまう可能性があります。

誰もが知っている疾患や、近年注目を集めている手術やリハビリテーション、またサプリメントの効果や寝たきりの原因になる骨折など、気になる話題をできるだけわかりやすく説明していきます。

1

100万人超が股関節症に悩んでいる

わが国における変形性股関節症の患者数は100万人以上と推測されている

変形性股関節症で悩むのは自分だけ？　いいえ、全国には100万人同じ悩みを抱える方がいます。

変形性股関節症は女性に多い

股関節に痛みを抱える方の中には、「股関節に痛みがあるのは自分だけ？」と他に同じ悩みを抱えている方がいないのか、気になる方もいると思います。股関節の痛みで悩む方は、わが国にどれぐらいいるのでしょうか。

股関節疾患の代表である**変形性股関節症**についての**有病率**が、**診療ガイドライン**に示されています。それによると、レントゲン診断によるわが国の有病率は、全体で1.0〜4.3%で、男性0〜2.0%、女性2.0〜7.5%となっています*。全体の4.3%なら400〜500万人、1%としても100万人以上、変形性股関節症で悩んでいる方がわが国にはいるということになります。有病率は欧米諸国に比べると低くなっています。また、どの研究からも明らかになっているのは、女性の方が圧倒的に変形性股関節症にはなりやすいということです。特に中高年以降では要注意です。

女性に変形性股関節症が多い理由は、変形性股関節症につながる**原疾患**になる割合が高いことがあげられます。また解剖学的な理由もあります。1-17節でお伝えしましたが、女性の骨盤が平たい構造になっているため、力学的に重心から下ろした**重心線**と股関節までの距離が長くなります。距離が長いということは、それだけ股関節にかかる負担が大きくなってしまいます。元々女性の方が筋力が弱く、靭帯も緩いので、男性に比べて股関節を支えにくいのも原因といわれています。

- わが国の変形性股関節症の有病率は 1.0〜4.3%
- 女性の方が圧倒的に変形性股関節症になりやすい
- 女性に変形性股関節症が多いのは原疾患や解剖的な理由

変形性股関節症の患者数

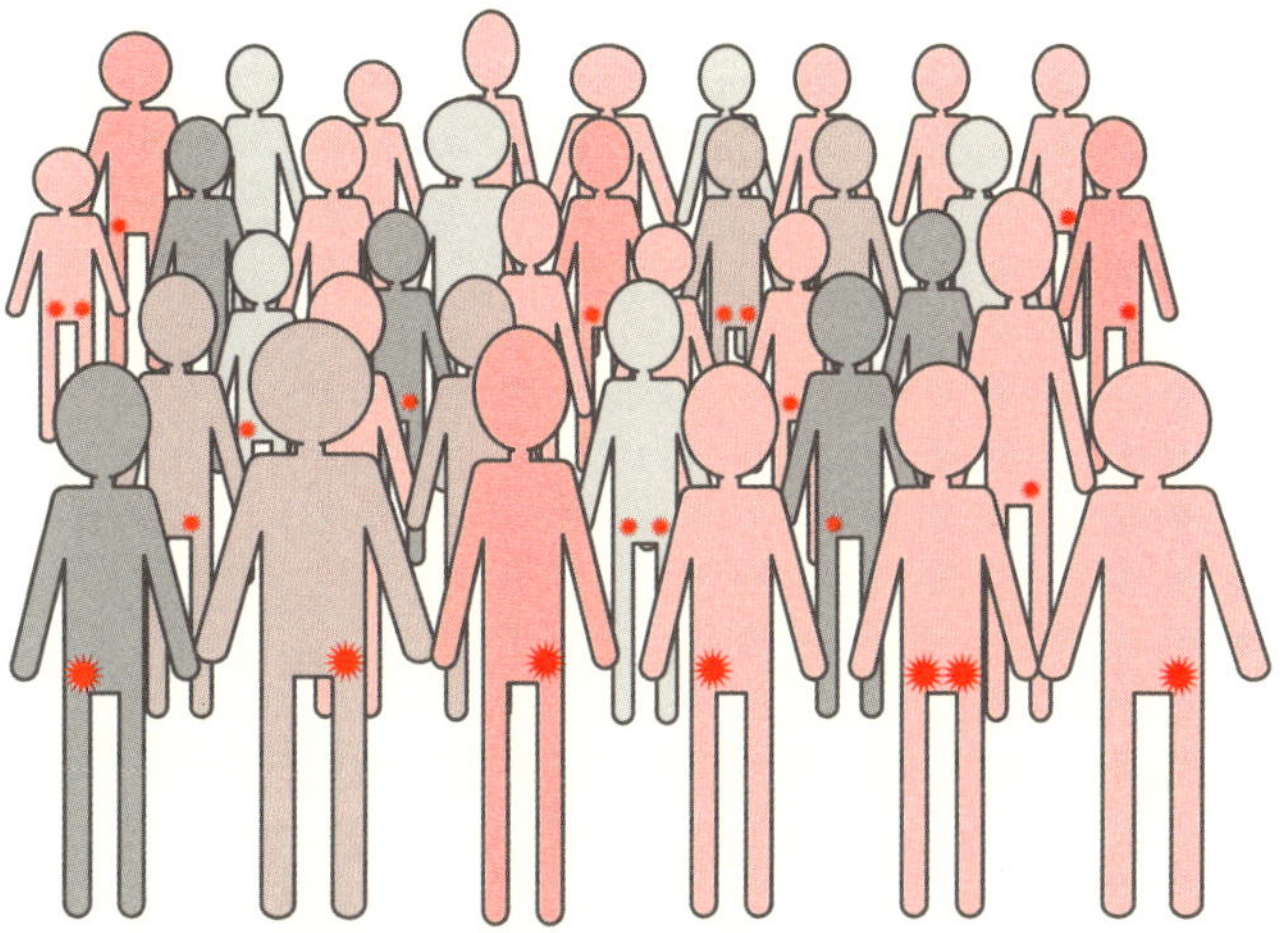

変形性股関節症の有病者は全国に100万人以上

男性と女性の骨盤の力学的な違い

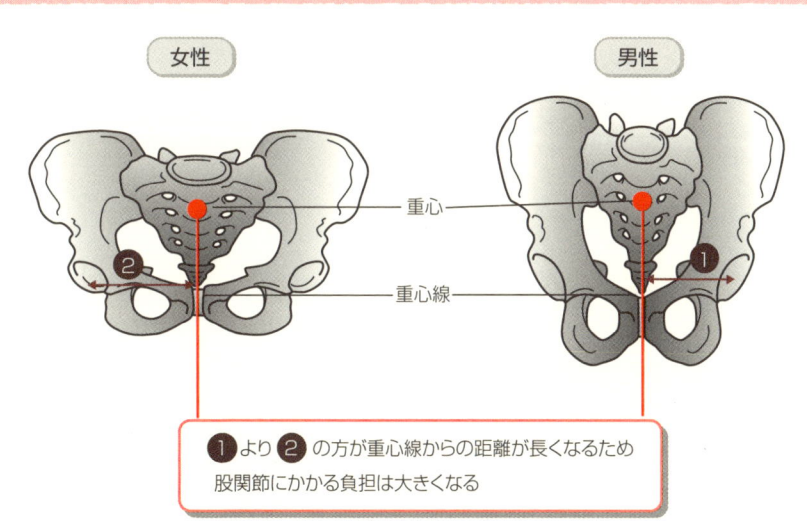

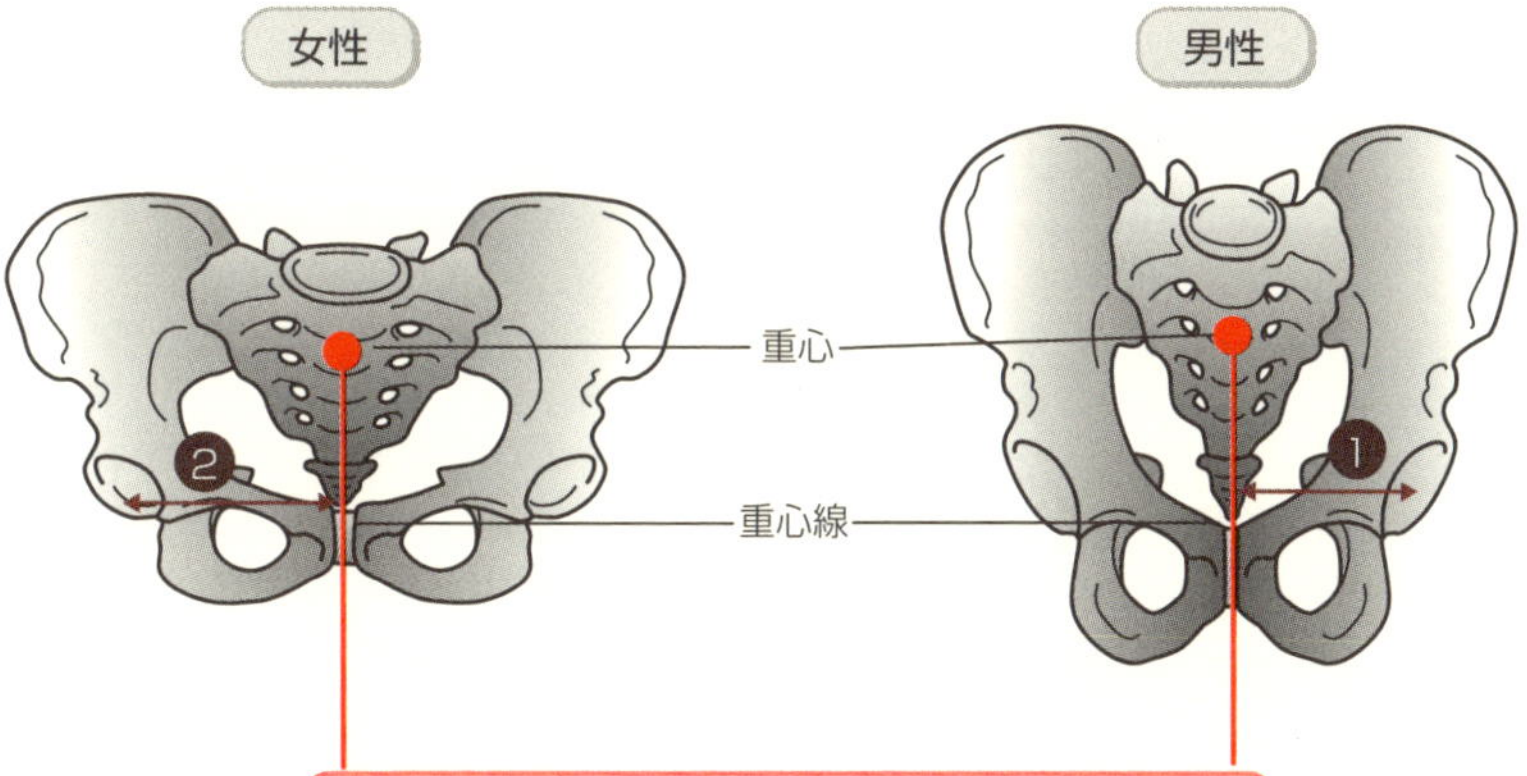

❶より❷の方が重心線からの距離が長くなるため
股関節にかかる負担は大きくなる

＊文献1) 日本整形外科学会診療ガイドライン委員会／変形性股関節症ガイドライン策定委員会:変形性股関節症診療ガイドライン,南江堂,2008

用語解説
診療ガイドライン：病気や疾患を患ったとき、医療従事者と患者が適切に判断ができるように作成された文書。
原疾患：もともとある病気のこと。

2

一次性と二次性の変形性股関節症

変形性股関節症には一次性と二次性があり、わが国ではほとんど二次性である

変形性股関節症はさまざまな疾患が原因となります。その疾患とは何かみていきましょう。

変形性股関節症に気づかない

変形性股関節症には一次性と二次性があるのをご存知ですか。一次性の変形性股関節症とは、加齢や肥満、股関節への過度の負担を繰り返す職業やスポーツにより起こります。次に二次性は、明らかに原因となる疾患があるものを指します。股関節の形状に関するものが多く、**先天性股関節脱臼**や**臼蓋形成不全**などが原因で変形性股関節症になります。欧米諸国では一次性の変形性股関節症が多いのに対し、わが国ではほとんどが二次性の変形性股関節症です。これは欧米の方との体型の違いや、生活スタイルの違いによるものと考えられます。

子供の頃を思い出してください。昔のことなので思い出しにくいかもしれませんが、親から「あなたは股関節が悪いからあんまり運動したらダメ」と言われた記憶はありませんか。乳幼児期に先天性股関節脱臼の治療をしていてもほとんど記憶にないため、親に言われた言葉が鍵になってくることがあります。また生まれつき臼蓋形成不全があっても、中年以降問題になることが多いため、若いうちは気づかずに過ごしている方も多いのです。これらはみな二次性の変形性股関節症につながる可能性があります。

近年、**股関節唇損傷**や**FAI**と変形性股関節症の関係も指摘されています。ひと言で変形性股関節症といっても、一次性や二次性、**原疾患**の種類など、発症する理由はさまざまです。また臼蓋形成不全になりやすい遺伝子の存在も指摘されており、変形性股関節症の発症には遺伝も関わっていると推測されています。

- **わが国では二次性の変形性股関節症がほとんどである**
- **二次性には原疾患があるが気づいていないことも多い**
- **近年は股関節唇損傷やFAIとの関係も指摘されている**

変形性股関節症の原因

一次性の変形性股関節症の原因

加齢、肥満、股関節への過度の負担を繰り返すスポーツや職業

二次性の変形性股関節症の原因

先天性股関節脱臼、臼蓋形成不全、ペルテス病、大腿骨頭すべり症、股関節唇損傷、FAI

先天性股関節脱臼

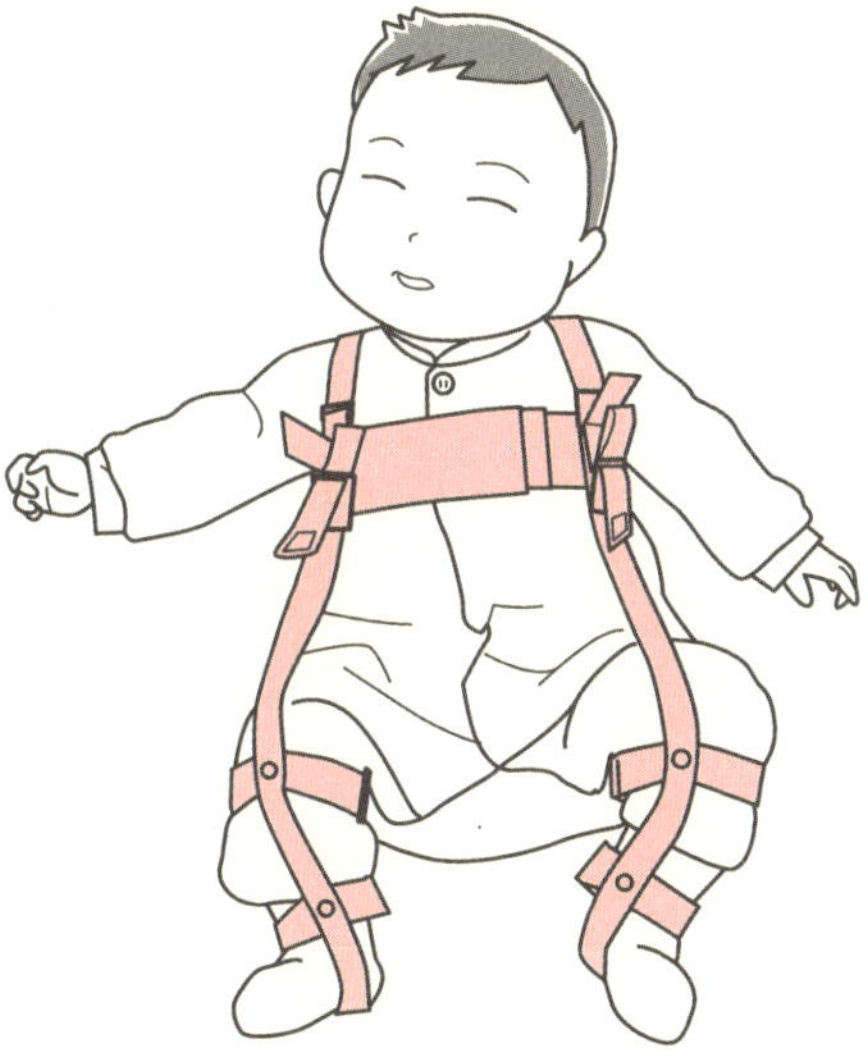

乳幼児期の先天性股関節脱臼も
変形性股関節症の原因になる

用語解説 先天性股関節脱臼：出生時（出生後の場合もある）に、大腿骨の大腿骨頭が骨盤の寛骨臼から脱臼した状態。

3 臼蓋形成不全の病態と治療

臼蓋の被りが浅いと寛骨臼と大腿骨頭の接触面積が減り軟骨が傷みやすい

臼蓋形成不全は変形性股関節症にすべて移行するわけではなく、改善できる可能性もあります。

臼蓋形成不全の成り立ちと予後

1-8節でお伝えしましたが、股関節は骨盤の**寛骨臼**と大腿骨の**大腿骨頭**によって構成されています。大腿骨頭がはまり込む寛骨臼のくぼみの、上部に沿って張り出した部分を**臼蓋**と呼びます。この臼蓋は屋根のように大腿骨頭を被《おお》ってくれます。この臼蓋の被いが少ないと、大腿骨頭と接触する面積が減るため、少ない接触面積で同じ体重を支えなくてはなりません。そうなると接触部分への圧力が通常よりも強まり、**軟骨**や骨が傷みやすくなります。

臼蓋形成不全の原因は、先天性股関節脱臼が原因となる先天的なものと、成長過程での何らかのトラブルが原因となる後天的なものに分けられます。また臼蓋形成不全は変形性股関節症の原因になることがあります。ですから臼蓋形成不全がレントゲンで発見されると、「将来的には変形性股関節症になる可能性があります」と診察で言われるケースが多いのです。ただし変形性股関節症の**診療ガイドライン**を見ると、臼蓋形成不全は変形性股関節症の危険因子になるとは書かれていますが、すべてが変形性股関節症になるわけではないようです*。臼蓋形成不全でも痛みなく過ごせる方もいますので、そのあたりは生活様式やスポーツ歴、職業の種類なども深く関わってきそうです。

臼蓋形成不全では大きく保存療法と手術療法に分けられます。保存療法では股関節の可動域を改善し、姿勢や歩行などの動作を見直して股関節への負担軽減に努めます。手術療法では**キアリ骨盤骨切り術**や**寛骨臼回転骨切り術**などが行われます。

- 臼蓋が浅いと股関節の接触面積が減り傷みやすくなる
- 臼蓋形成不全がすべて変形性股関節症になるわけではない
- 治療にはリハビリなどの保存療法と手術療法がある

臼蓋の被いと接触面積

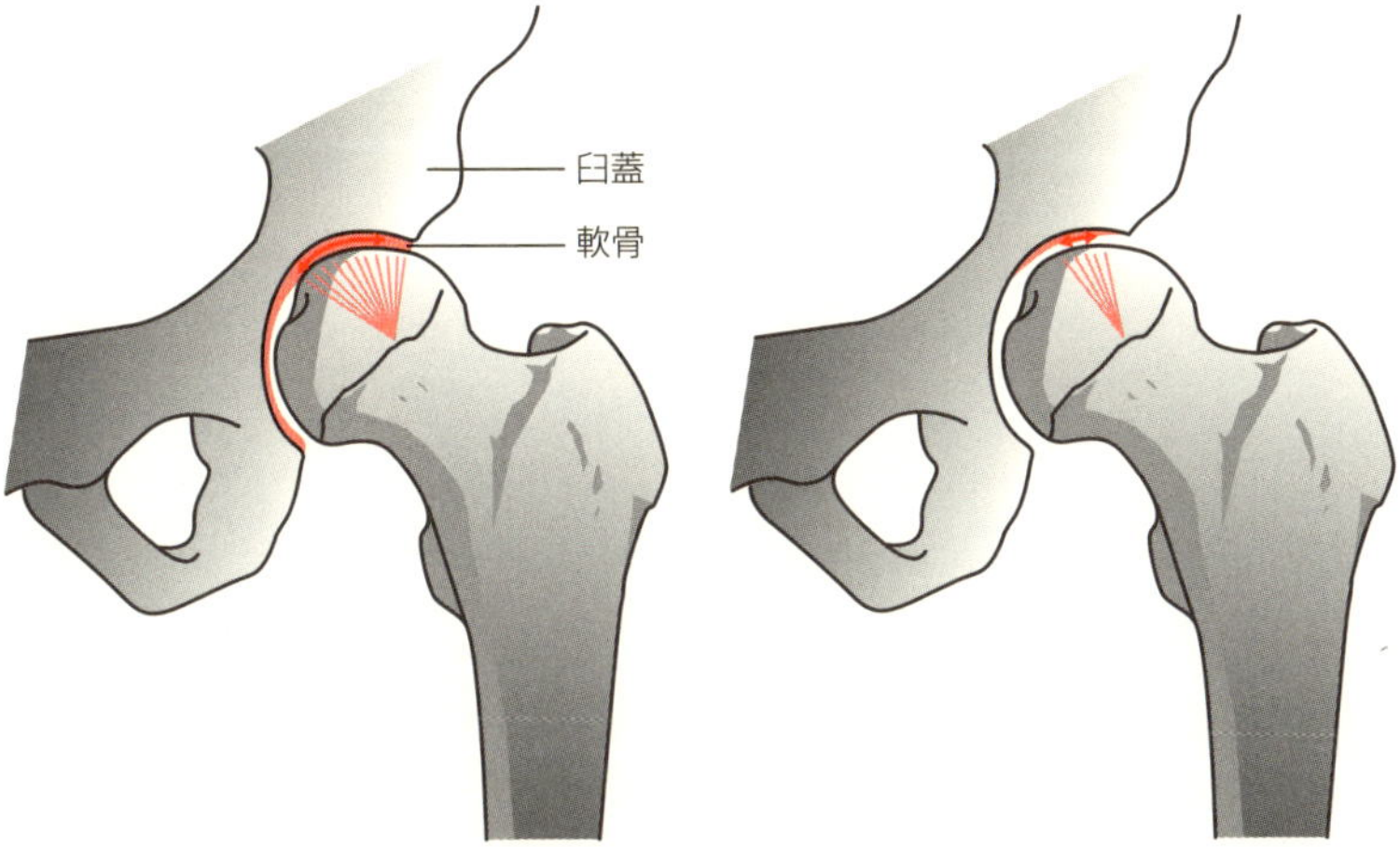
臼蓋
軟骨

臼蓋が被い少ないと大腿骨頭との接触面積が減り軟骨が痛みやすくなる

臼蓋形成不全の手術療法

寛骨臼回転骨切り術

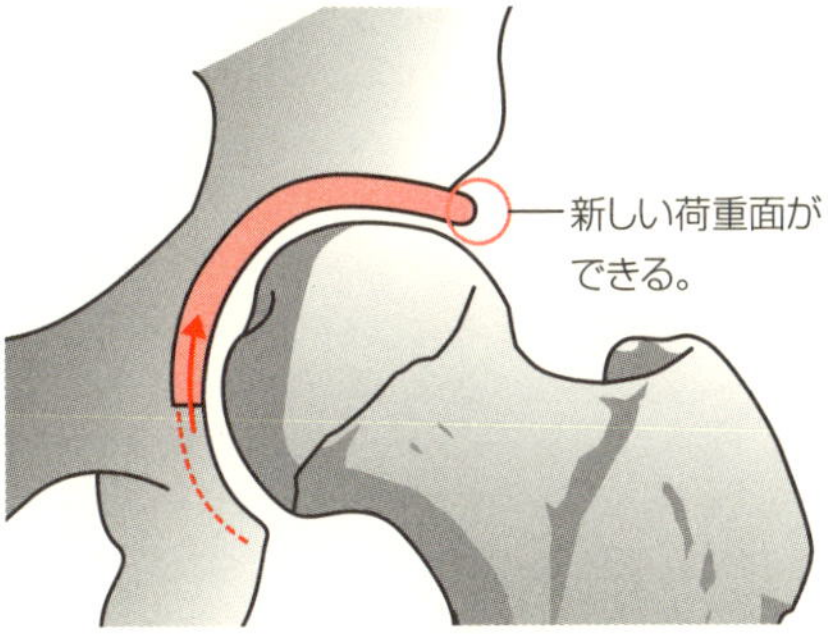
新しい荷重面ができる。

寛骨臼に沿って骨を切り外側にずらす。

キアリ骨盤骨切り術

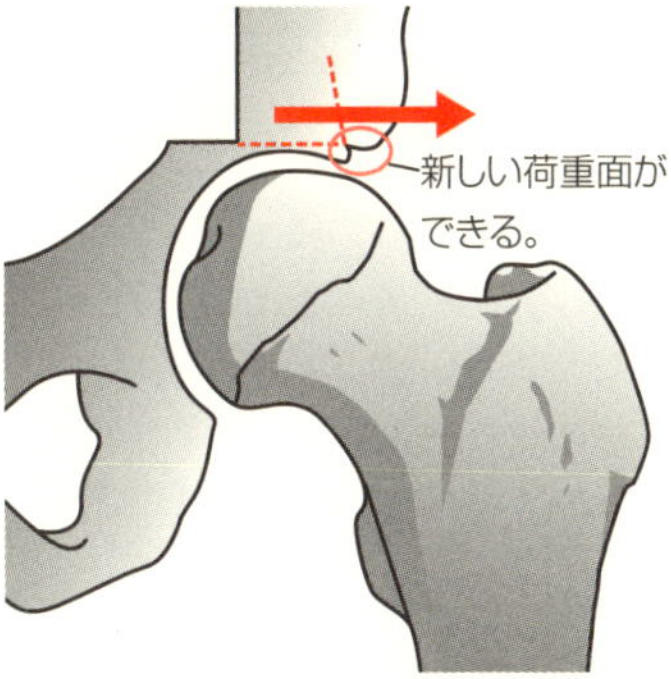
新しい荷重面ができる。

腸骨を横に切ってずらす。

＊文献1) 日本整形外科学会診療ガイドライン委員会/変形性股関節症ガイドライン策定委員会:変形性股関節症診療ガイドライン,南江堂,2008

用語解説 **軟骨**：強く弾力のある組織で、主成分は水とコラーゲン、プロテオグリカン。軟骨には神経や血管がなく、滑液から栄養を与えられている。

4 変形性股関節症の病態と病期

変形性股関節症は軟骨の摩耗、炎症、骨破壊により痛みが出現する疾患である

変形性股関節症をしっかり理解していますか。詳しい病態や病期について確認してみましょう。

病期に分けて治療方法を選択する

変形性股関節症と耳にすることはあっても、どんな病態か理解できていない方も多いでしょう。一般的に変形性股関節症は、関節軟骨の摩耗《まもう》や変形が起こり、**滑膜**の炎症や骨の破壊なども加わり、股関節がさまざまな変化をきたす病気です。変形性股関節症は加齢や肥満、スポーツでの繰り返す過度な負担などに起因するものや、先天性疾患に起因するものもあります。

変形性股関節症はレントゲン所見で、前股関節症、初期股関節症、進行期股関節症、末期股関節症の4つの**病期**に分けられます。前股関節症では、股関節の**臼蓋**の被りがやや少ないものの軟骨は正常に保たれ、痛みはまだありません。初期股関節症では、軟骨の磨《す》り減りによる、関節の隙間の部分的な狭小化が確認できるようになります。また体重の負担がかかる部分の骨が白くみえる**骨硬化像**《こつこうかぞう》も見られ始めます。日常生活ではイスからの立ち上がり時や歩き始めに痛みが出現するようになります。進行期股関節症では、さらに軟骨が磨り減って関節の隙間が狭くなります。骨硬化も更に進み、棘《とげ》のように見える**骨**《こつ》**棘**《きょく》や骨の一部が空洞化する**骨嚢胞**《こつのうほう》も出現し増えていきます。日常生活では運動時だけでなく、安静時にも痛みが出現してきます。末期股関節症では、関節の隙間が消失して骨棘や骨嚢胞も増え、著明な関節変形が確認できます。日常生活では強い痛みに襲われ、痛みをかばう特徴的な歩行が見られるようになります。どの病期でどのような状態なのかを把握して、適切な治療方法を医師と相談しましょう。

- **変形性股関節症では軟骨の摩耗、炎症、骨破壊が起こる**
- **変形性股関節症は４つの病期に分けられる**
- **治療方法は病期や病態により適切な方法を選択する**

変形性股関節症の病態と病期

前股関節症

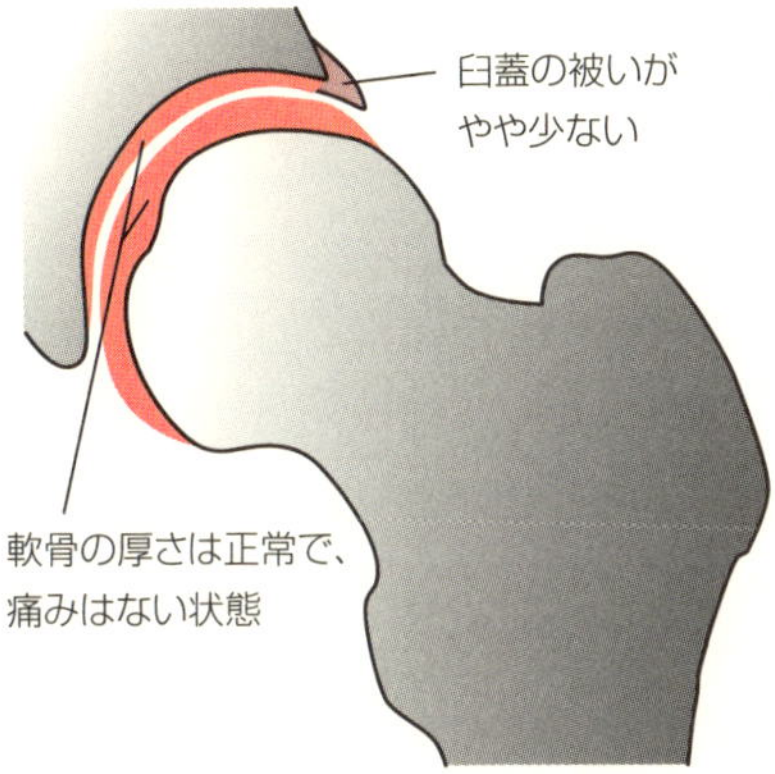
臼蓋の被いが
やや少ない
軟骨の厚さは正常で、
痛みはない状態

初期股関節症

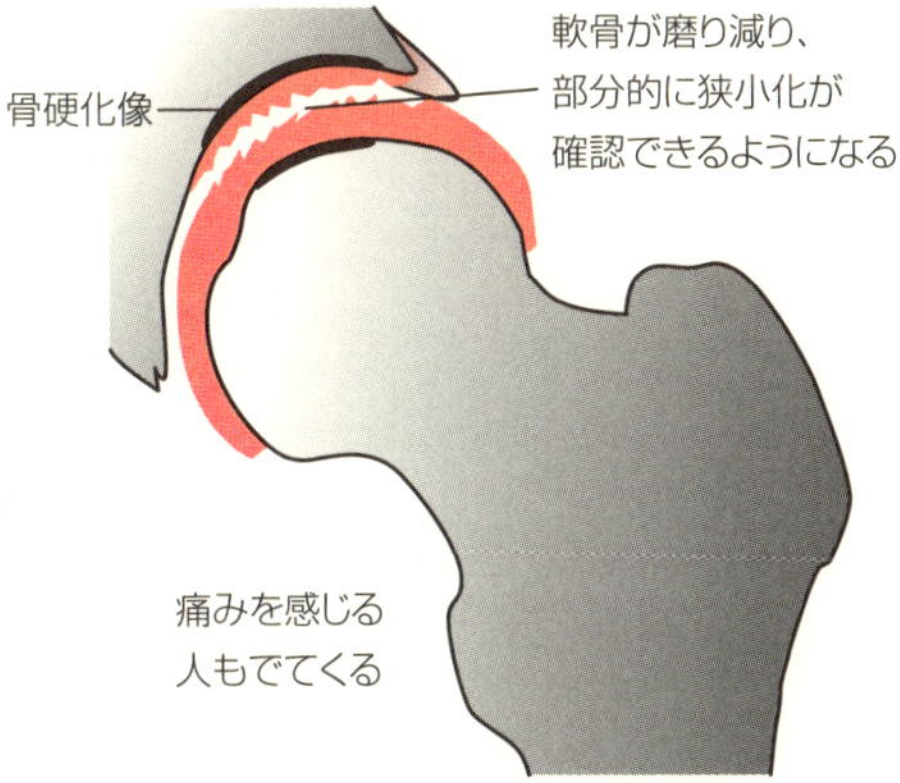
骨硬化像
軟骨が磨り減り、
部分的に狭小化が
確認できるようになる
痛みを感じる
人もでてくる

進行期股関節症

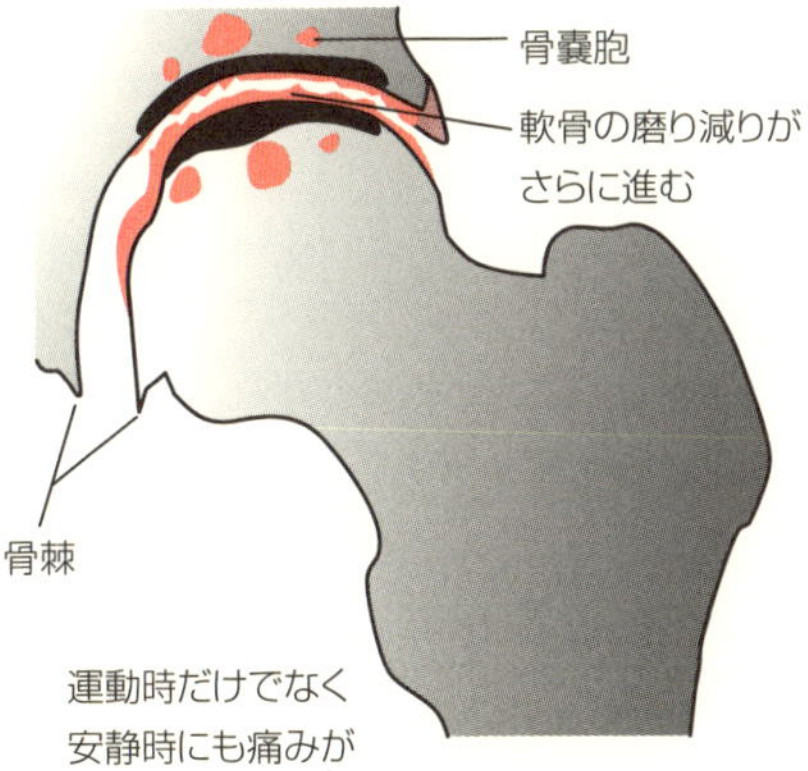
骨嚢胞
軟骨の磨り減りが
さらに進む
骨棘
運動時だけでなく
安静時にも痛みが
出現する

末期股関節症

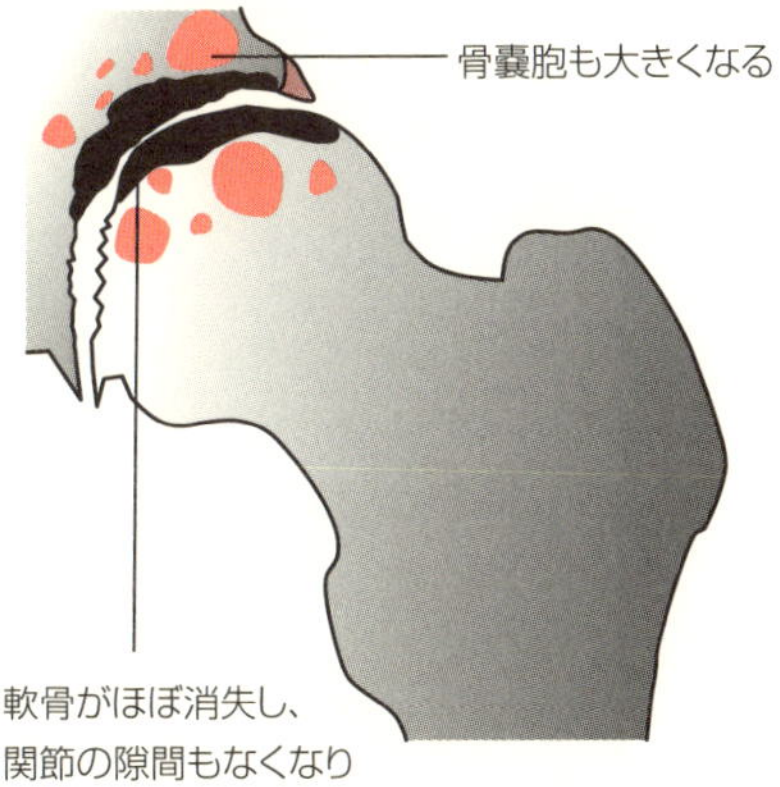
骨嚢胞も大きくなる
軟骨がほぼ消失し、
関節の隙間もなくなり
痛みも激しくなる

参考：「変形性股関節症を知ろう」、稲葉裕、2012

用語解説

病期：病気が進行していく過程において、その症状によって区分した期間。ステージのこと。

骨棘：骨の特定の部分に過度な負担がかかり続けることにより、増殖してできた棘状の骨。

5 変形性股関節症の痛みの正体とは？

股関節の痛みの原因はいくつもあり、それに合った治療が必要である

「軟骨が磨り減って痛い」とよく言われていますが、股関節痛の原因はそれだけではありません。

股関節痛の原因はいくつもある

股関節の痛みを治療する際には、痛みの原因を明らかにする必要があります。では股関節の痛みはどこから来るのでしょうか。**変形性股関節症**の痛みは、①摩耗した関節軟骨粉により生じた滑膜炎による痛み、②股関節周囲の筋肉疲労によるだるさや痛み、③関節症が進行した際の軟骨下骨層の破壊や硬化による痛み、④機械的刺激に誘発された滑膜炎症に分けられます*。①と④は滑膜炎により、痛みを感じる**自由神経終末**が刺激されて起こる関節痛です。ということは、この炎症を治める必要がありますので、筋トレをしても治りません。

②のように筋肉も痛くなります。変形性股関節症が進行すると、関節は正常な動きができなくなります。そうなると関節周囲の筋や腱《けん》、靭帯にムリな回旋力や牽引力《けんいんりょく》が繰り返しストレスとして加わるため、自由神経終末が刺激されて痛みとして知覚されます。簡単に言うと、正常から逸脱した動きにより関節にストレスが加わり、筋肉の痛みを引き起こすという図式ができてしまいます。これは二次的にできた筋肉の痛みをとることと、再び痛みを作らない動作を心がけることで改善することができます。

また軟骨には自由神経終末はありませんので、軟骨自体は痛みを感じません。軟骨の下の骨の部分や骨髄にかけては神経繊維が伸びているので、③はこれらが刺激されて起こる痛みと考えることができます。この痛みには直接アプローチできませんが、姿勢や歩行を改善することで、関節への負担を減らして対応することができます。

- 滑膜の炎症から起こる痛みは筋トレをしても治らない
- 軟骨下層部の痛みは姿勢や歩行を改善して間接的に対処
- 軟骨に自由神経終末はなく、軟骨自体は痛みを感じない

股関節の痛みの原因は？

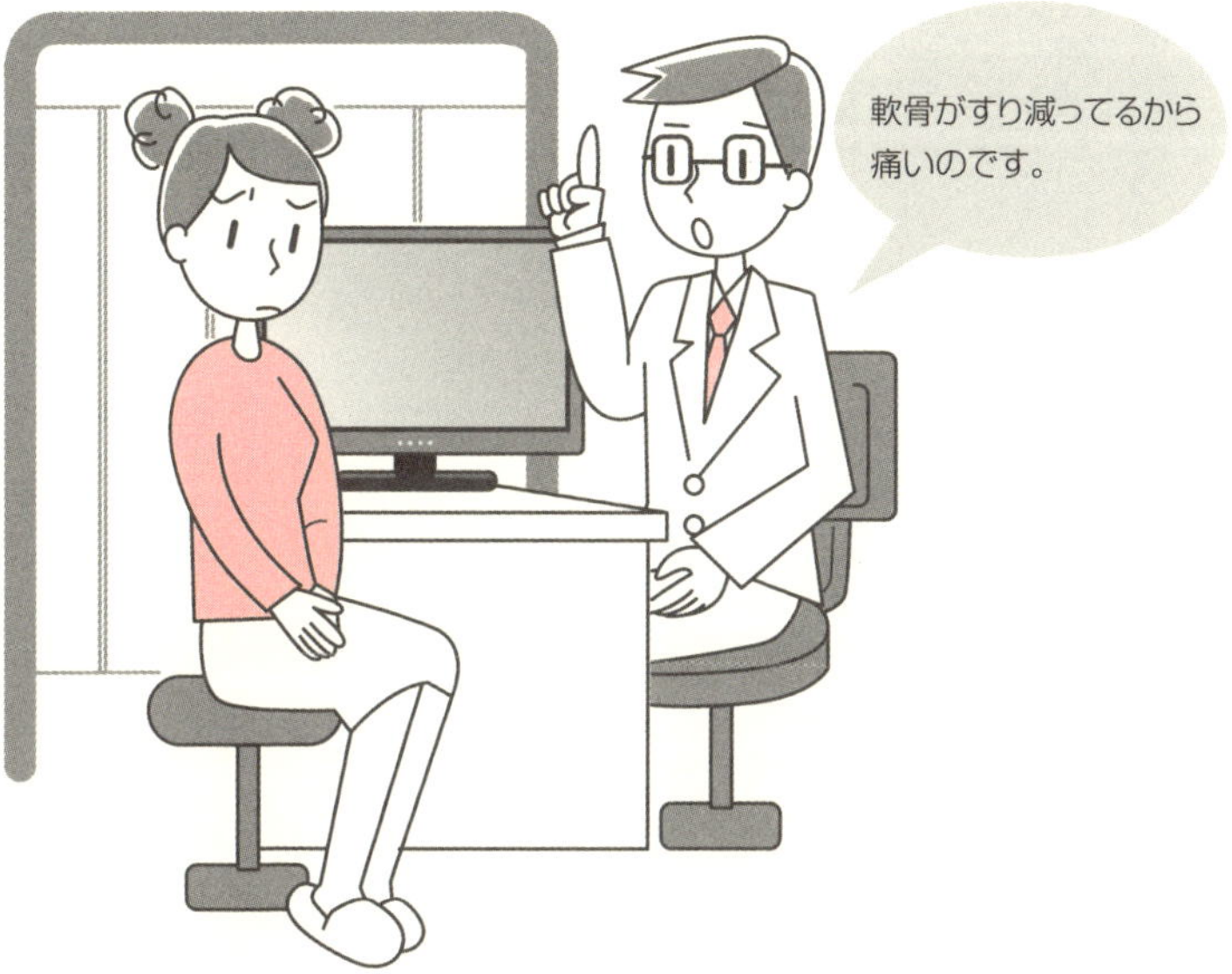
軟骨がすり減ってるから
痛いのです。

筋トレをしても痛みが治らないのはなぜ？

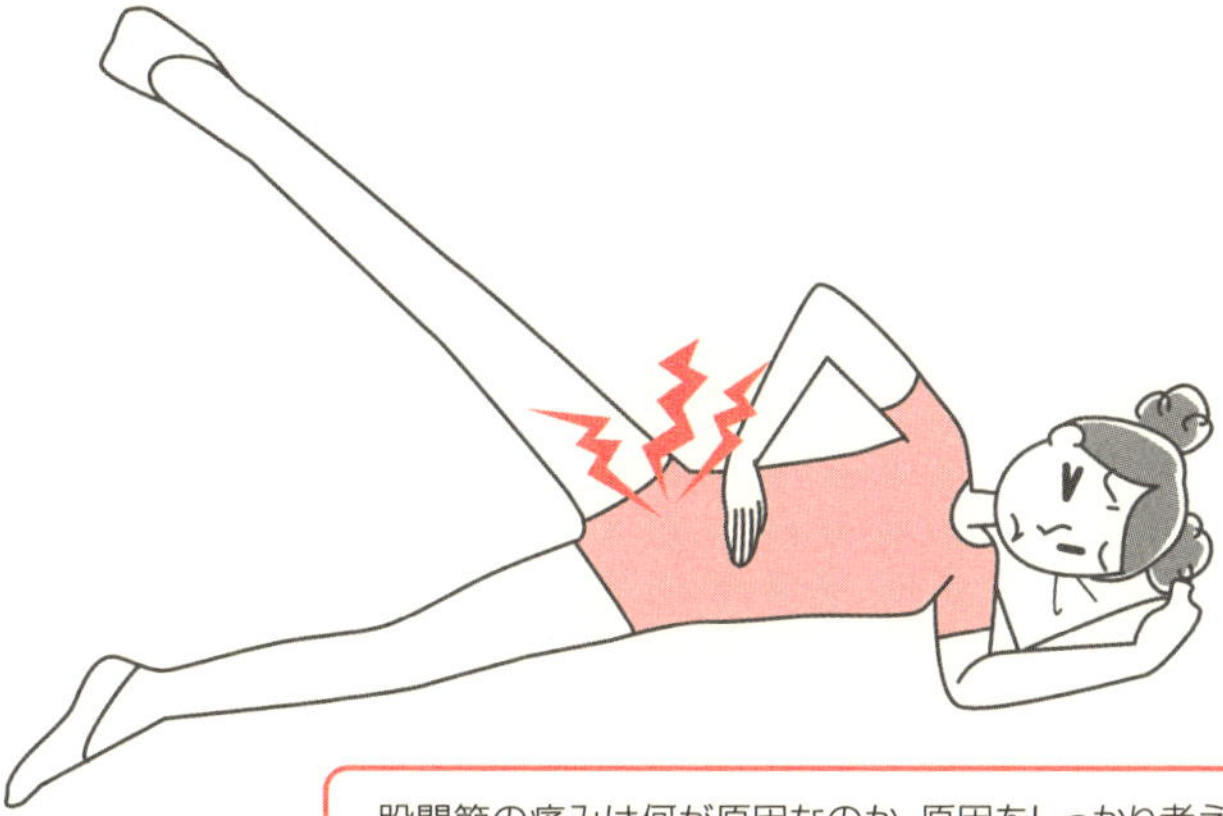

股関節の痛みは何が原因なのか、原因をしっかり考えて治療していく必要があります。筋トレやマッサージだけをしていても治らないのはそのためです。

＊文献1）加藤浩・他：変形性股関節症．理学療法23:338-349,2006

用語解説 **自由神経終末**：感覚に関わる神経線維の末端部分。触覚、温覚、圧覚、痛覚を感知する。

6 股関節の痛み？ 仙腸関節の痛み？

股関節の痛みと仙腸関節からの痛みは分けて治療していく必要がある

股関節の痛みと仙腸関節が原因となる痛みは類似しているため、混同してしまうことがあります。

仙腸関節が原因となる痛み

仙腸関節は股関節と骨盤、腰椎という関係においてはとても大切な働きをします。仙腸関節は股関節の動きや腰椎の動きに合わせて動く受動的な関節で、橋渡しの役割をします。この橋渡しの役割がうまくできないと、痛みを誘発する場合があります。

仙腸関節が原因となる痛みは、多種多様な痛みと表現されます。仙腸関節の痛みは慢性の機械的腰痛の16～30%を占めます*。仙腸関節に由来する痛みの大部分は**殿部**に出ると考えられていますが、両脚、腹部、**鼠径部**、腰部への**関連痛**も認められています。

仙腸関節痛の治療は、多くの専門分野で取り組まれてきました。有名なものでは、仙腸関節内への関節注射や、仙腸関節に対する徒手療法があります。

この仙腸関節からの関連痛が、殿部痛や鼠径部痛として股関節周辺に出現するため、仙腸関節から関連した痛みと股関節の痛みを混同してしまうことがあります。なぜこのようなことが起こるのでしょうか。その理由としては、股関節の正しい位置を理解していない方が多いことがあげられます。股関節の位置を理解していないと、殿部や鼠径部に起こる痛みをすべて股関節の痛みと考えてしまいます。特に一度股関節に疾患があると診断された方は、股関節や骨盤周囲のどのような痛みでも股関節の痛みと考えてしまう傾向にあります。

また仙腸関節は有名ではなく、仙腸関節から関連する痛みが知られていないことも理由の一つです。痛みはどこからきているのか、どんな痛みで、どこを治療するべきか、しっかり分けることが必要です。

- 仙腸関節は股関節と骨盤、腰椎の橋渡し役をする
- 仙腸関節からの関連痛は多種多様な痛みとして出現する
- 仙腸関節からの痛みと股関節痛は分けて治療していく

仙腸関節の位置

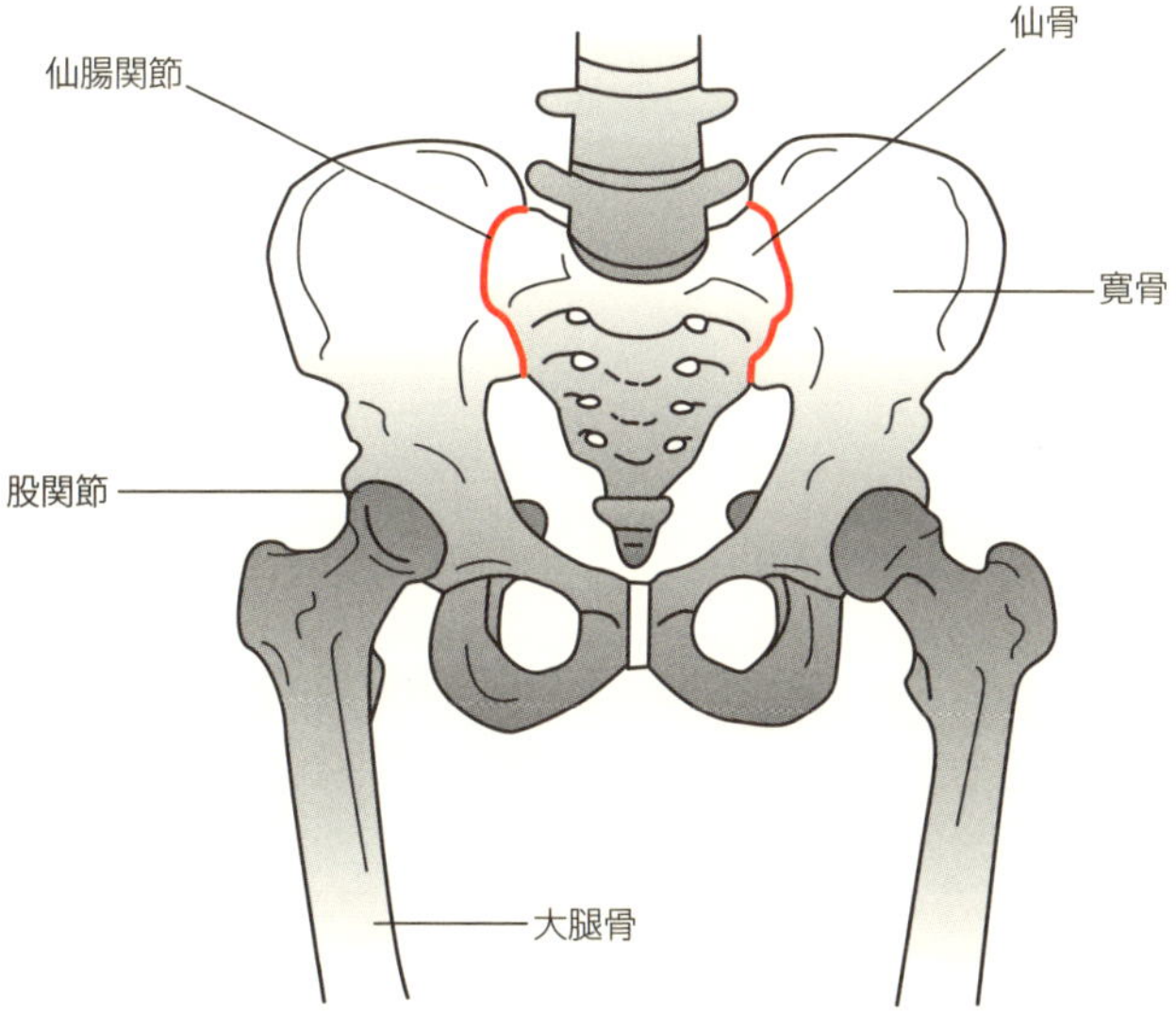

仙腸関節の関連痛が出現する部位

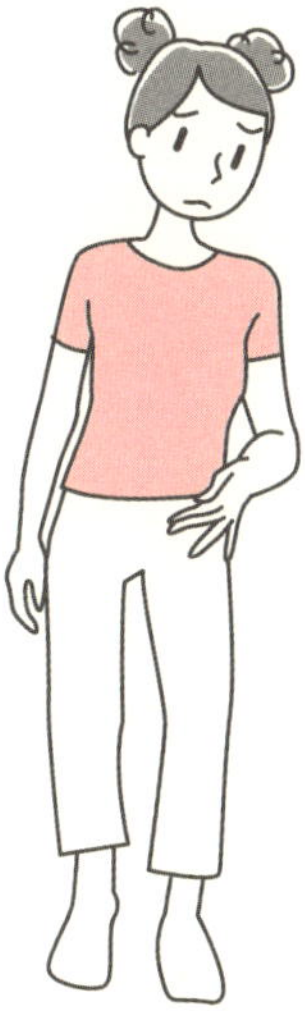

仙腸関節から関連痛は殿部だけでなく、鼠径部にも出現するため、股関節痛と混同されることがある

＊文献1) Pascal Vanelderen et al:Sacroiliac Joint Pain.Pain Practice,470?478,2010

用語解説
関連痛：胃潰瘍の痛みが背中にでるなど、関連する部位に起きる痛み。痛い部位以外に原因がある。
徒手療法：治療者が患者に直接手を触れて行う治療の総称。

7 鼠径部痛症候群とは？

鼠径部痛症候群は股関節痛としっかり区別して治療を進めなくてはならない

鼠径部痛症候群では慢性的な鼠径部痛に悩まされます。治療のカギは全身の協調性にあります。

サッカー選手に多い鼠径部痛症候群

鼠径部痛症候群という名前を聞いたことがありますか。ほとんどの方は聞いたことがないと思います。鼠径部痛症候群は別名**グロインペイン症候群**といい、以前は「スポーツヘルニア」と呼ばれていたこともありました。鼠径部痛症候群では、鼠径部を中心に股関節**内転筋**の近位部、下腹部など股関節に近い部分に痛みが生じます。また股関節に可動域制限や筋力低下も起こるため、股関節疾患として扱われてしまうことがあり注意が必要です。

鼠径部痛症候群はサッカー選手によく起こり、キック動作で腹部に力を入れた際に鼠径部に痛みが生じます。日本代表クラスのサッカー選手も慢性的な鼠径部痛に悩み、引退に至ったケースも少なくありません。鼠径部痛症候群では、体幹から下肢の可動性や安定性、**協調性**が何らかの原因で失われ、股関節や骨盤周囲が機能しなくなり鼠径部周辺にさまざまな痛みを引き起こします。

鼠径部痛症候群の治療は、外科的な手術が行われることもありますが、ほとんどの場合保存的に行われます。まずマッサージやストレッチで腰背部の筋肉、股関節の内転筋、**ハムストリング**の柔軟性を高めていきます。その後、股関節の外転筋や伸展筋、腹筋の筋力強化に努めます。ここで大切なのは、一つの筋肉を鍛えることに終始するのではなく、上半身と下半身の協調性を高め、バランスよく全身を使えるようにしていきます。サッカー選手の場合、股関節だけでボールを蹴るのではなく、全身を使ってボールを蹴るような動作を獲得しましょう。

- **鼠径部痛症候群は股関節痛としっかり区別する**
- **鼠径部痛症候群はサッカー選手に多く診られる**
- **股関節だけではなく全身を使った運動の獲得が必要**

鼠径部痛症候群

痛みが出現する部位

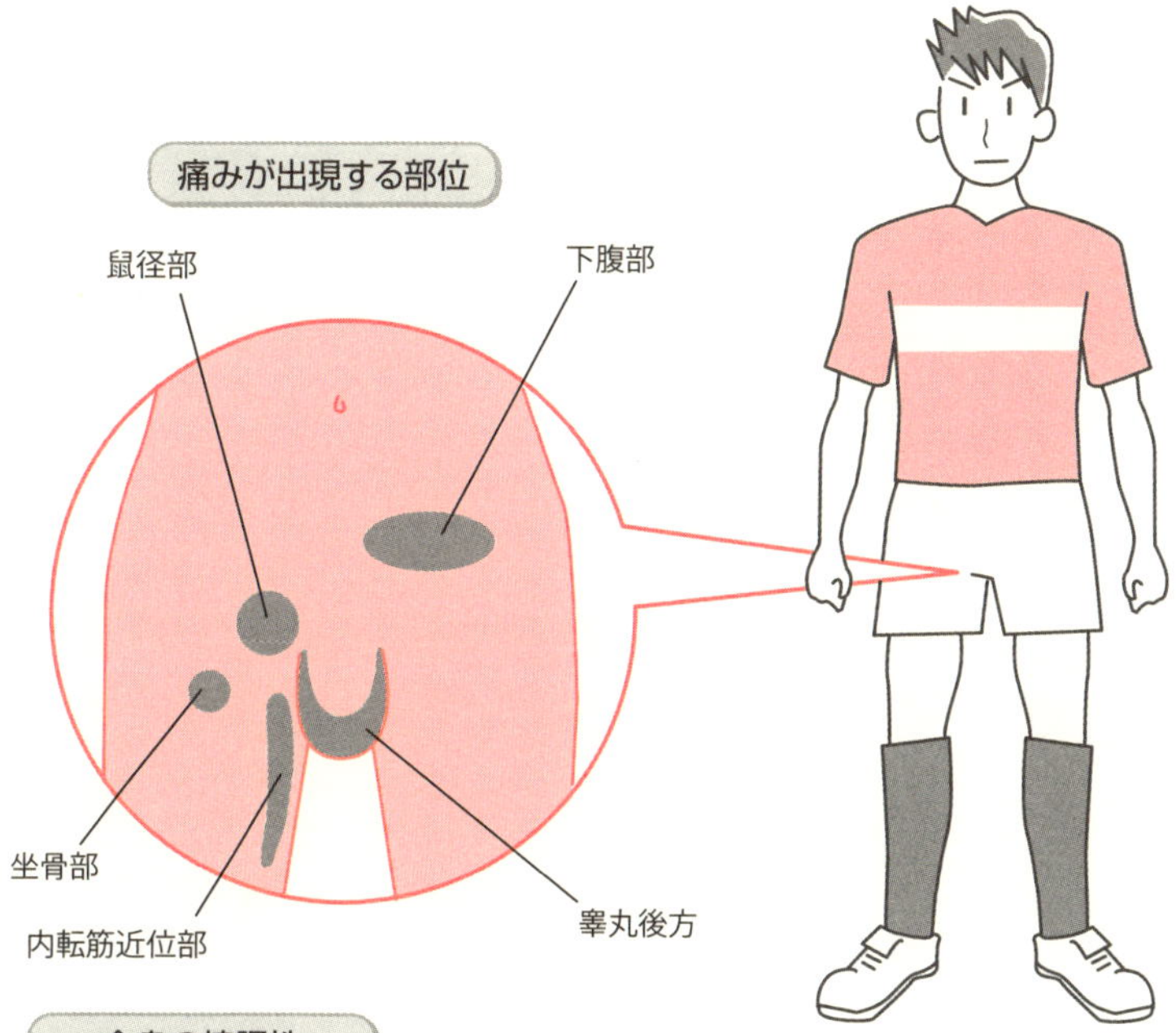

全身の協調性

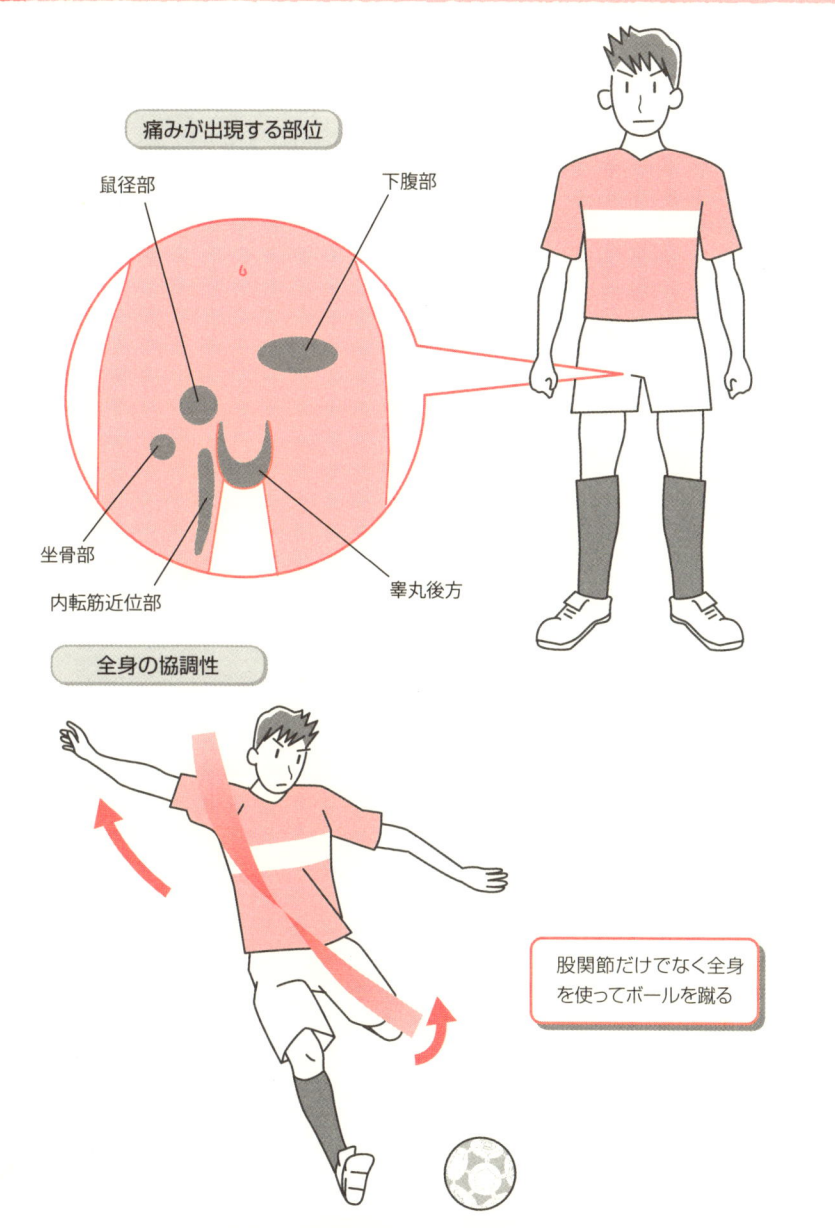

参考：日本整形外科スポーツ医学会ホームページ「スポーツ損傷シリーズ11」

用語解説
グロインペイン症候群：英語では "groin pain syndrome"。"groin" は鼠径部を意味する。
協調性：円滑に調和がとれること。

8 股関節の痛みの原因は膝関節の痛み？

膝関節の痛みが原因で股関節痛が起こることもある

股関節は膝関節や腰部と仲良くもあり、トラブルの可能性も秘めている——、そんな関係にあります。

お隣さんとはトラブルがつきもの

1—22節でお伝えしましたが、股関節と膝関節には密接な関係があります。股関節と膝関節の両方に関わる**二関節筋**がたくさんありますので、股関節と膝関節の動きは連動していることが多いのです。ですから股関節に問題があると、股関節のみならず膝関節の動きも悪化させ、膝痛の原因となることがあります。

たとえば、先天性股関節脱臼や変形性股関節症では**脚長差**が生じることがありますが、脚長差が生じると見かけ上の**骨盤のゆがみ**が起こり、下肢の形状が崩れてしまいます。そうすると**O脚**や**X脚**になり、膝関節が痛くなる可能性があります。逆に膝関節に痛みや何らかの問題を抱えていると、良くない姿勢や歩行を強いられることになり、それをかばって股関節に痛みを作り出してしまうこともあります。股関節の問題は膝関節の問題に直結しますし、逆もまたしかりです。

膝関節と同様に、股関節のトラブルが**腰痛**の原因になることもあります。股関節と骨盤、腰部にまたがって付いている筋肉がありますし、股関節と腰部の距離が近いことから考えても、股関節痛と腰痛が関係することは何となく想像できると思います。

股関節痛の治療でも、膝関節が股関節痛を生み出している場合には、先に膝関節を治療していくこともあります。股関節が痛いからといって股関節ばかり治療するのではなく、膝関節や腰部にどのような影響を与えているのか、またどのような影響を与えられているのか考えるべきでしょう。

- 股関節痛と膝痛や腰痛には密接な関係がある
- 脚長差により下肢の形状が崩れ膝痛の原因となる
- 股関節と膝関節、腰部、互いに与え合う影響を考える

股関節痛と膝関節痛

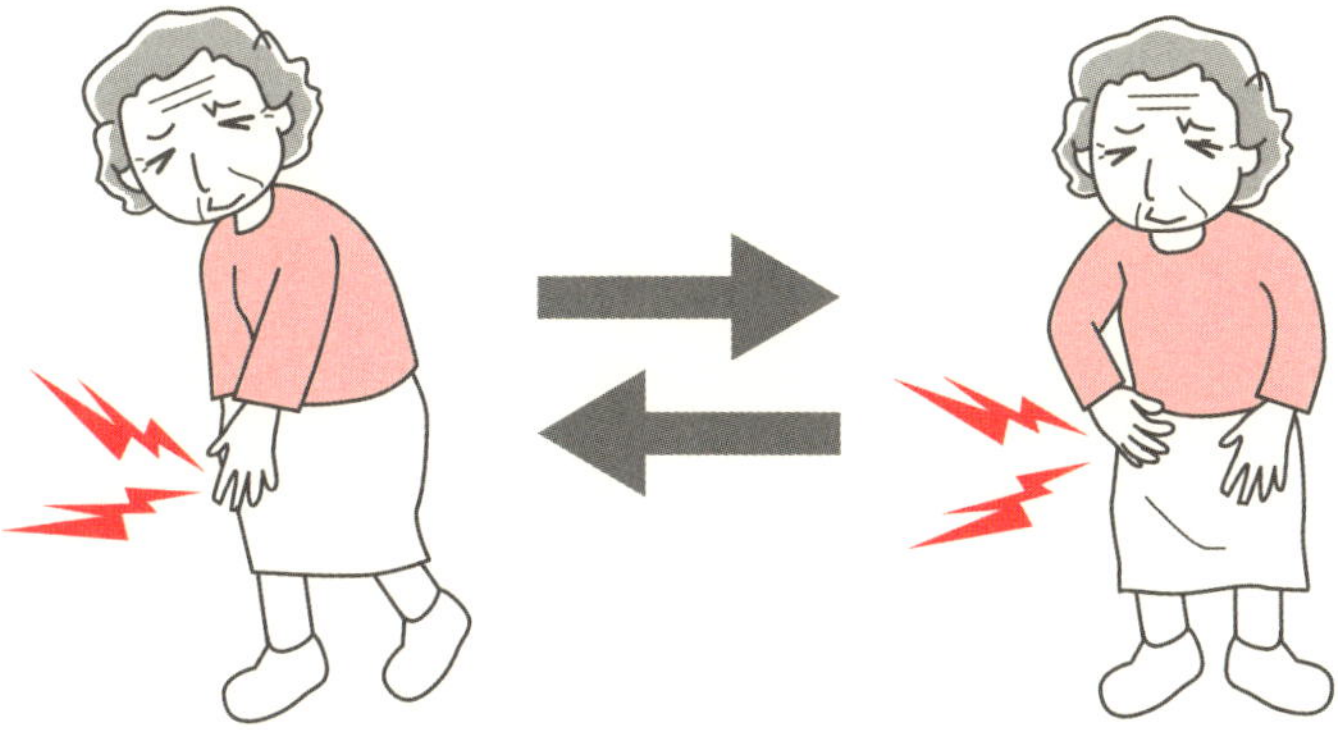

股関節痛は膝関節痛の原因に、また膝関節痛は股関節痛の原因になることがあり、互いに影響を与え合う

下肢の障害

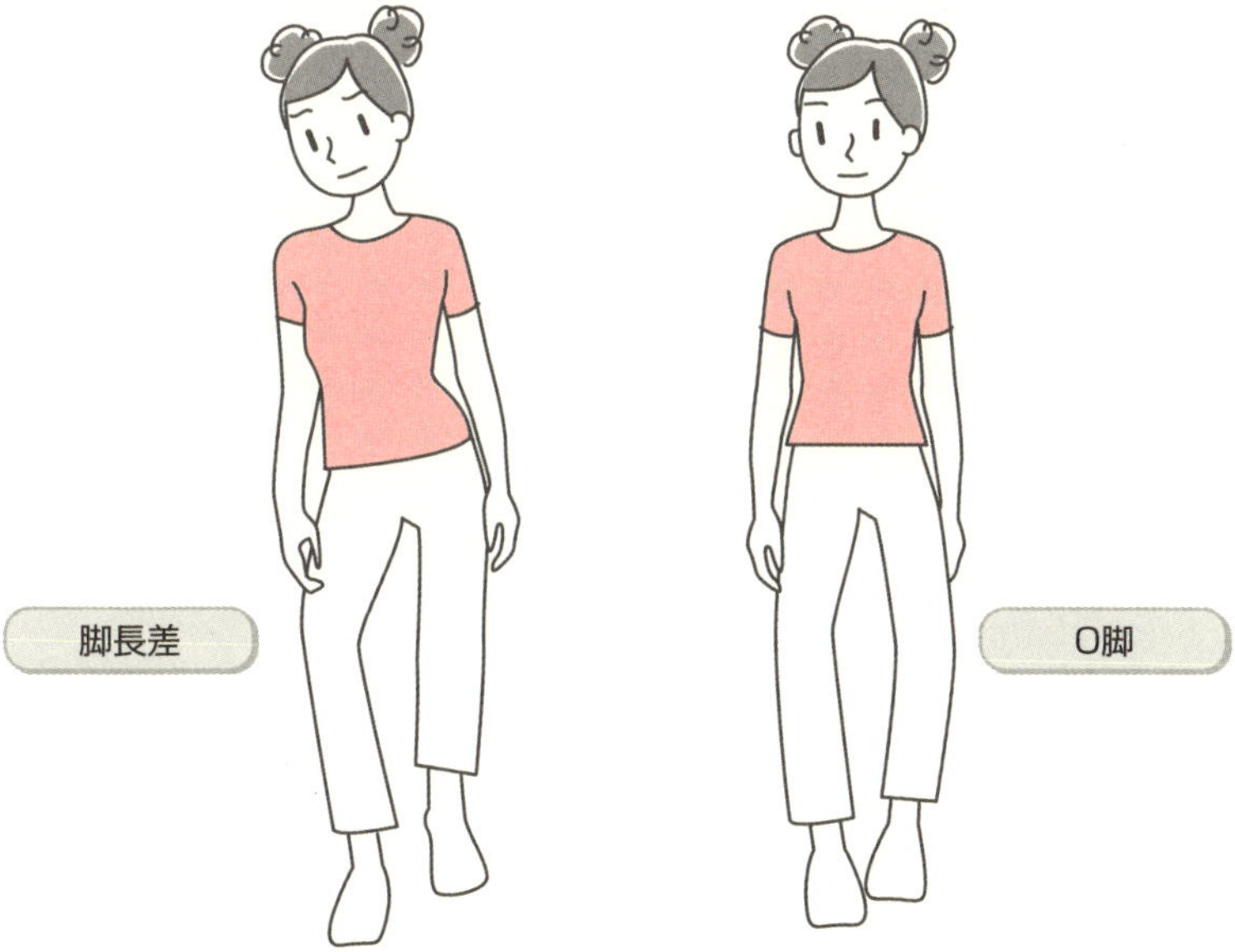

脚長差やO脚も股関節痛を生み出す原因となる

用語解説 **脚長差**：左右の脚の長さの差。股関節疾患を抱える方には、腸骨の上前腸骨棘から脛骨の内果まで測る棘果長（SMD）が用いられることが多い。

9 グルコサミンの効果

グルコサミンを飲んでも股関節の軟骨の修復効果は期待できない

一度はグルコサミンを飲んでみようと考えます。グルコサミンの効果について考えてみましょう。

グルコサミンには期待しない

「**グルコサミン**を飲むと**軟骨**は治りますか?」と聞かれることがよくあります。グルコサミンなどサプリメントに関しては諸説いろいろいわれていますが、グルコサミンを飲んでも軟骨の修復効果は期待できないというのが、わが国の医療界の考え方です。

関節の軟骨は80%近い水分と**コラーゲン**、**プロテオグリカン**、わずかな軟骨細胞で構成されています。プロテオグリカンが大量の水を保持してゲル状物質となり、コラーゲンが軟骨の形を維持します。プロテオグリカンはとても長い羽根のような構造をしており、その羽根に水分を蓄えることができます。羽根の芯にあたるコアとなるタンパクに、多数の糖類が羽毛のように結合します。この糖類がグルコサミノグリカンとよばれ、その主要成分こそがグルコサミンなのです。

グルコサミンは、アミノ酸や糖といった、より小さな物質に分解されないと腸管からは吸収されません。また吸収されたアミノ酸や糖は血液に乗って運ばれますが、軟骨にすべて運ばれるわけではありません。たとえその一部が軟骨に運ばれても、すでにグルコサミンとは違う物資になっているので、軟骨の成分になるとはいえないのです。

「飲み始めてから動きやすくなった」と感じている方がいれば、それは**プラセボ**効果かもしれません。グルコサミンを飲むことにより、痛みがましになったと思い込んだり、それにより活動量が増えて筋力がついたりすることがあります。しかし、股関節軟骨の修復効果を期待することはできないでしょう。

- **グルコサミンに軟骨を修復する効果は期待できない**
- **プロテオグリカンは大量の水分を蓄えることができる**
- **効果を感じるならプラセボか活動量の増加が要因**

グルコサミンの効果は？

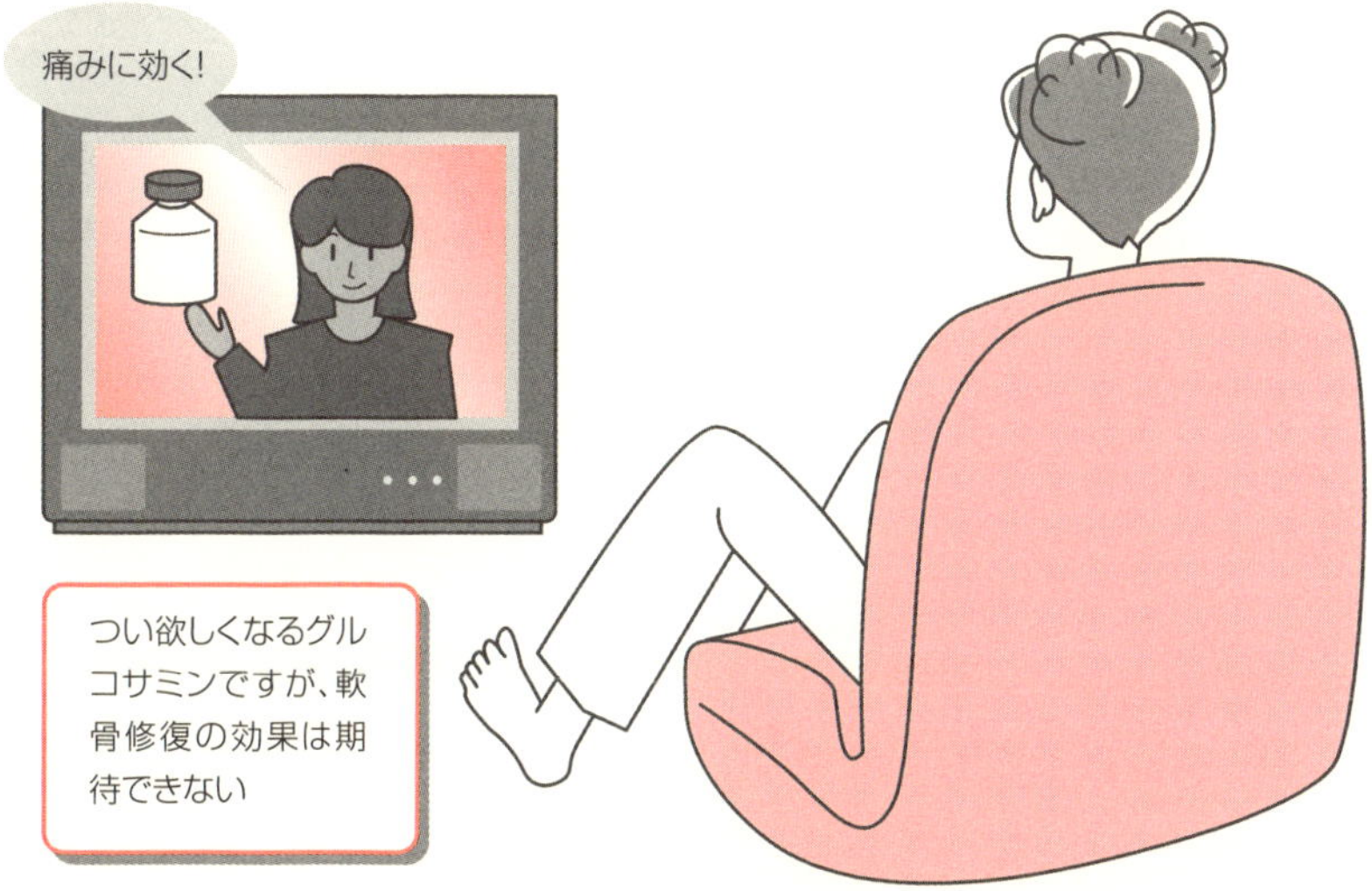
痛みに効く!
つい欲しくなるグルコサミンですが、軟骨修復の効果は期待できない

関節軟骨の構造

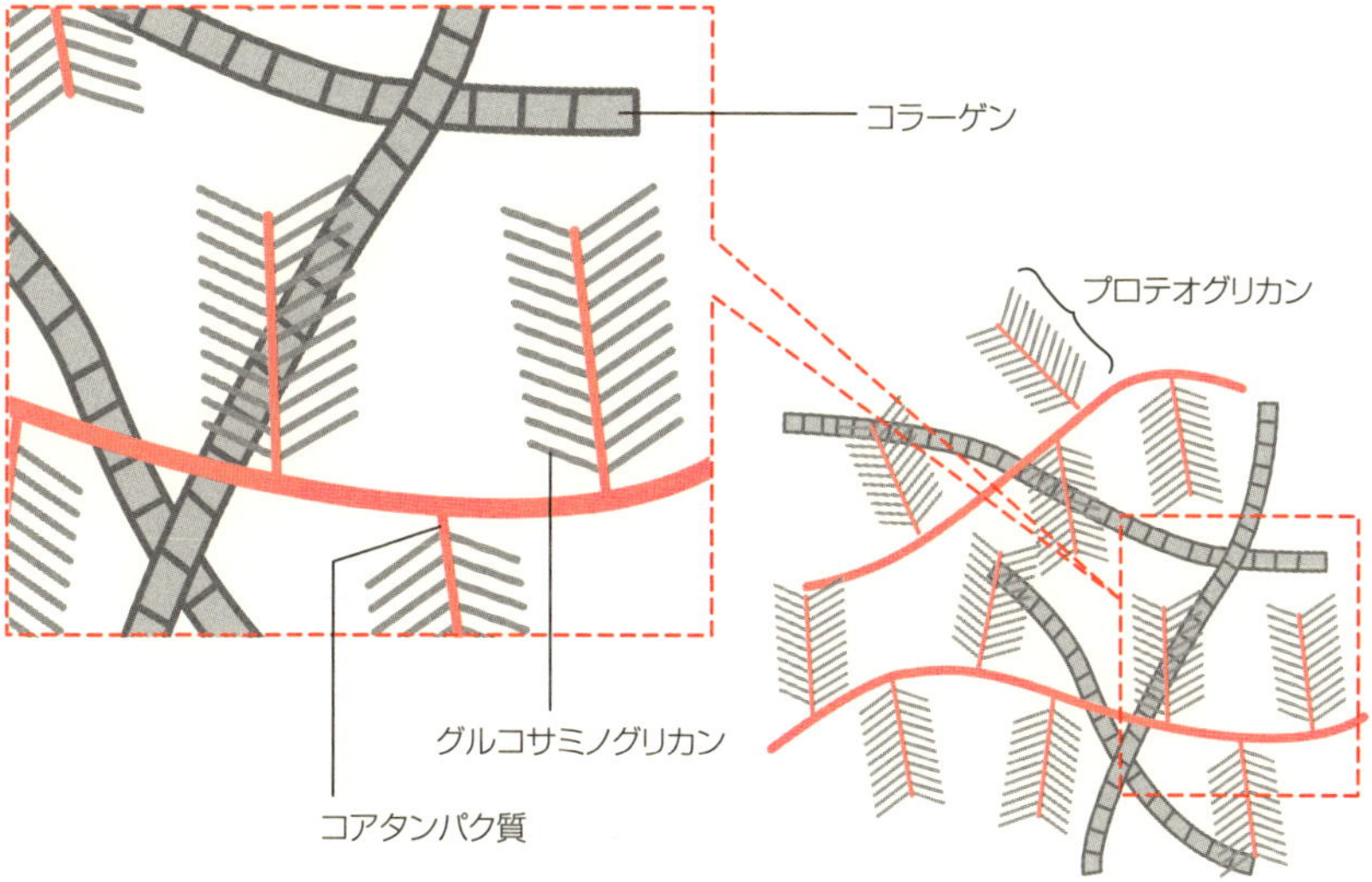
コラーゲン
プロテオグリカン
グルコサミノグリカン
コアタンパク質

用語解説 **プラセボ**：偽薬。本来は効能のない薬を、効能があると信じて飲むと、あたかも効能があるかのように症状が改善することがある。

10 人工股関節置換術はどんな手術か？

末期の変形性股関節症では、人工股関節置換術の適応になることがある

人工股関節置換術と聞いてもどんな手術か想像しにくいので、この機会に確認してみましょう。

侵襲が小さく体の負担は少ない

末期の変形性股関節症では、傷んだ股関節を人工の寛骨臼と骨頭に置き換える手術が行われることがあります。これを**人工股関節置換術**（＝ＴＨＡ）と呼びます。自分の骨を用いる**キアリ骨盤骨切り術**や**寛骨臼回転骨切り術**とは違い、人工股関節置換術は股関節を人工の関節に置き換えるので、医師から説明されると初めは驚くかもしれません。

手術の目的は何といっても痛みを取り除くことです。人工股関節置換術をすれば、痛みはほとんど消失します。手術は10㎝程度の切開で行われることが多く、体の侵襲《しんしゅう》が小さく済みます。術後は**感染症**や**深部静脈血栓症**に気をつける必要はありますが、荷重は早期から可能となるため、術後3週間程度で退院となります。手術を受けると立位や歩く姿がきれいになり、痛みがなくなるのと同じぐらい喜ばれる女性もいます。また手術により2㎝程度の**脚長差**であれば改善することもできます。

人工関節の**耐用年数**は約15〜20年といわれてきましたが、近年では人工関節の素材や手術技術の進歩により20〜30年、またはそれ以上もつといわれています。その結果、以前は主に60歳以上の方が手術を受けていましたが、50代で手術を受ける方も増えてきました。まれに人工関節が緩んだり、脱臼を繰り返したりする場合があります。また若くして人工股関節置換術を受けて人工関節が摩耗してしまった場合には、**再置換術**を行うことがあります。ですから手術の適応や時期、方法については、主治医としっかり相談して決めるようにしましょう。

- **人工股関節置換術では自骨を人工の関節に置き換える**
- **手術の主要な目的は痛みを取り除くことである**
- **人工関節の耐用年数は以前よりも長くなってきている**

人工股関節置換術

人工股関節

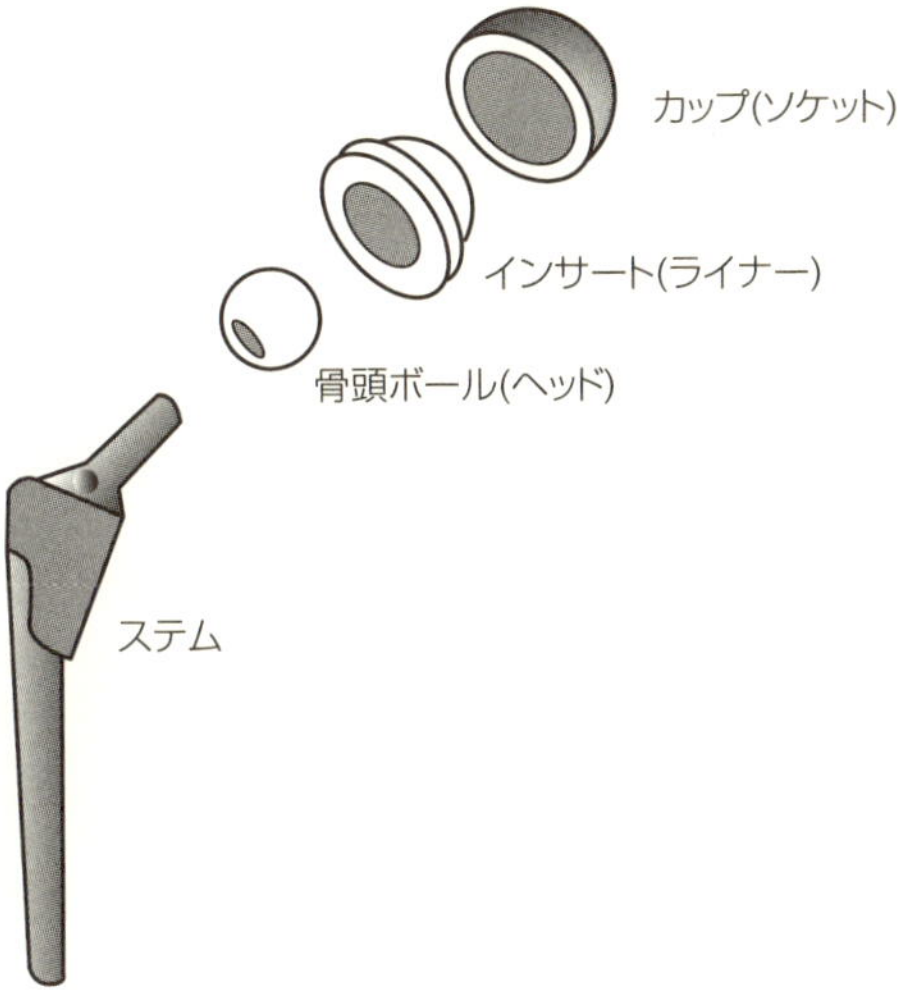
カップ(ソケット)
インサート(ライナー)
骨頭ボール(ヘッド)
ステム

手術

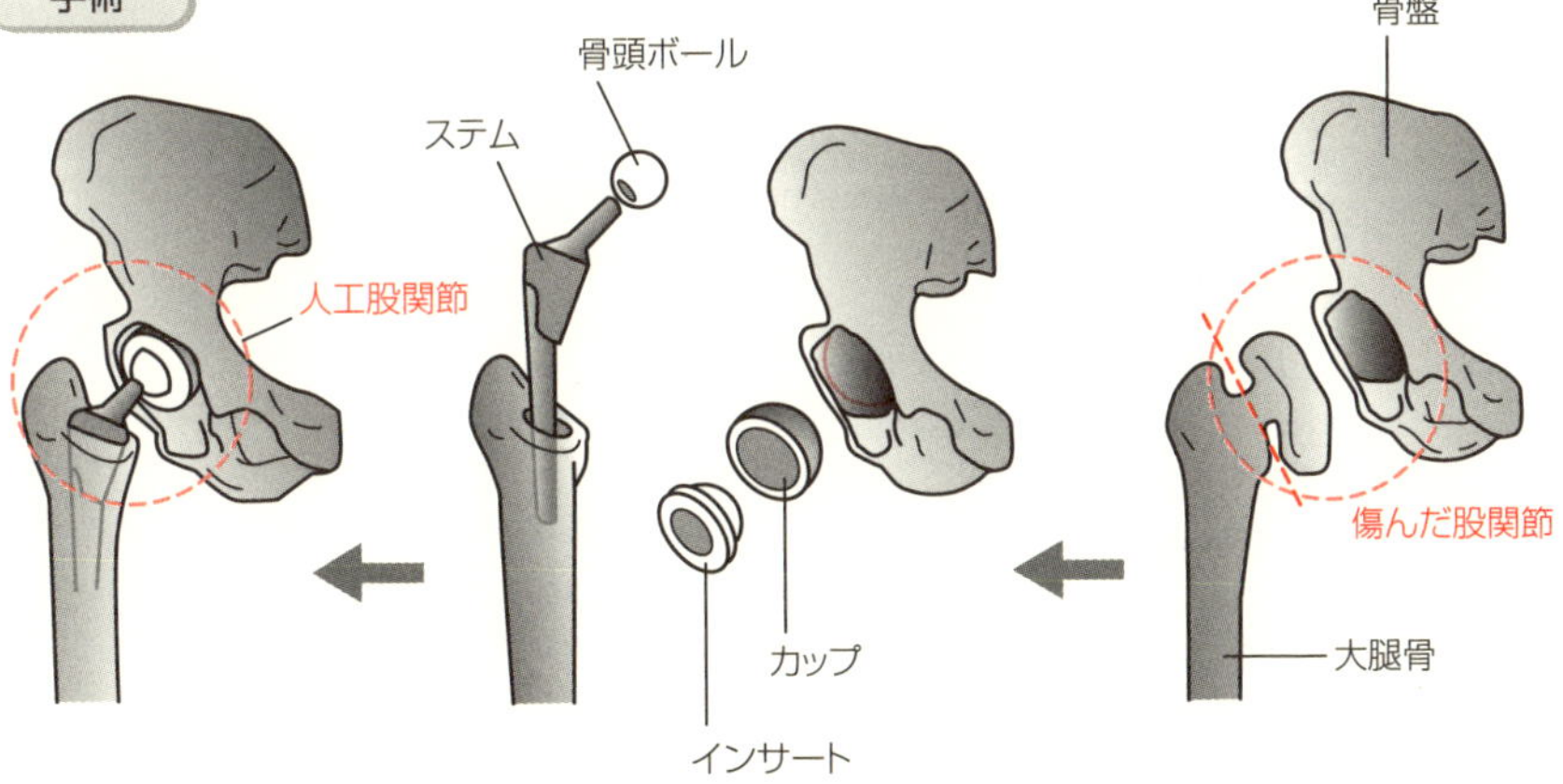
骨盤
骨頭ボール
ステム
人工股関節
傷んだ股関節
大腿骨
カップ
インサート

参考：京セラメディカル株式会社ホームページ

用語解説

耐用年数：どれぐらいの年数もつか。耐久性。
侵襲：手術や治療によって身体を傷めつけること。

11

人工股関節置換術後のリハビリテーション

人工股関節置換術後は脱臼に注意して生活を行う必要がある

人工股関節置換術後のリハビリテーションでは、どんなことに気をつけるのかみていきましょう。

深部静脈血栓症や脱臼に注意する

人工股関節置換術の術前術後の入院は、**クリニカルパス**という治療計画に沿って治療や検査、リハビリが進められます。人工股関節置換術を受けると翌日からリハビリが始まります。手術直後の**深部静脈血栓症**には十分注意が必要です。基本的には関節可動域運動、筋力増強運動、**起居《ききょ》動作**練習、歩行練習が行われます。起居動作とは、起き上がりや寝返りなど、基本となる動作を意味します。歩行練習は早ければ翌日から行われ、最初は平行棒や歩行器を使い、最終的には杖に替えていきます。

人工股関節置換術後のリハビリや日常生活において、一番大きいリスクは**脱臼**です。ある姿勢をとると、人工の股関節は構造上脱臼してしまい、一度脱臼するとその後も脱臼しやすくなります。一般的には股関節を屈曲、内転、内旋位にすると脱臼しやすくなります。たとえば横座りや靴を履く姿勢は脱臼の危険性があります。ただし脱臼する姿勢は手術様式によって違いますので、医師やリハビリのスタッフにしっかり確認しましょう。

ある程度自分で動作が可能になると、衣服の着脱や入浴の練習など、応用的なリハビリが行われます。股関節の可動域や脱臼のリスクから、靴下の着脱や足先を洗う動作が困難になる場合には**自助具《じじょぐ》**（補助具）を使うようにします。病院によっては退院前にリハビリのスタッフが自宅に同行して、自宅の生活ができるか確認する場合があります。その際、トイレや浴室の手すりや、玄関の段差の解消など、住宅改修についてのアドバイスも行います。

- **手術直後には深部静脈血栓症に注意してリハビリを行う**
- **何気ない動作でも脱臼の危険性があるため注意する**
- **退院前には自宅での生活に即したリハビリが行われる**

脱臼の危険性がある姿勢

横座り

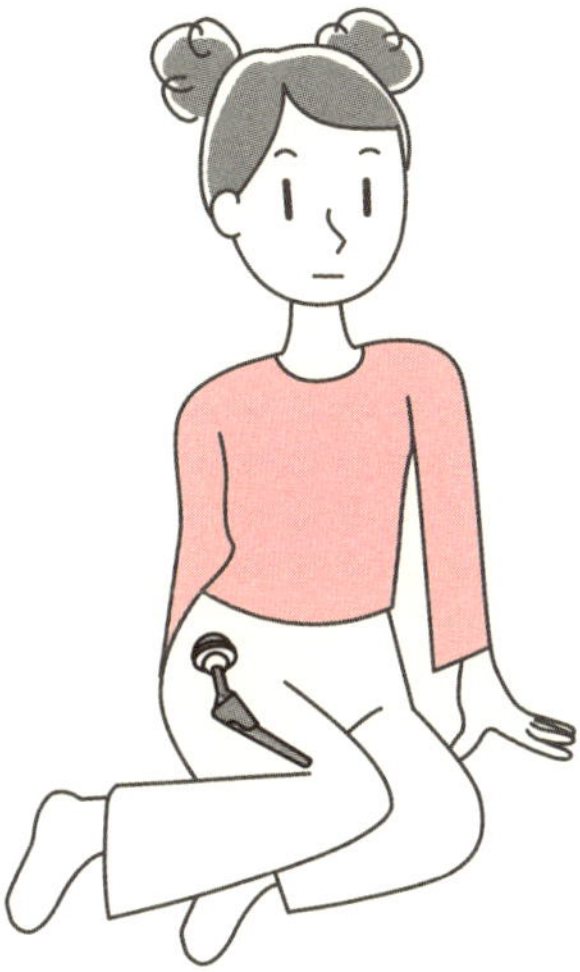

靴を履く姿勢

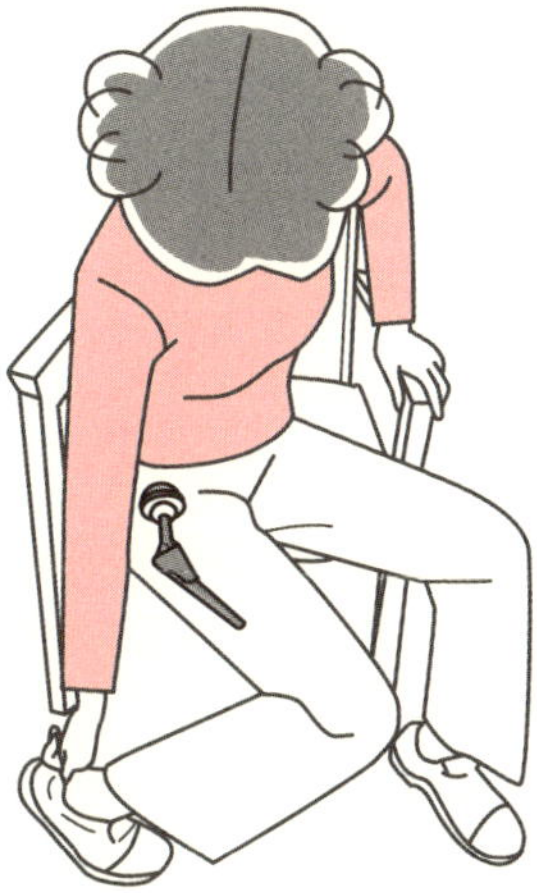

何気ない日常動作の中にも脱臼の危険性はある

自助具

ソックスエイド

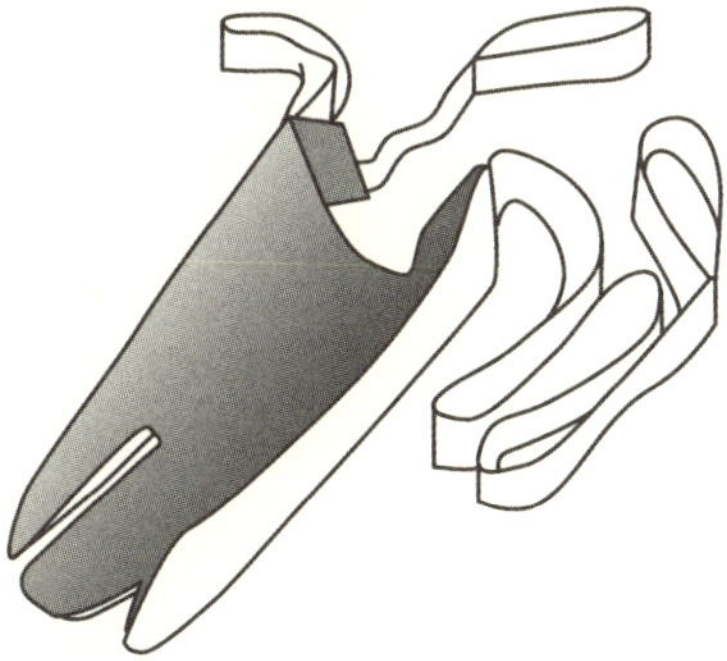

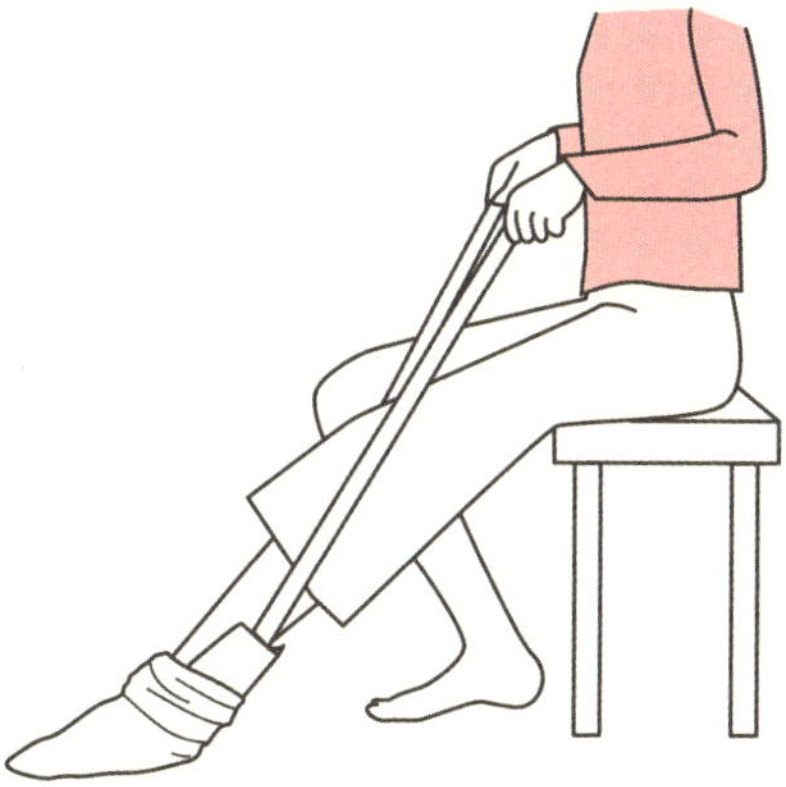

靴下を履くための自助具

用語解説 **深部静脈血栓症**：下肢の静脈に血栓という血の塊ができて血管を塞いでしまう症状。血栓が血流に乗って移動し、肺の血管を塞いでしまう肺塞栓症を起こすこともある。

12 リハビリテーションは手術前から始まる

人工股関節置換術では術後だけでなく、術前リハビリテーションも大事である

人工股関節置換術を受けてもすべて良くなるわけではなく、術前も術後もケアすることが必要です。

手術は股関節の痛みの歴史の一点

10年以上股関節痛に悩まされた後に、**人工股関節置換術**を受けた方がいました。術前より痛い方の股関節の可動域は悪かったそうです。手術後に担当して最初に感じたことは「関節可動域が良くない」ということで、術後数か月経過しても目標可動域に到達しませんでした。この方の場合、股関節の可動域が改善しない原因はいろいろ考えられますが、術前からの問題もあります。

たとえば関節可動域でいえば、股関節は人工の関節に置き換わっても、術前まであまり動かさず、短縮したり痩せ細ったりした筋肉の状態は術後も継続します。人工股関節置換術を受けるときに、硬くなった股関節の**内転筋**の一部を切ることもあるぐらいです。

股関節の痛みを改善するために手術を受けるわけですが、すべてがリセットされるわけではありません。手術は、変形性股関節症の痛みを軽減して、動作や生活を改善するための治療の一つだと私は考えています。手術をしたら終わりというのではなく、手術をしてもリハビリは続きます。また手術前に筋力が強い方と弱い方では、手術後にどちらが早く良くなるでしょうか。手術をしても筋力が急に改善するわけではありませんので、術前に筋力が強い方がリハビリは順調に進むことが多いのです。

股関節の手術は一つのポイント（点）であり、股関節痛を抱える方の症状は長い歴史（線）と考えるべきです。そう考えると手術前から歴史は始まっているわけで、手術後の未来をより良いものにするためには、手術前後両方のリハビリが大事になります。

- **人工股関節置換術を受けてもすべてがリセットされない**
- **術前の筋力や可動域の状態が術後にも影響を与える**
- **股関節の治療は痛み出してからの歴史として考える**

人工股関節置換術ですべてが良くなる？

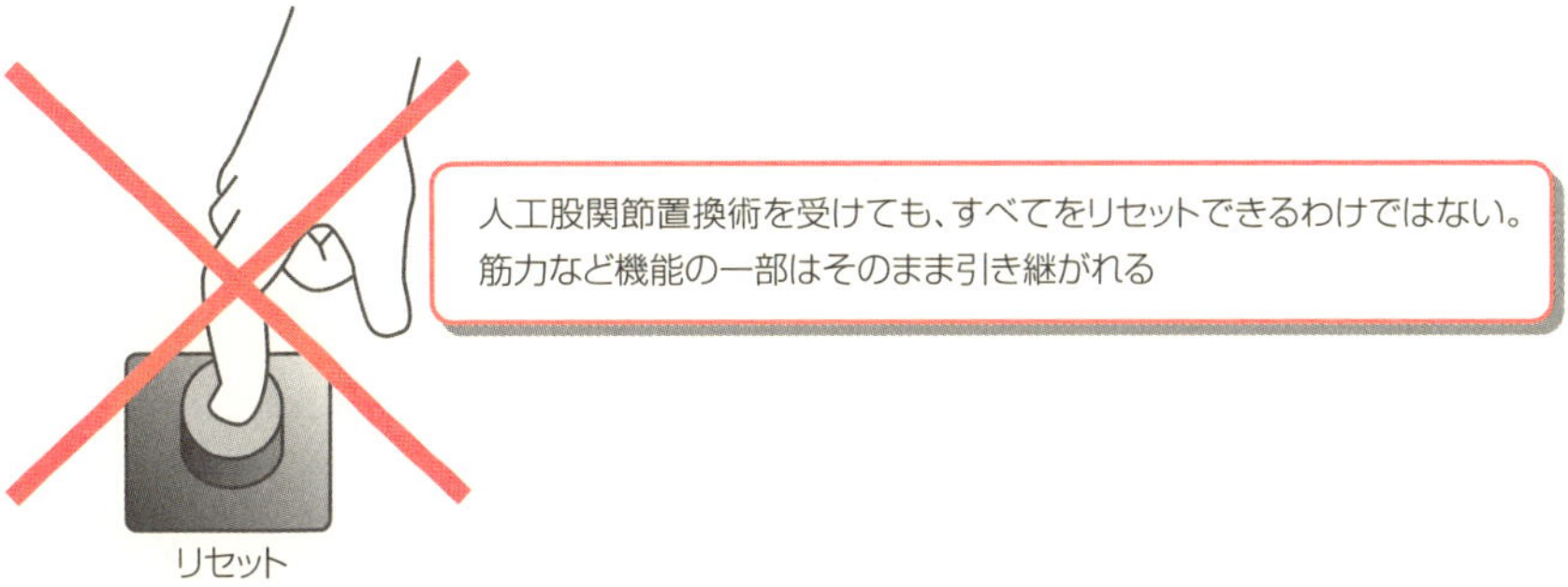
人工股関節置換術を受けても、すべてをリセットできるわけではない。筋力など機能の一部はそのまま引き継がれる
リセット

股関節の痛みの歴史の一例

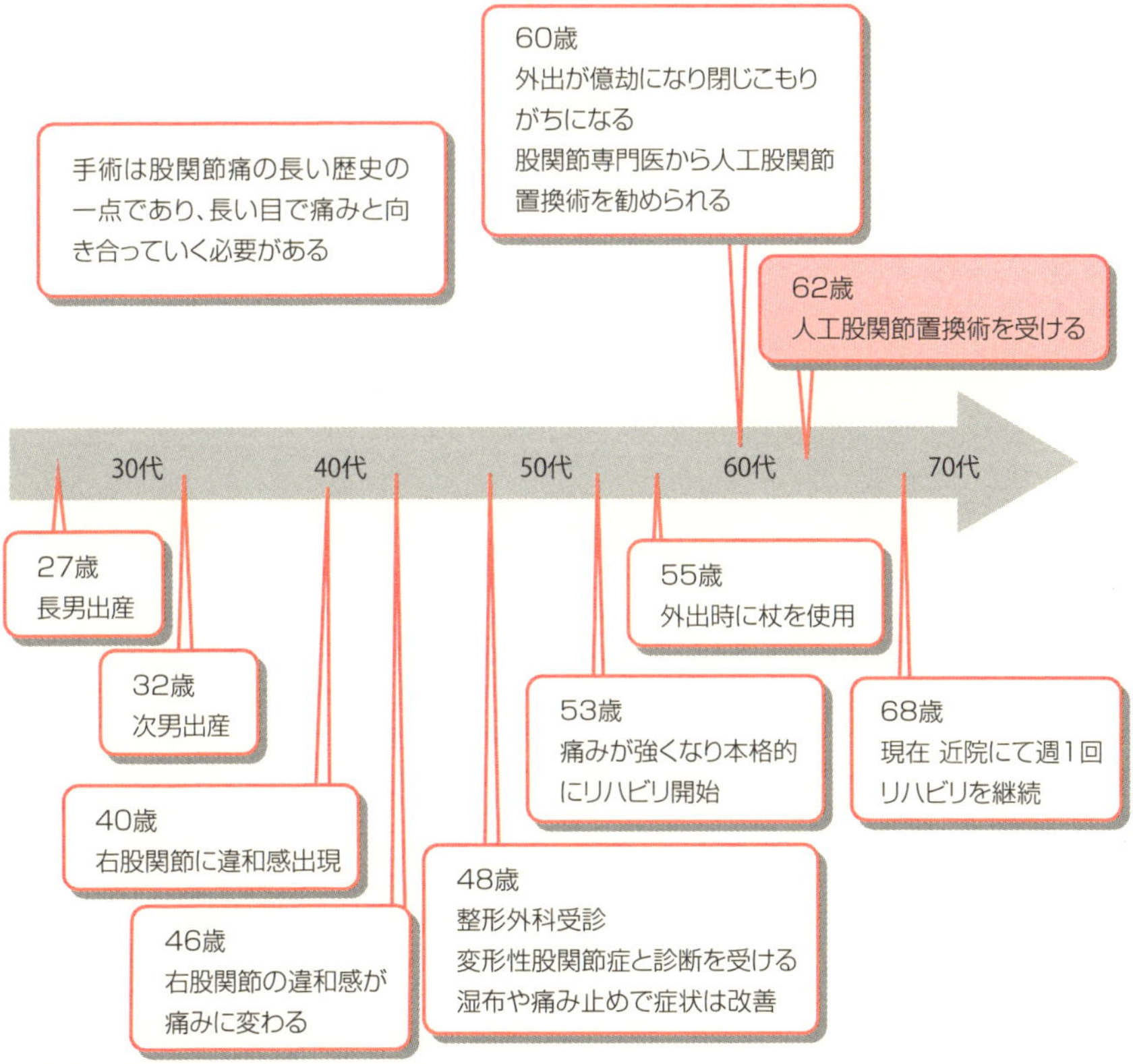
手術は股関節痛の長い歴史の一点であり、長い目で痛みと向き合っていく必要がある
30代
40代
50代
60代
70代
27歳
長男出産
32歳
次男出産
40歳
右股関節に違和感出現
46歳
右股関節の違和感が痛みに変わる
48歳
整形外科受診
変形性股関節症と診断を受ける
湿布や痛み止めで症状は改善
53歳
痛みが強くなり本格的にリハビリ開始
55歳
外出時に杖を使用
60歳
外出が億劫になり閉じこもりがちになる
股関節専門医から人工股関節置換術を勧められる
62歳
人工股関節置換術を受ける
68歳
現在 近院にて週1回リハビリを継続

用語解説 **股関節の内転筋**：大内転筋、恥骨筋、長内転筋、短内転筋、薄筋。

13 近年話題のＦＡＩとは？

ＦＡＩを治療しないと変形性股関節症になってしまうことがある

近年股関節治療の現場で注目されているＦＡＩ。その正体は股関節で起こる挟み込み症状です。

ＦＡＩの原因と診断方法

ＦＡＩとは股関節で起こる**インピンジメント**（＝挟み込み）のことで、「大腿骨寛骨臼挟み込み症」と直訳されます。股関節でのインピンジメントは、**寛骨臼**と**大腿骨頸部**の間に**股関節唇**や軟骨などの軟部組織が挟み込まれます。インピンジメントは**ペルテス病**や**大腿骨頭すべり症**などの疾患が原因になるものや、スポーツや日常生活での慢性的な繰り返しの刺激が原因なるものがあります。ＦＡＩは**臼蓋**に骨棘や形態異常がある場合、大腿骨頸部に出っ張りがある場合、その両方を合わせ持つ場合に起こります。

インピンジメントを繰り返すと、関節唇損傷や軟骨損傷を引き起こし、一部は**変形性股関節症**へつながっていくこともあります。ということは、この徴候があるうちに治療できれば、変形性股関節症へと移行していく可能性を減らせるのかもしれません。

ＦＡＩの診断には問診、レントゲン撮影、関節可動域検査、インピンジメントを誘発するテストなどが行われます。前方**インピンジメントテスト**では、股関節を屈曲、内転、内旋したときに、痛みが出現したときに陽性とされます。「前がつまる」という訴えで表現されることが多いのです。また仰向けに寝て、あぐらをかくように膝を外に倒すテストもよく使われます。テストが陽性の場合、ＭＲＩなどの精密検査も行いＦＡＩかどうか総合的に診断されます。注意して欲しいのは、これらの診断には正常との違いを見極める知識や経験が必要です。必ず股関節の専門医に診察してもらうようにしましょう。

- **FAIとは股関節で起こる挟み込み症状である**
- **FAIから変形性股関節症になる可能性もある**
- **FAIを疑う場合は必ず専門医に診察してもらう**

FAIのタイプ

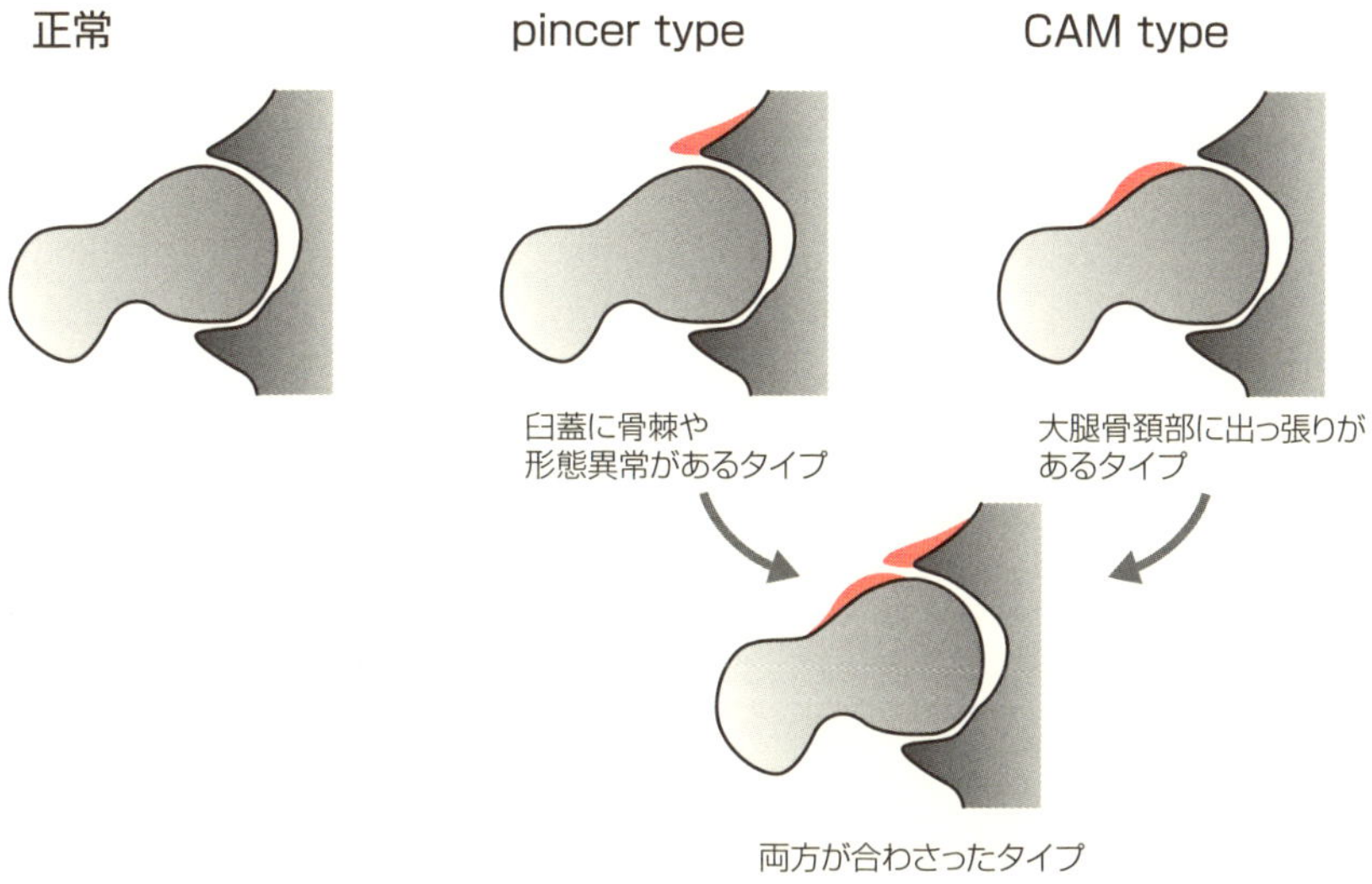
正常
pincer type
CAM type
臼蓋に骨棘や
形態異常があるタイプ
大腿骨頚部に出っ張りが
あるタイプ
両方が合わさったタイプ

＊文献1) 和田孝彦・他：FAI(femoroacetabular impingement)とは.臨床スポーツ医学29(4):367-371,2012より一部改変して引用

前方インピンジメントテスト

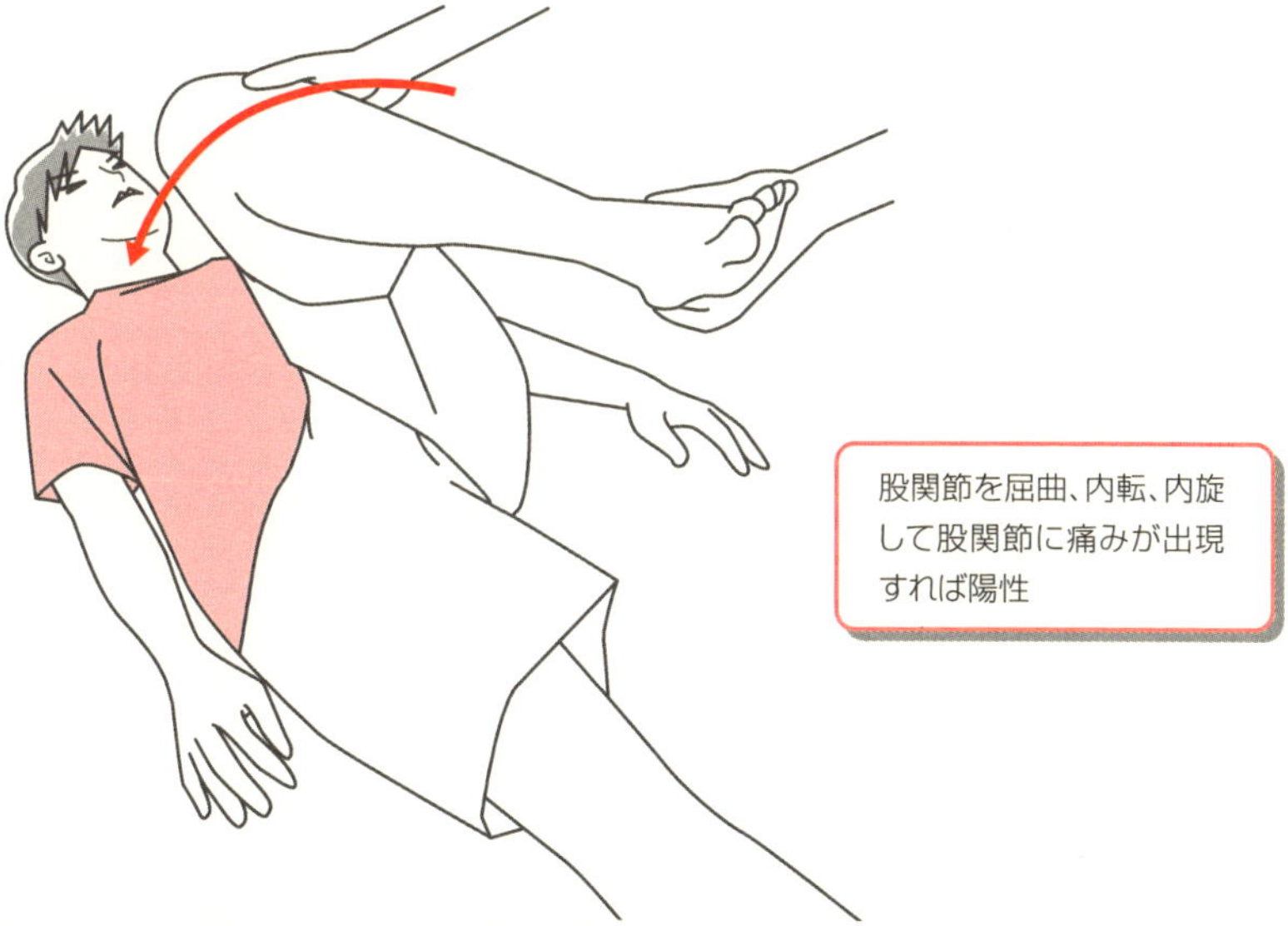
股関節を屈曲、内転、内旋
して股関節に痛みが出現
すれば陽性

用語解説 FAI：“femoroacetabular impingement”の略。“femoro”は大腿骨、“acetabular”は寛骨臼、“impingement”はインピンジメント（挟み込み）をそれぞれ意味する。

14 股関節唇損傷の手術とリハビリテーション

股関節唇損傷では股関節鏡という身体の侵襲が小さい手術が行われる

近年注目されている股関節唇損傷の手術とリハビリテーションについてみていきましょう。

近年注目されている股関節鏡手術

近年**股関節唇損傷**と診断される方が増えてきています。これは疾患が急に増えたというよりも、医療従事者の中で股関節唇損傷の認知度や関心が高まったからではないでしょうか。股関節唇損傷は、スピードスケートやエアロビクス、サッカー、野球など、股関節の深い屈曲元に戻す動作を繰り返す競技の選手に多く起こるといわれています。

股関節唇損傷の治療法としては、**股関節鏡**による手術療法が中心に行われています。実際の手術では股関節周辺に１㎝程度の切開を２～４か所加えるだけで、身体への**侵襲**が小さいのが特徴です。損傷している股関節唇を縫合したり、股関節唇を傷める原因となる大腿骨頸部の出っ張りを削ったりします。

術後のリハビリは縫合した関節唇が修復するのを保護しながら行われます。関節可動域を拡大する運動や、筋力低下を予防する運動から始め、術後４週目あたりから積極的な関節可動域運動と筋トレも行っていきます。ただし痛みや引っ掛かり、創部の**癒**《ゆ》**着**《ちゃく》がないか気をつける必要があります。術後８週目あたりからスポーツ復帰への準備として、片脚スクワットなどを行い、早い人では術後４か月でスポーツ復帰が可能となります。

股関節唇損傷の治療は手術療法が中心となっており、保存療法についての詳しい報告はほとんどありません。現状では保存療法は手探りの状態ですが、**腸腰筋**を治療すると股関節唇損傷の痛みや引っ掛かりが改善する症例もあり、今後治療法が確立されていくことが期待されています。

- 股関節唇損傷は深屈曲を繰り返すスポーツ選手に起こる
- 1cm程度の数か所の切開で行うので身体の負担は小さい
- 股関節唇損傷の保存療法は現状では確立されていない

股関節唇損傷を引き起こす動作

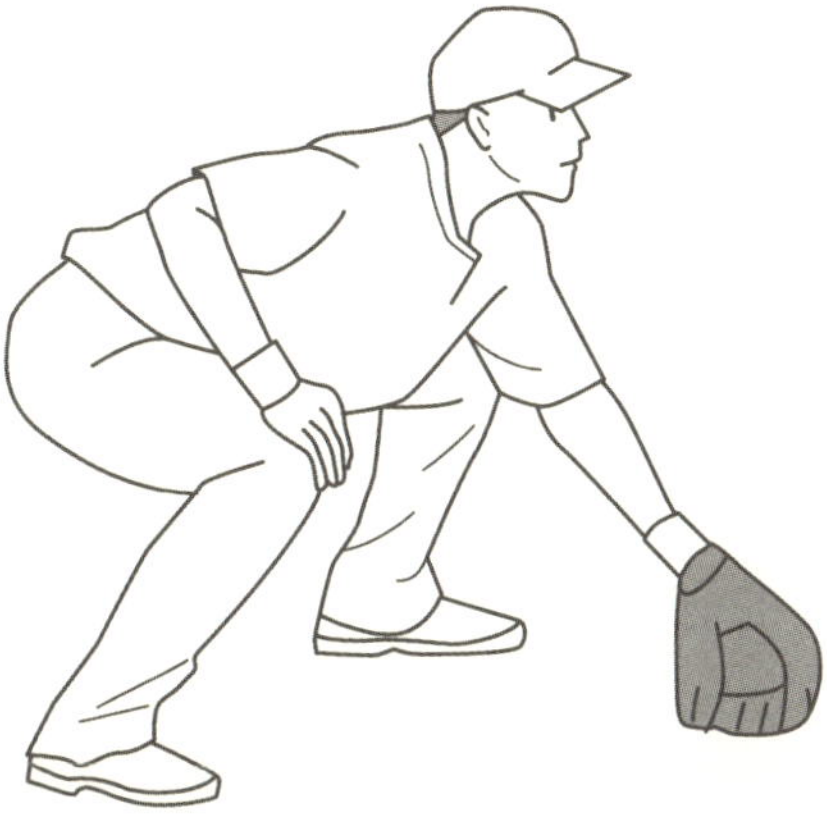

野球の内野手は1球ごとに腰を下ろして構えるため、
股関節の深い屈曲(元に戻る動作)を繰り返す

股関節鏡による手術の創部

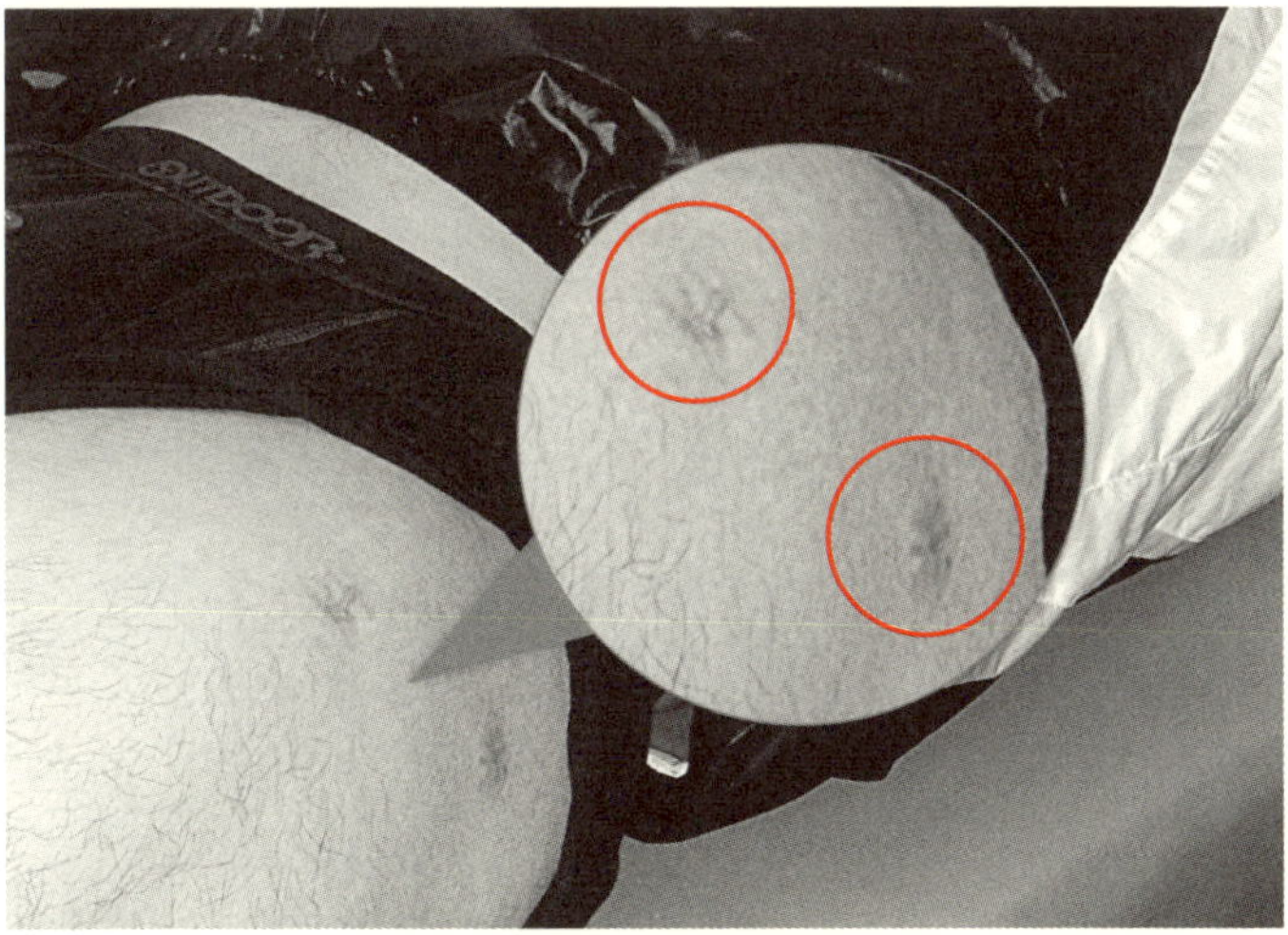

1cm程度の切開を数か所行う

用語解説 **癒着**：本来離れている組織同士がくっついてしまうこと。

15 寝たきりの原因となる大腿骨頸部骨折

大腿骨頸部骨折は寝たきりの原因になるので、いかに予防するかが重要である

高齢者の４大骨折の中で、寝たきりの原因になりやすい大腿骨頸部骨折についてみていきましょう。

転倒は恐ろしい骨折を引き起こす

高齢者の**４大骨折**をご存知ですか。４大骨折とは**大腿骨頸部骨折**、**脊椎圧迫骨折**、**橈骨《とうこつ》遠位端骨折**、**上腕骨頸部骨折**の４つです。その中でも大腿骨頸部骨折は寝たきりの原因となる恐ろしい骨折です。その背景には**骨《こつ》粗《そ》鬆症《しょうしょう》**や**廃用**による筋力低下が関係していますが、骨折するとさらに運動機能が落ちて**QOL**が低下したり、生命予後が短くなったりします。

大腿骨頸部骨折は横に転倒したときに、大腿骨の大転子を強打することによって起こります。大腿骨頸部骨折は、以前は関節包の外側か内側によって外側骨折と内側骨折と分けられていましたが、近年は外側骨折を大腿骨転子部骨折、内側骨折を大腿骨頸部骨折と呼んでいます。どちらの骨折も程度によりますが、ほとんどの場合手術の適応になります。大腿骨転子部骨折の場合、大腿骨の中に支柱となる釘を入れて**骨《こつ》癒《ゆ》合《ごう》**を促します。一方、大腿骨頸部骨折の場合、ピンで固定することもありますが、大腿骨頭への血液供給は乏しいため、骨癒合が期待できないことがあります。その場合、大腿骨頭を人工の骨頭に置き換える手術が行われます。いずれの手術でも術後は関節可動域運動、筋トレ、動作練習などが行われますが、手術様式によりリハビリも異なってきます。特に**禁《きん》忌《き》**事項と荷重時期に関しては、医師にしっかり確認する必要があります。

以前は大腿骨頸部骨折後のリハビリについて数多くの研究が行われていましたが、近年は転倒をいかに防ぐか、すなわち転倒予防に重きが置かれるようになってきました。

- **高齢者の大腿骨頸部骨折は寝たきりにつながりやすい**
- **骨折や術式によってリハビリの内容は異なる**
- **近年は転倒を防ぐ予防医学の研究が盛んになっている**

大腿骨頸部骨折の分類

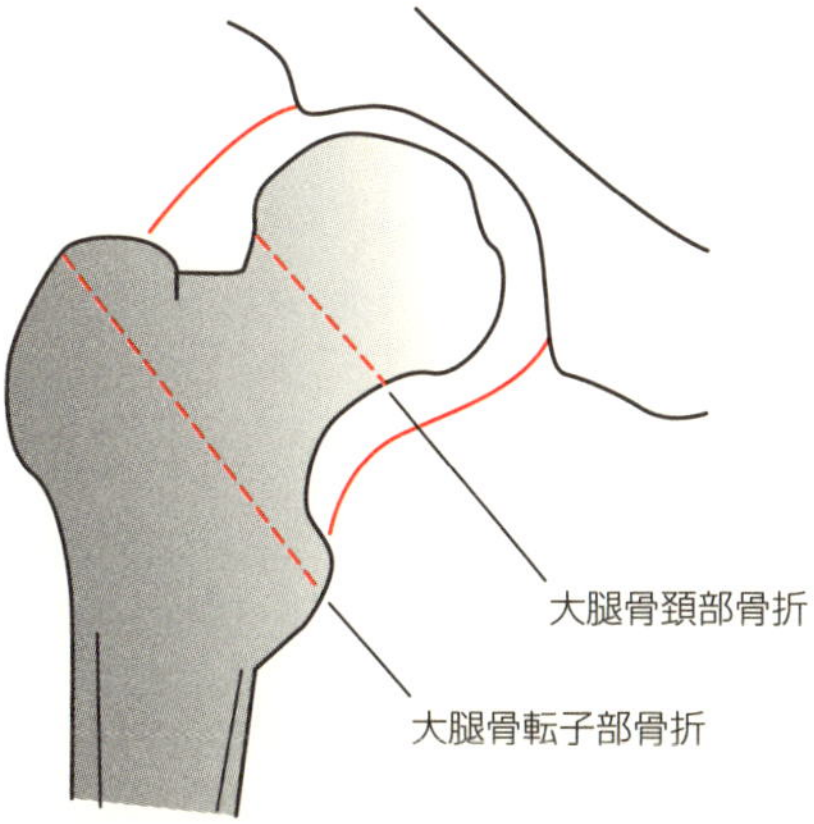

大腿骨頸部骨折の手術

ガンマネイル

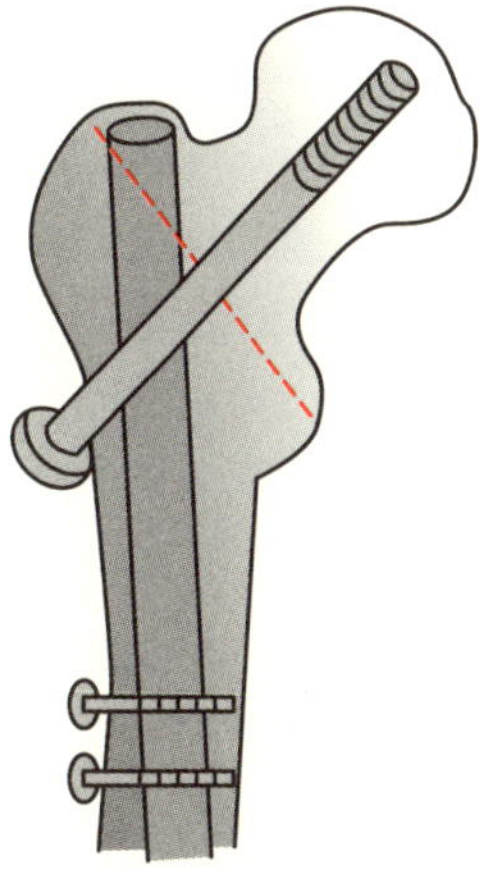

大腿骨転子部骨折の手術で用いられるガンマネイル

人工骨頭

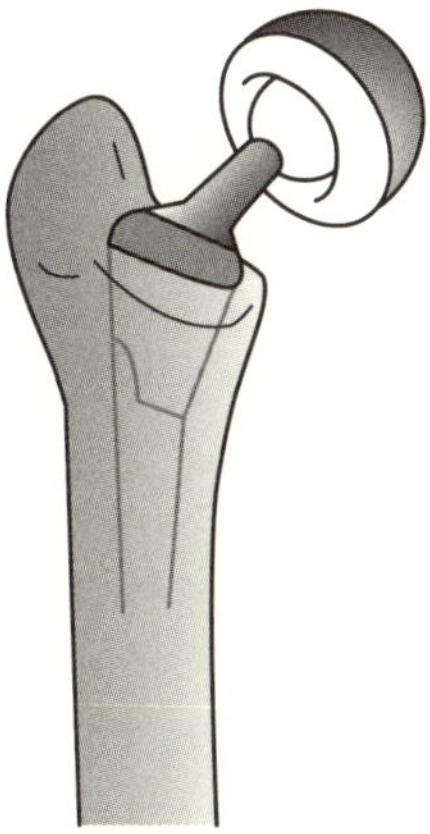

大腿骨頸部骨折では血流が乏しいため、骨癒合が期待できないときには人工骨頭が用いられる

用語解説

廃用：長期間動かないことより、身体機能が低下すること。筋力低下や関節拘縮がその例。

禁忌：してはいけないこと。　**骨癒合**：骨がくっつくこと。

Column

一番バリアフリー化して欲しい場所

高齢者や障害者にとって、一番バリアフリー化して欲しい場所はどこかわかりますか。旅行などでお出かけする機会が多い方ならわかるかもしれませんね。「昨日○○神社に行ってきたけど、階段が多くて……」と、治療をしているとよく耳にします。どの地方の観光地にも神社やお寺があり、高齢者の中には神社やお寺巡りを楽しみにされている方がたくさんいます。でもその楽しみであるはずの場所は、バリアフリー化されていないことが多いのです。歴史ある建物だし、景観が損なわれるから仕方ないといってしまえばそれまでなのですが、何か良い方法はないものかといつも考えてしまいます。

高齢者に配慮して設置したとわかるようなピカピカの手すりを、最近になって神社やお寺でようやく見かけるになりましたし、エレベーターやエスカレーターがあるお寺もあります。神社やお寺にエレベーターやエスカレーターがあると違和感がある方もいるかもしれませんが、医療や福祉に携わる者として高齢者や障害者目線で見ると、あってもよいと思います。ただし、今後も神社や仏閣にエレベーターやエスカレーターがたくさん設置されることは、おそらく望めないでしょう。また、手すりがあればよいという問題ではなく、高齢者や障害者が本当に使える状態にあるのか、そのあたりを神社やお寺の方にはしっかり検討してもらいたいと思います。

神社やお寺のトイレは和式であることも多いようです。排泄の心配があるなら、出かける前に電話で確認するか、神社やお寺に行く前に洋式トイレで用を足しておくとよいでしょう。

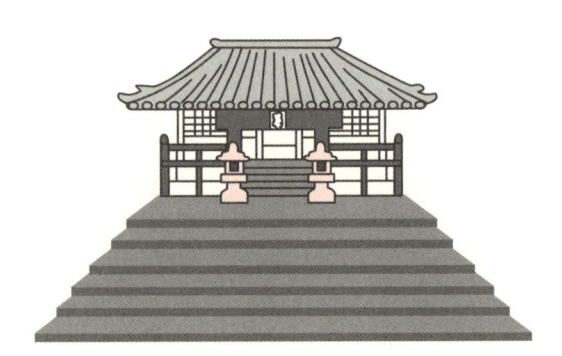

第4章

股関節・骨盤と歩行の科学

股関節や骨盤の痛みを作り出す一番大きな原因は歩行――。そう言っても過言ではないぐらい股関節・骨盤の痛みと歩行は深い関係にあります。しかし、歩行について深く考えている方はあまりいません。

そこで本章では、第１章から第３章までの内容をふまえ、歩行について基礎から応用まで取りあげていきます。歩行は単に「歩く」という行為ではなく、全身を使って行われるため、私たちが生活をしていく上で要となる動作です。股関節や骨盤の痛みを軽減させるためによい歩行とは一体どのような歩行なのか、考えていきましょう。

1 歩行に必要な基礎知識

歩行を考えるときには歩行周期に着目し、股関節の負担を常に念頭に置く

歩行と股関節の関係を理解するには、歩行を専門的に考えるための基礎知識が必要になります。

歩行周期と股関節の負担を考える

「**歩行**を制するものは、股関節痛を制する」、そう言っても過言ではないぐらい歩行は股関節に何らかの影響を与えます。動物が空間における位置を移すための運動を「移動」と呼び、移動の中でも**四肢**による移動を「歩行」と呼びます。歩行とよく似た言葉に**歩容**《ほよう》がありますが、歩容は歩行における身体各部の運動パターンのことをいいます。

私たちが治療を行う際には**歩行周期**に着目します。歩行周期とは、脚が地面に着いた瞬間から次に同じ脚が地面に着く直前までの、歩行における一側の一連の動作をいいます。歩行周期は脚が地面に着いている**立脚期**《りっきゃくき》と、着いていない**遊脚期**《ゆうきゃくき》に分けることができます。立脚期は踵から地面に着いた後、足底全体が地面に着いて片脚で身体を支え、踵、つま先の順に地面から離れるまでをいいます。遊脚期はつま先が地面から離れた後、脚を前方に振り出し立脚期を迎える直前までとなります。股関節に痛みを抱える方にとっては、踵を地面に接地する踵接地の瞬間から、片脚で身体を支える立脚中期までと、立脚中期から後方に脚を蹴り出すまでが重要になります。股関節に負担をかけすぎないように、体重を載せていくことができるかがカギとなります。

歩行周期を時間的に考えると、立脚している時間である立脚相の方が、遊脚している時間の遊脚相より多く、立脚相60%、遊脚相40%となります。簡単に言うと、地面に脚を着いている時間の方が長いということです。また1歩行周期の中で両脚が地面についている時間が2回あります。

- **四肢を使って移動することを歩行という**
- **歩行を観察する際には歩行周期に着目する**
- **歩行周期では立脚相が遊脚相よりも長い**

歩行周期

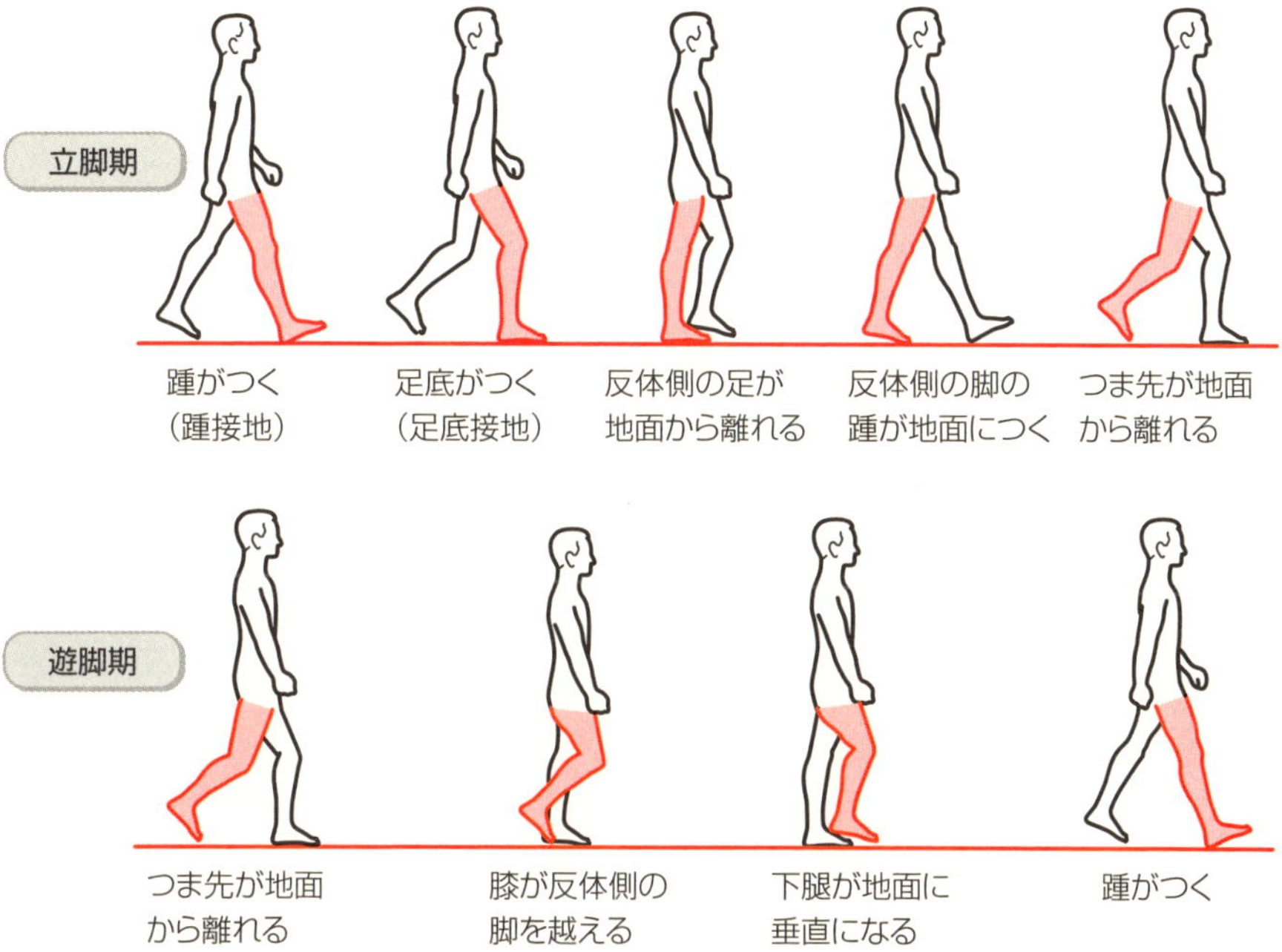
立脚期
踵がつく
（踵接地）
足底がつく
（足底接地）
反体側の足が
地面から離れる
反体側の脚の
踵が地面につく
つま先が地面
から離れる
遊脚期
つま先が地面
から離れる
膝が反体側の
脚を越える
下腿が地面に
垂直になる
踵がつく

歩行と走行

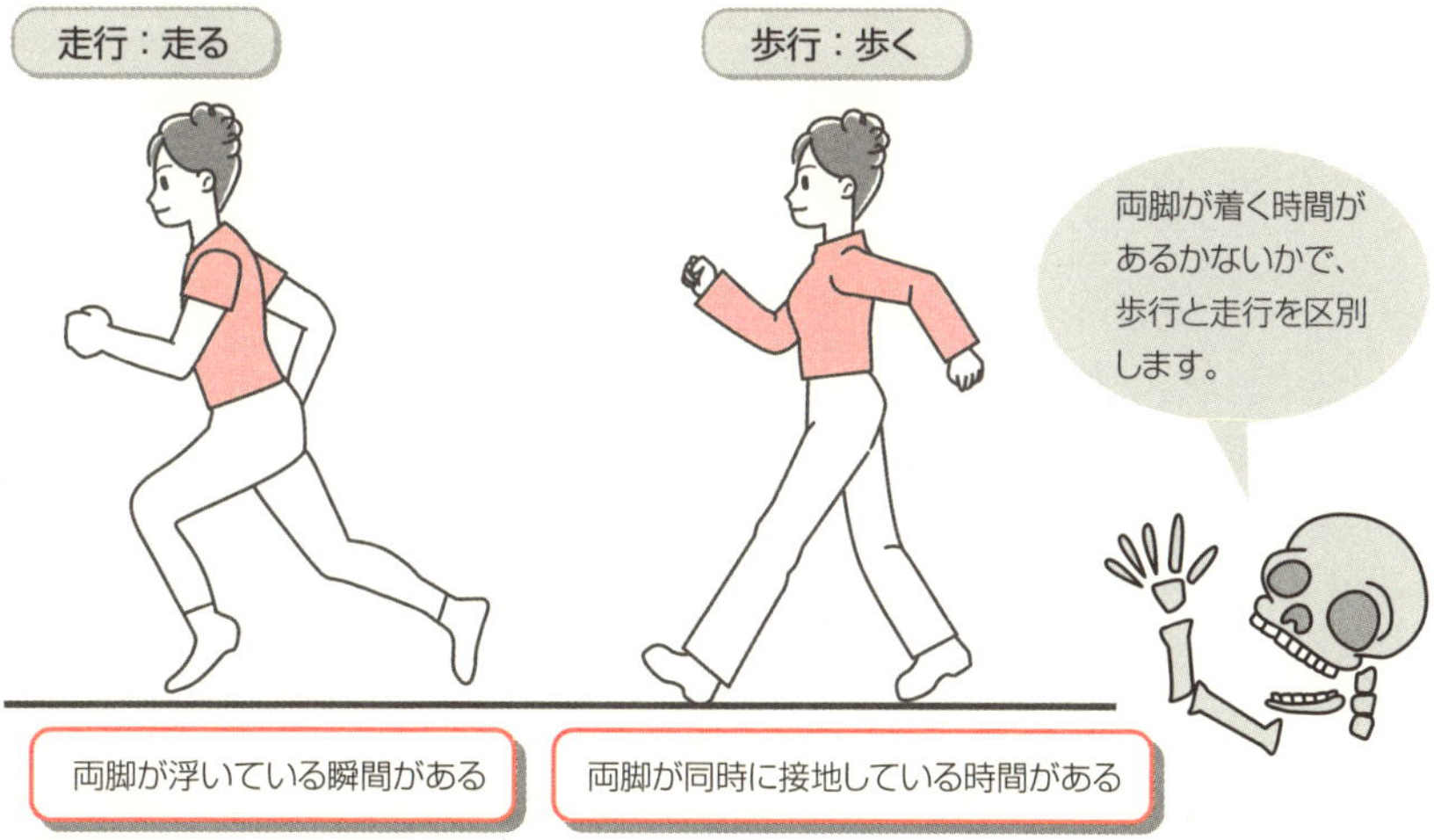
走行：走る
歩行：歩く
両脚が着く時間が
あるかないかで、
歩行と走行を区別
します。
両脚が浮いている瞬間がある
両脚が同時に接地している時間がある

用語解説
四肢：上肢と下肢のこと。手足。
一側：右側か、左側か、そのどちらか。

2 歩行を科学する

ヒトの歩行はエネルギー消費が少ないエコな運動である

スーパーでの何気ない買い物の中にも、歩行を読み解くヒントが実は隠されています。

意識的な動作を無意識的に行う

　私たちは歩いているときに、歩いていることを意識していますか、それとも無意識でしょうか。たとえば買い物しようとスーパーを歩いているとき、「私はいま歩いている」と考えているでしょうか。もちろんそんなこと考えていませんよね。では歩行がすべて無意識の動作かといわれるとそうではありません。魚売り場にお買い得品があることを思い出し、「魚コーナーに行かなくちゃ」と思って歩き始めるとき、歩き始めには意識的な要素が入ってきます。歩行では、意識的にすることを無意識的にしているのです。

　ところで、無意識に筋肉を動かすことなんてできるのでしょうか。実は無意識に動く筋肉もあります。たとえば**不随意筋**《ふずいいきん》と呼ばれる心臓と横隔膜《おうかくまく》です。無意識に動くことにはメリットがあります。一番のメリットは、当たり前ですが考えなくても無意識に動いてくれることです。心臓や横隔膜を動かそうと意識していたら、私たちは寝ることすらできません。もう一つのメリットは、エネルギー消費が少ないということです。筋肉を動かすにはエネルギーが必要です。心臓や横隔膜のエネルギー消費は、限りなく小さく済むようになっています。絶えず動いているのに、エネルギーをたくさん消費したら困りますよね。

　歩行の動き出しは意識的な運動になります。ただし動き出した後は、心臓や横隔膜のように無意識的に動く、エネルギー消費の少ないエコな運動であるべきです。「このように歩こう」と考えているうちは良い歩き方とはいえず、無意識的なレベルまで落とし込めるように身体に覚えこませましょう。

- **歩行は意識的な動作を無意識的に行っている**
- **不随意筋の活動はエネルギー消費が少ない**
- **歩行も不随意筋のようにエコな運動であるべきである**

意識的？　無意識的？

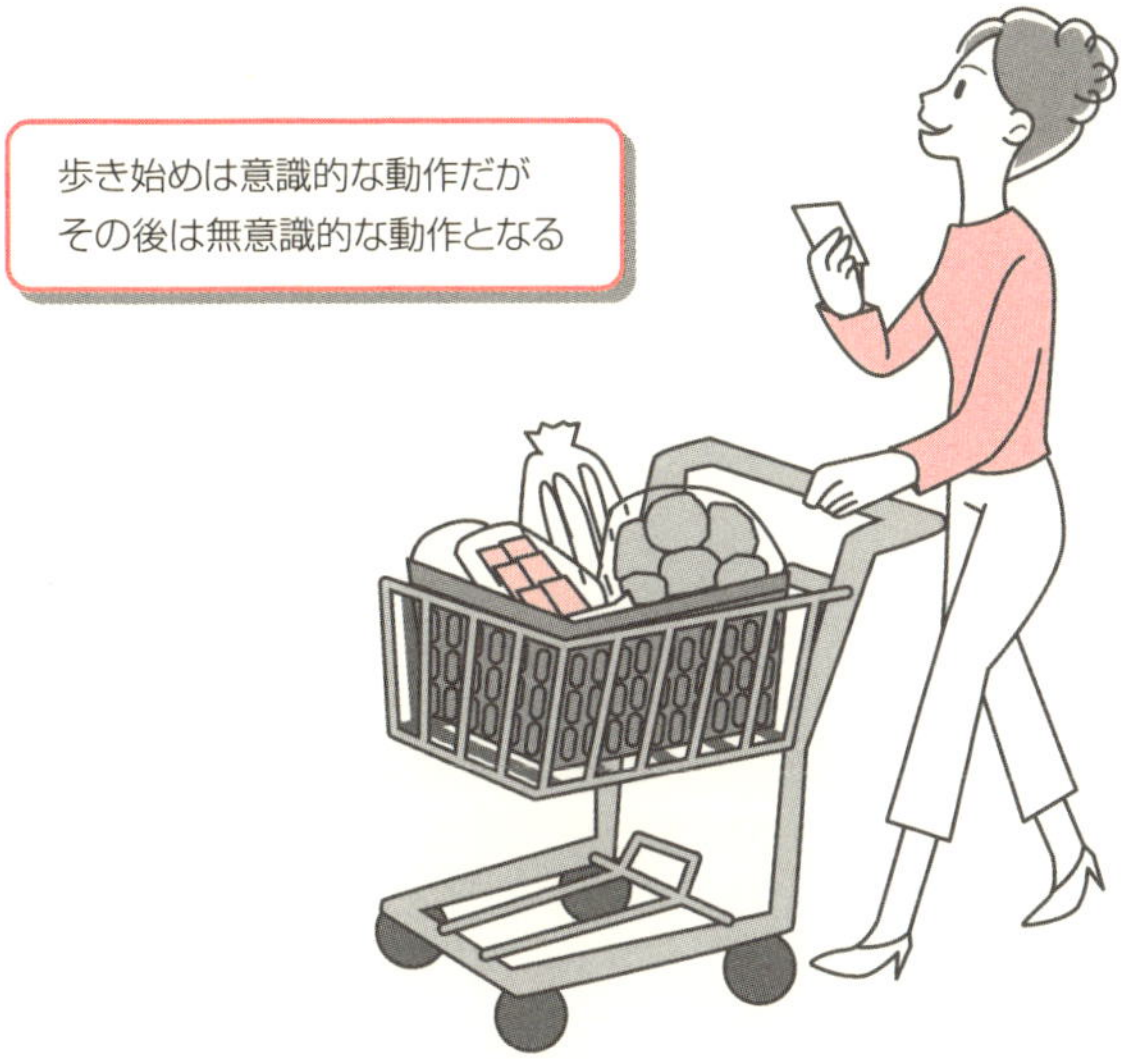
歩き始めは意識的な動作だが
その後は無意識的な動作となる

歩行はエコな運動

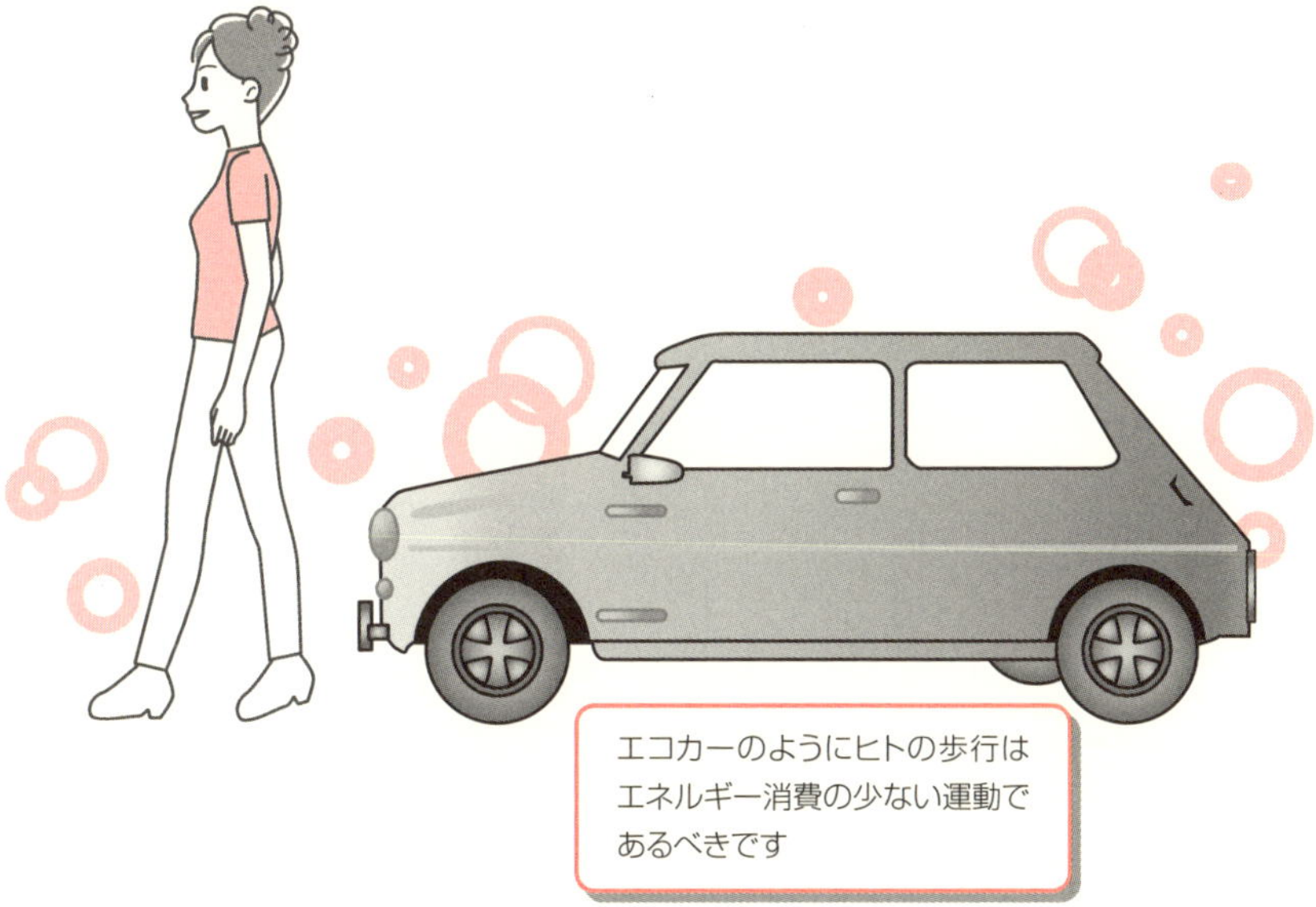
エコカーのようにヒトの歩行は
エネルギー消費の少ない運動で
あるべきです

用語解説 **不随意筋**：筋肉は横紋筋と平滑筋に分けられる。横紋筋には骨格筋と心筋があり、平滑筋には内臓筋がある。これとは別に随意的に動かせるかで分けると、骨格筋は随意的、心筋と内臓筋は不随意筋となる。

3 良い歩き方とはどんな歩き方？

良い歩き方を定義するには、歩行をさまざまな視点で観る必要がある

歩行を読み解いていくと、生体力学や運動学、物理学などさまざまな要素が複雑に絡んでいます。

モデル歩きが良い歩き方ではない

「良い歩き方とはどんな歩き方だろう?」と、股関節に痛みを抱える方なら一度は考えたことがあるでしょう。人それぞれ疾患や機能、能力が違うので、ひと言で表すことは難しいと思います。しかし歩行自体は、重力に負けずバランス能力があって、足踏みさえできれば可能です。**抗重力**、バランス、足踏み、この3つの要素が揃えばよいので簡単そうですよね。

簡単そうに思える歩行が難しい原因、その一つは歩行が連続性のある動作だということです。**歩行周期**では、一側の**立脚期**は次に訪れる**遊脚期**に影響を与えます。立脚期にうまく脚に体重が載せられず蹴り出しが不十分になると、遊脚期で前方への振り出しのタイミングが遅れるなど何らかの影響が出ます。逆に遊脚期が立脚期に影響を与えることもあります。また一側の立脚期は他側の遊脚期に影響を与えます。立脚期を迎えている側の脚が崩れていたら、逆側の脚がうまく振り出せるわけがありません。逆の場合もあって、遊脚期に脚を変な方向に振り出していたら、逆側で身体を支えている脚は必ず負担を強いられます。

要は一側の片脚立ちから逆側の下肢を振り出すことで歩行は成り立ちます。そこには**生体力学**や**運動学**、物理学などの理論が詰め込まれています。だから歩くことは難しいのです。モデルのように「美しく魅せる歩き方」が良い歩き方とはいえないのもそのためです。さまざまな要素を織り込みながら、しかも省エネで股関節に負担をかけすぎない、そのような歩き方が良い歩行といえるかもしれません。

- **歩行には抗重力、バランス、足踏みの３要素が必要**
- **同側にも他側にも立脚期と遊脚期は互いに影響を与える**
- **歩行には生体力学、運動学、物理学などの要素が絡む**

歩行に必要な要素

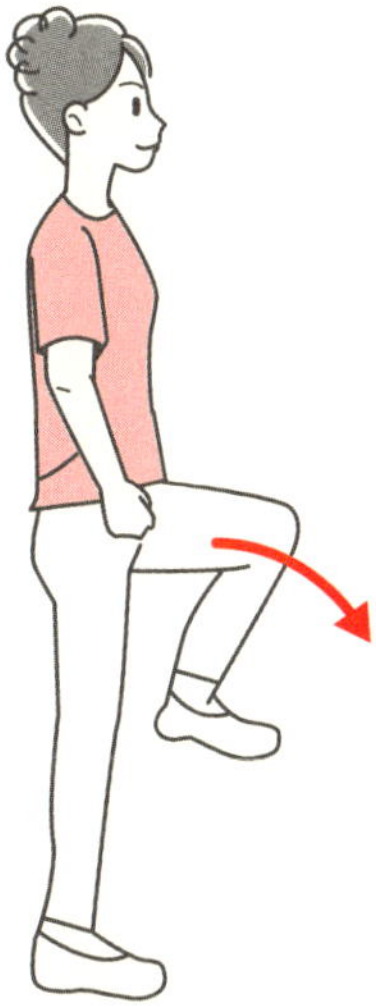

歩行は

・重力に負けない

・バランス能力がある

・足踏みができる

この3つの要素があれば可能

片脚立位になって上げている脚を前に出す、
これを繰り返すと歩行になる

ファッションモデルの歩き方

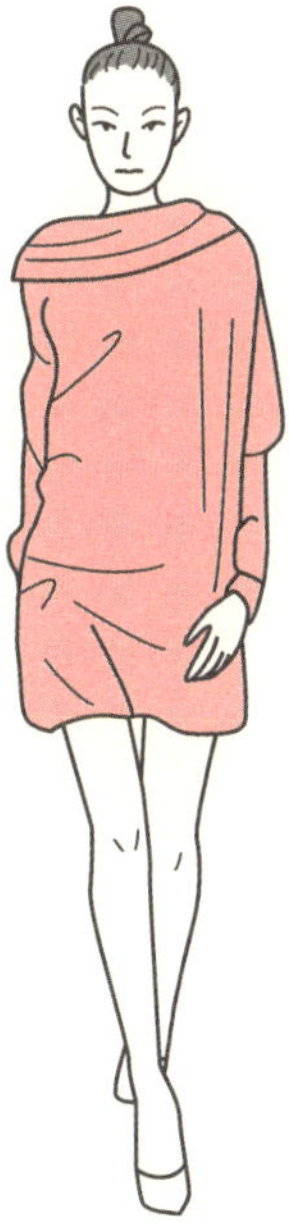

股関節に痛みのある方はファッションモデル
のような歩き方を目指す必要はない

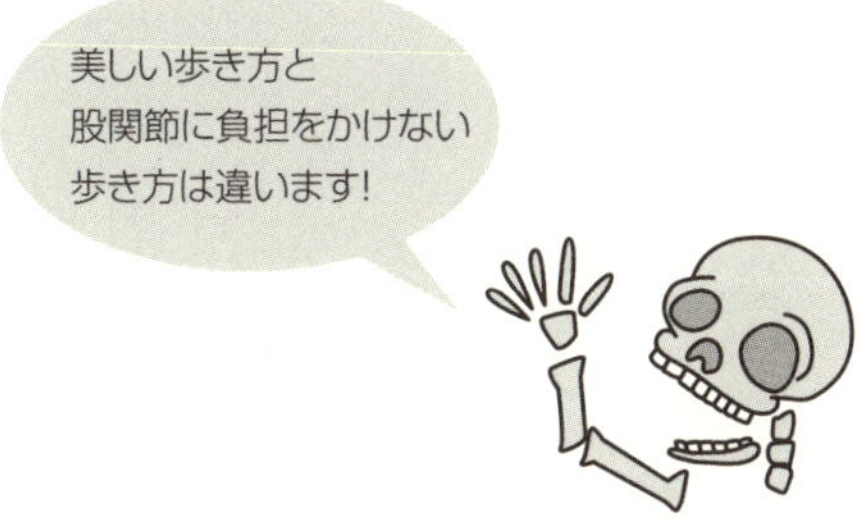
美しい歩き方と
股関節に負担をかけない
歩き方は違います!

用語解説
抗重力：重力に抵抗すること。重力に負けないこと。
生体力学：生体の構造や運動における力と、その効果を探求する学問。

4 治療すべきは股関節？ それとも？

股関節が痛くても、実は別の部位が原因になっている場合がある

股関節の治療では、運動連鎖の観点に立って全身をしっかりみていく必要があります。

運動連鎖の意外な落とし穴

自動車の車体はあんなに大きいのに、タイヤがパンクすると傾いてしまいます。車体には何の故障がなくても、タイヤに異常があるとまっすぐ走れなくなってしまいます。自動車でいうタイヤは、ヒトでは足部にあたります。

足部の代表的な障害には**外反《がいはん》母《ぼ》趾《し》**や**扁平《へんぺい》足《そく》**があります。外反母趾や扁平足があると、自分では上手に歩けているつもりでも、立位や歩行時の体重のかけ方や**足底**のつき方に影響します。でもヒトは潜在意識の中でまっすぐ歩きたいので、その影響をカバーするために股関節や膝関節が余計な負担を背負うことになり、最終的には負担は全身に波及します。

もともと股関節が痛くて整形外科を受診した方でも、実は他の部位に問題があり二次的に股関節が痛くなっている方も少なくありません。ですから股関節が悪いからといって、股関節だけを治療するわけにはいきません。じっくり動作を観察して、身体の中で股関節がどんな役割をしているのか、また股関節が他の関節にどんな影響を与えているのか、さらに他の関節は股関節にどんな影響を与えているのか、全身からの影響、また全身への影響を考えて治療していきます。

これはビデオを撮影するときに似ています。まずは全身、そしてズームして顔をアップ、それからまた引いて全身を撮影します。「股関節が痛いから股関節の治療」ではなくて、**運動連鎖**は良くも悪くも全身に影響を与えるので、足関節、膝関節、腰部を含めた全身的な見地が必要です。

- **足部に影響があると立位や歩行に影響する**
- **股関節は他の関節へ、他の関節は股関節へ影響を与える**
- **治療には股関節だけでなく全身的な見地が必要**

車のタイヤ

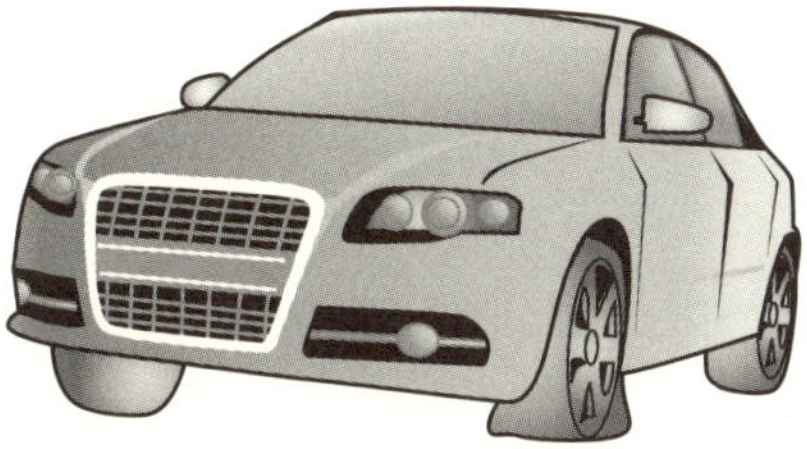

車体は大きくても
タイヤがパンクすると
車は傾いてしまう

足部の障害

外反母趾

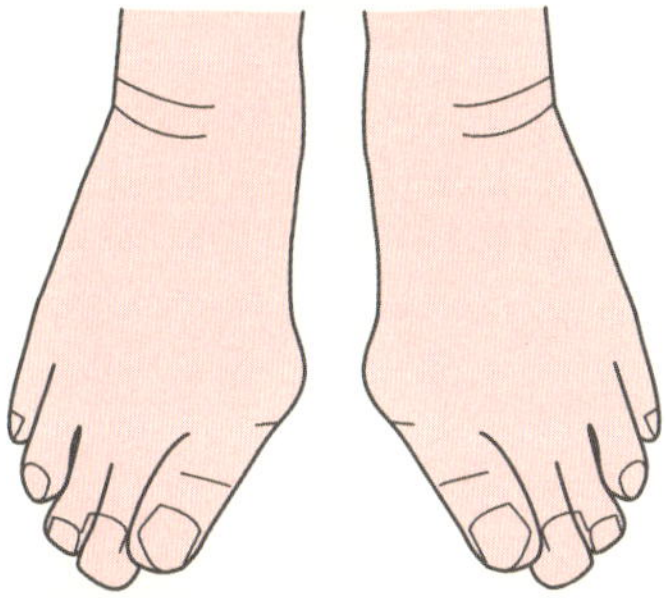

偏平足

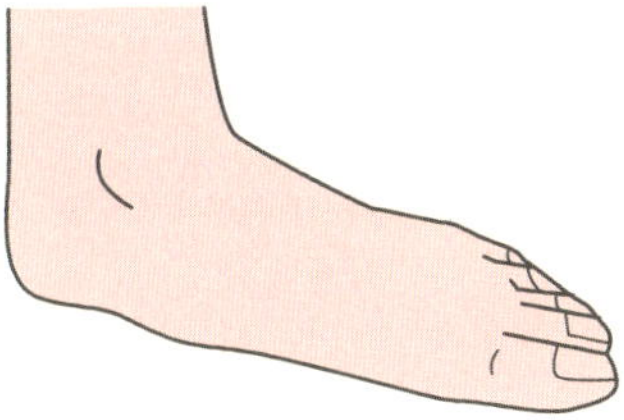

股関節と全身の関係

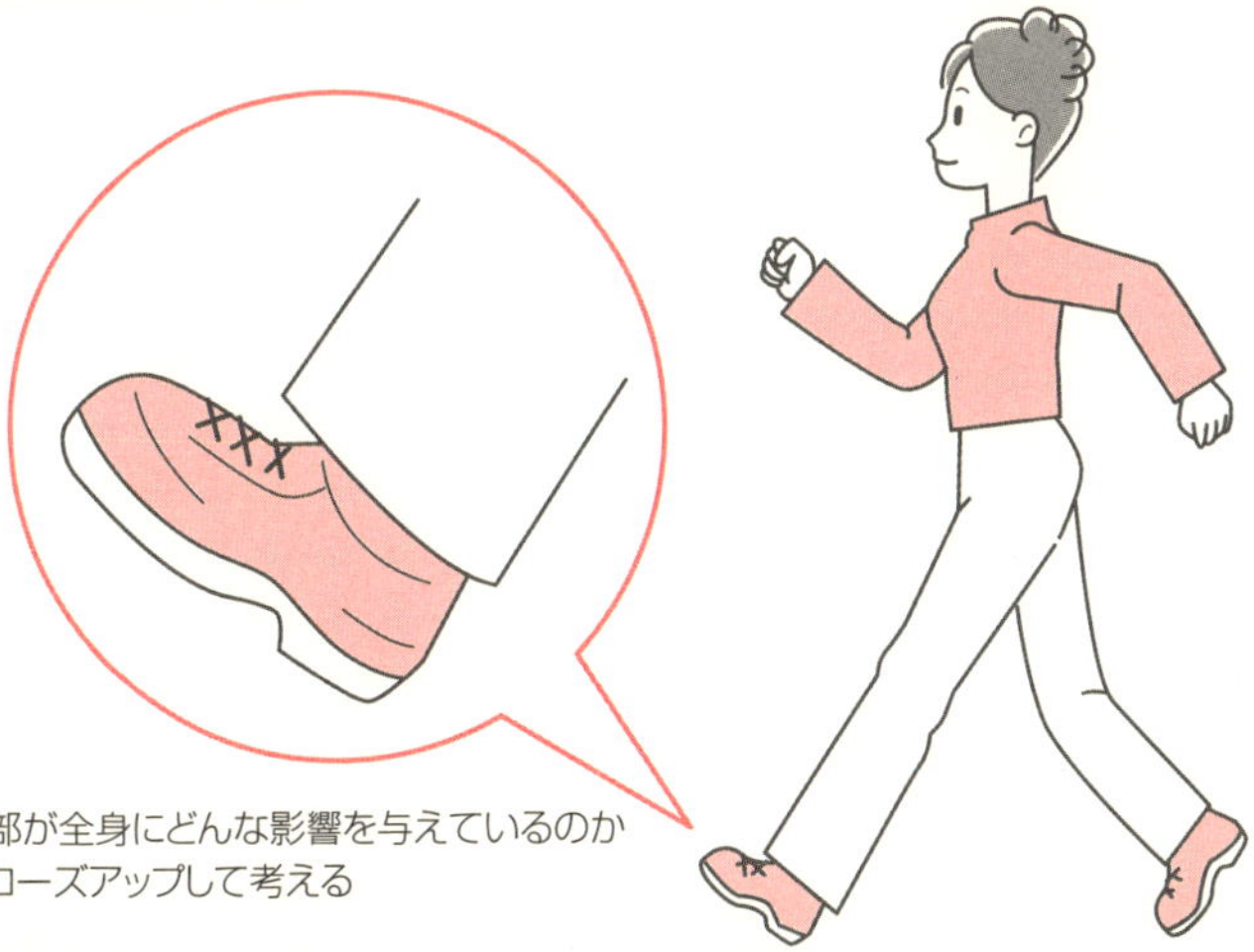
足部が全身にどんな影響を与えているのか
クローズアップして考える

用語解説 **外反母趾**：足の親指が小指側に曲がっていく症状。「趾」は足の指を意味する。
扁平足：足の縦アーチがつぶれてしまった状態。土踏まずがない人の足。

5 へその下で脚を振り出すとは？

歩行で脚を振り出すときには、丹田を意識した振り出しが大切である

武道で意識する丹田は股関節の治療にも通じます。丹田の位置と歩行について考えてみましょう。

丹田を運動学的にとらえる

リハビリを受けたことがある方なら、歩行の練習のときに「へその下で脚を振り出す」と言われたことがあるかもしれません。本来脚は股関節で骨盤とつながっているので、脚を振り出すならへその下ではなく股関節と表現すべきです。これを読み解くには**丹田**《たんでん》を知る必要があります。

丹田とはへその下にあり、体内の気の力の中心と考えられていて、合気道、剣道などの武道では丹田の概念や呼吸法が使われています。**運動学**的には、丹田は**重心**と言い換えることもできます。

時代劇を観ていると、武士が城内で脚の丈の長い袴を履いている場面があります。わかりにくい方は、小さい子供が大人のズボンを履いている場面を想像してください。脚よりかなり長い丈の袴やズボンを履いて歩こうとすると、股関節を振り出すというよりも、骨盤から振り出さないと余っている丈《たけ》を前に振り出せません。歩行の振り出しや蹴り出しには、股関節だけでなく骨盤の回旋が必要です。股関節だけで前方に振り出そうとすると、骨盤の動きは少なくなります。特に股関節に痛みがある方や、股関節周囲の可動域が低下している方は、元々股関節の動きが小さくなっています。骨盤の回旋が小さくなると体幹の動きも減ってしまいます。

へその下で振り出すとは丹田、すなわち重心を意識して振り出すという意味です。もし重心を意識できない場合には、本来の股関節ではなく骨盤の中に脚の付け根があるようにイメージすれば、重心に近い位置で振り出すことができるでしょう。

- **丹田とはへその下にあり体内の気の力の中心である**
- **歩行で骨盤が動かないと体幹の動きも減ってしまう**
- **本来の股関節よりも骨盤の中心側で振り出す意識を持つ**

丹田の位置

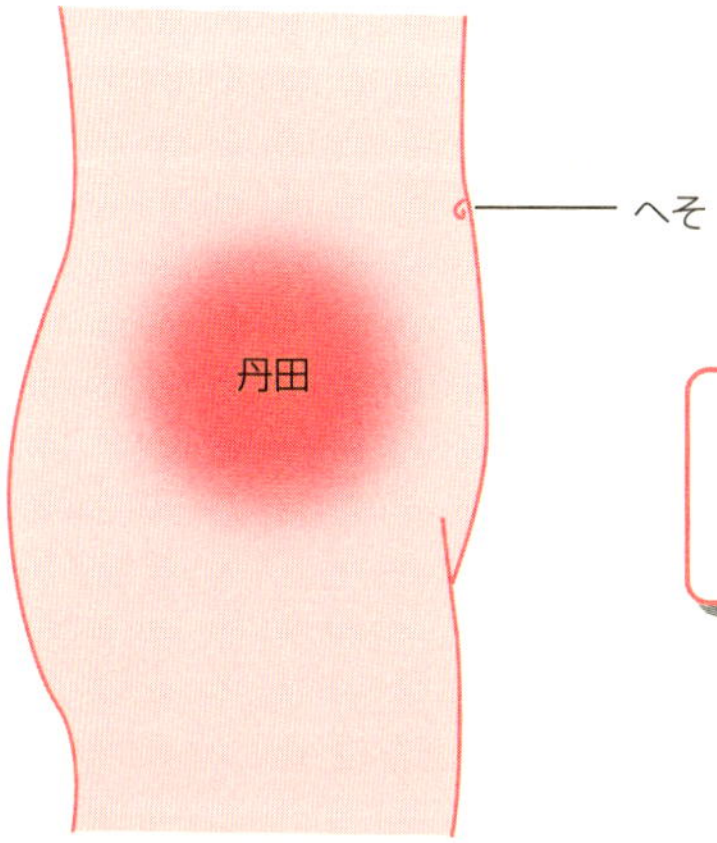

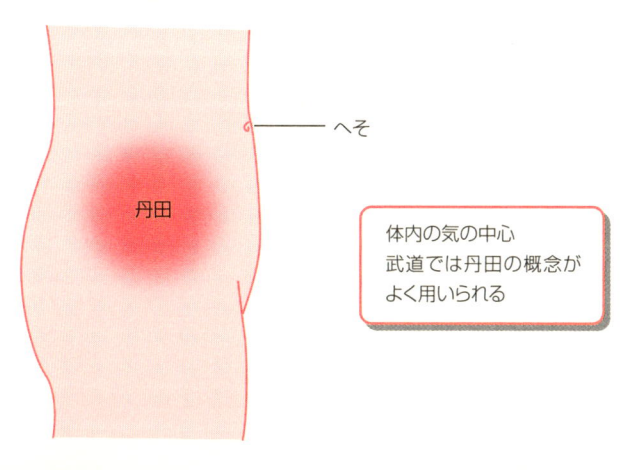

体内の気の中心
武道では丹田の概念が
よく用いられる

へその下で振り出す

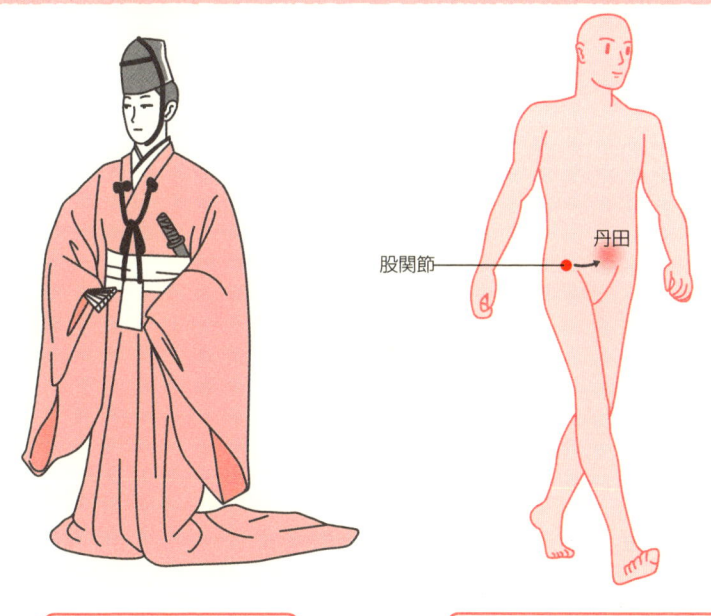

時代劇で見かける長袴を
振り出すのは大変

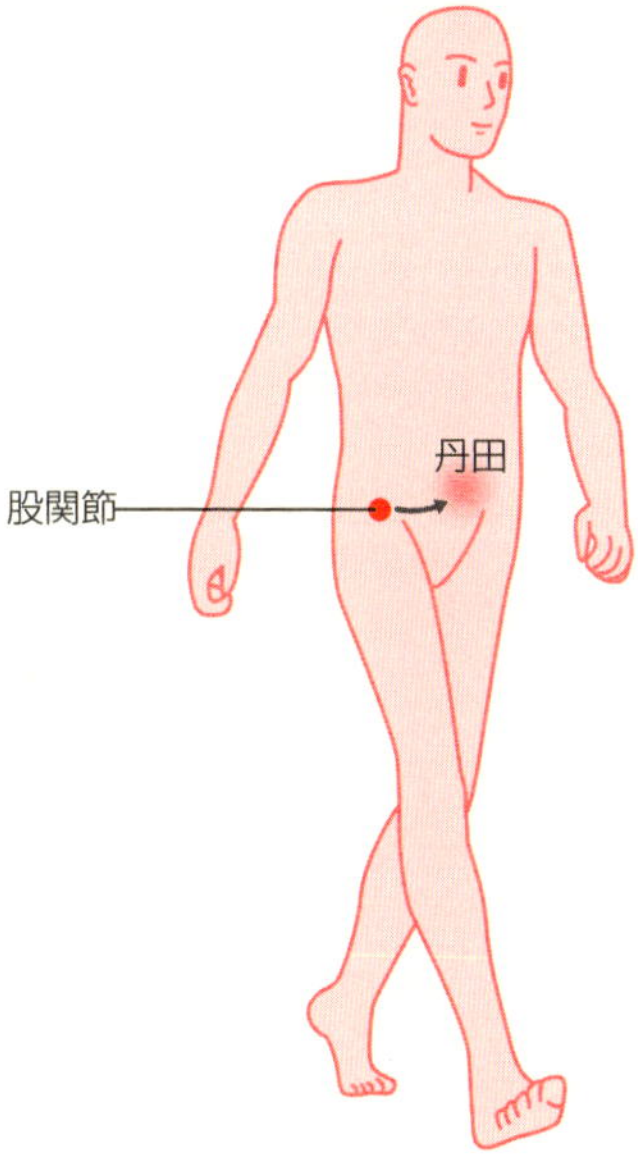

本来の股関節の位置ではなく、
骨盤の中に脚の付け根があるように
イメージして脚を振り出す。

用語解説 **運動学**：身体の中でも、骨や関節、筋肉の働きや動きの仕組みを考える学問。

6 足の裏には重要なセンサーがある

足の裏には床面の状態を把握する、非常に重要なセンサーがある

足の裏のセンサーは床面の状態を絶えず脳に伝え、立位や歩行に活かされています。

足の裏と股関節の関係

大きな自動車でも実はハガキ4枚分の面積で地面と接しています。そう考えると地面が凸凹だったり、つるつるだったりすると、車は極端に走りにくくなったり、ブレーキの効きが悪くなることは容易に想像できます。地面がどんな状態でも安定して車が走行できるように、タイヤはどんな路面コンディションにも対応できる性能を求められるのです。

ヒトの体もこれと同じことが言えます。ヒトの体が床面と接しているのは足の裏だけです。そのためヒトは、自分がいま立ったり歩いたりしている床面がどのような状態か、絶えず情報を欲しています。滑りやすい床面のときは慎重に歩くようにしますし、凸凹の床面なら足先がひっかからないように気をつけるようにします。足の裏には多くのセンサーが存在し、床面がどのような状態かを脳に伝えてくれています。この伝える作業は意識することなく、オートマチックに絶えず繰り返されています。

ただし、骨折のため長期間ベッド上で生活している方や寝たきりの高齢者では、長い間足を床面に着いていないため、足の裏のセンサーが退化してしまいます。センサーが退化してしまうと、足の裏から床面の情報が入りにくくなり、立位や歩行時の体の傾きの原因になる可能性があります。さらに体が傾くと、まっすぐに立て直すために股関節周囲に負担を強いることになり、最終的には股関節の痛みを助長するかもしれません。足の裏に**魚の目**ができても歩き方は変わりますので、足の裏に何かあっても股関節に影響することを忘れないでくださいね。

- **足の裏にはセンサーがあり床面の状況を脳に伝える**
- **長期間足の裏を床面に着かないとセンサーが退化する**
- **足の裏の魚の目でも股関節痛を助長する可能性がある**

足の裏のセンサー

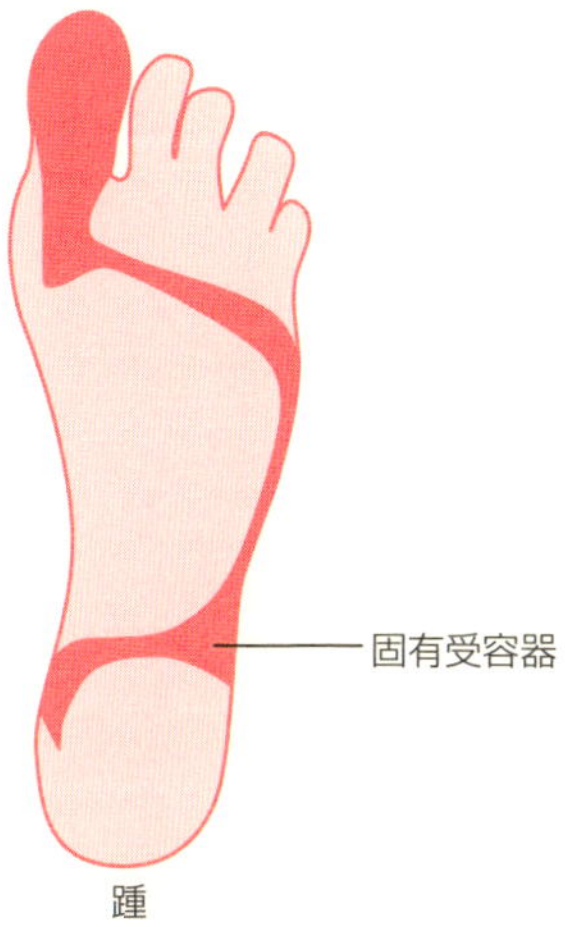

足の裏にセンサーが
多く分布している

車のタイヤと地面

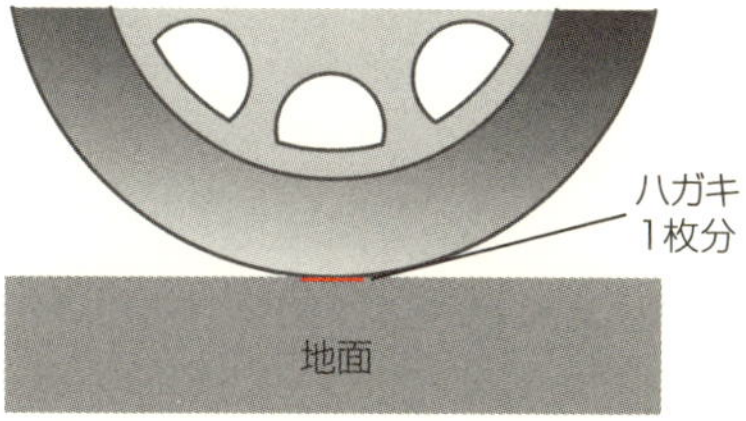

大きな車でも1つのタイヤはハガキ
1枚分の面積で地面と接している

寝たきりの弊害

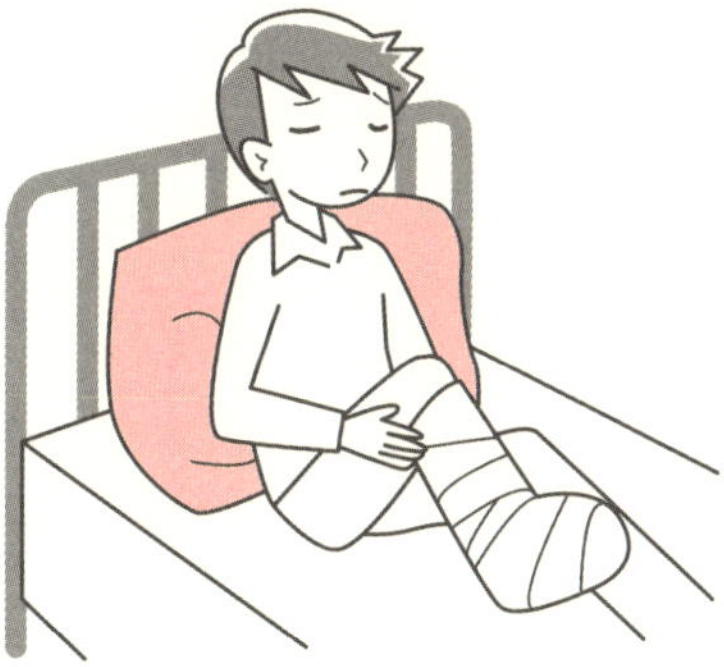

ベッド上での生活が長くなると
足の裏のセンサーが退化する

用語解説 **魚の目**：正式名称は「鶏眼（けいがん）」という。皮膚の一部に慢性的に刺激が加わり、角質層が厚く硬くなってしまう症状。中心に硬い芯ができて、魚の目のように見える。

7 靴底には姿勢や歩行の歴史がある

靴底や足底を見れば、そのヒトの姿勢や歩行の特徴が見えてくる

普段は気にしない靴底や足底にも、股関節痛につながるヒントが隠されています。

靴底や足底からわかること

最近靴売り場で、足の形を測って**インソール**を作るサービスを見かけませんか。以前よりもインソールに対する認知度や関心が増えてきました。足底の障害は股関節や体全体に悪影響を与えますので、足底の障害は放っておくことはできません。

足には3つの**アーチ**があり、クッションのように歩行時に衝撃を吸収してくれます。このアーチが崩れていると、歩行時に足関節や膝関節、股関節への衝撃や負担が増えてしまうことになります。また歩行では踵からゆっくり着いた後、足底の外側を通り、足の親指の付け根あたりに戻るように体重移動が行われるといわれていますが、足部に問題があると、このように接地していくことができません。

では自分の足の状態を確認するには、どうすればよいのでしょうか。まず初めに**外反母趾**や**扁平足**がないか確認します。外反母趾では変形があるため、指の運動が制限され踵から足底外側を通り親指の付け根に至る体重移動がスムーズに行えません。また扁平足ではアーチが崩れているため、クッションが作用せずに足関節や膝関節、股関節へ負担を強いることになります。

その他、私が注目しているのは、靴底の減り方と足底の**魚の目**やタコです。靴底にはその人の姿勢や歩行の歴史が詰め込まれています。踵や外側がすり減っていないか、左右差はないか、リハビリのときには靴底をしっかり観察します。魚の目やタコは皮膚に外的刺激が繰り返し加わることで起こりますので、その位置を確認することが重要です。

- **外反母趾では指が硬く体重移動がうまく行えない**
- **扁平足ではアーチが崩れてクッションの役目をしない**
- **靴底や足底には姿勢や歩行のヒントが隠されている**

歩行時の足底での体重移動

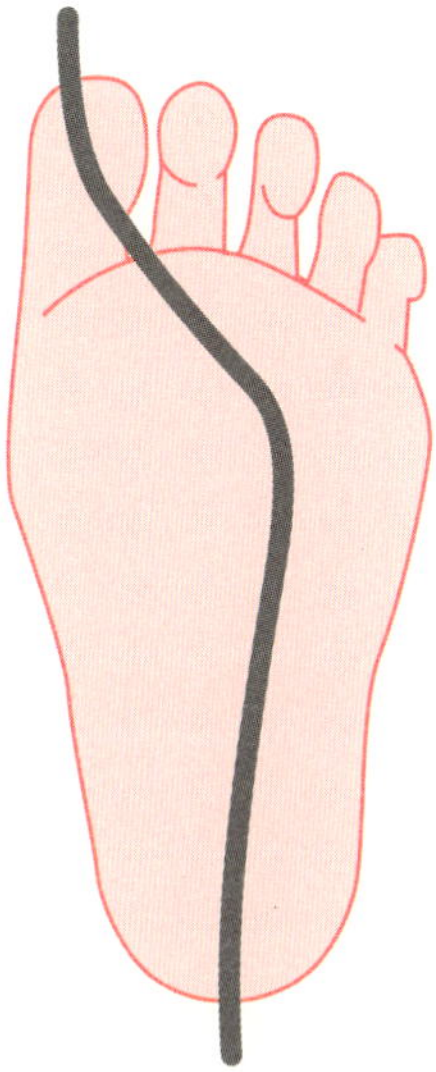

踵から足を着いた後、足底の外側を通り親指の付け根あたりで蹴り出す

足部のアーチ

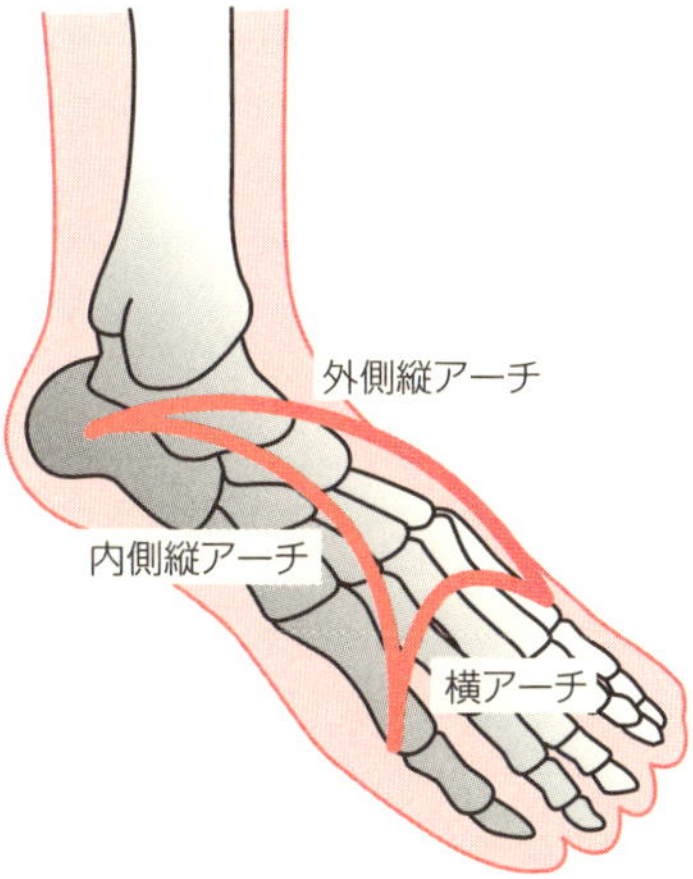

アーチは荷重時にかかる衝撃を吸収してくれる

靴底の減り方

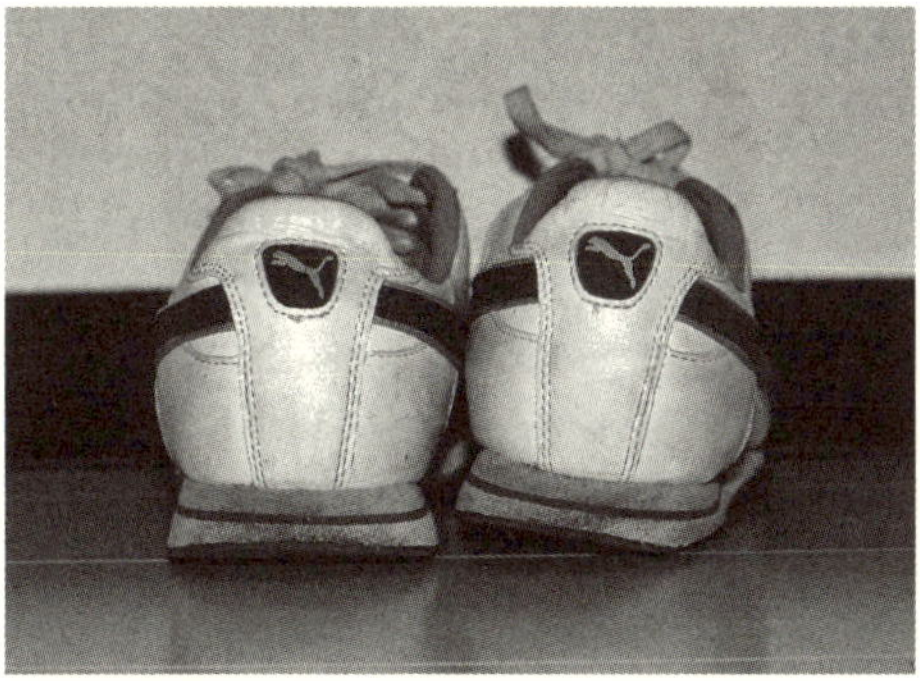

靴底にはそのヒトの姿勢や歩行のヒントが隠されている

用語解説 インソール：靴に入れる中敷きのこと。

8 歩行で意識する流れとは？

股関節に痛みを抱える方が目指すのは流れのある歩行である

歩行時に荷重のタイミングが悪いと、股関節の痛みの原因となることがあります。

波紋のように力みなく歩行する

股関節に痛みを抱えている方の歩行では、脚に体重を載せていくタイミングが早すぎたり、遅すぎたりすることがあります。このような歩行をしている方に意識して欲しいのは、歩行における流れです。この流れを身につければ、歩行時の股関節の負担を減らすことができます。歩行における流れとは、コマ送りのように止まることなく、スムーズに一連の歩行の動作を行うことです。水面の波紋がきれいに拡がっていくように、力みなく行えることが理想です。

流れが大切だと考える理由は、歩行の大部分が無意識的に行われる動作だということです。毎日何千歩も歩くのに一歩一歩ガチガチに緊張して歩いていると、すぐに疲れて身体のどこかに負担がかかりそうですよね。もう一つの理由は体重のかけ方に股関節の痛みにつながるヒントがあるからです。たとえば何か重い物を投げて受け渡しするとして、しっかり受け止めると手にはずっしりと衝撃がきますが、重みを逃がすように受けとると衝撃は減ります。股関節に痛みを抱える方は、前者のように衝撃を受け止めるように歩いている方が多いのです。ガツンガツンと棒のように脚を突っ張って、床面に突き刺すように歩きます。そうすると、脚を前方に振り出して踵や足底が床面に着いた衝撃を、足関節や膝関節、股関節周囲で見事に受けてしまいます。

流れのある歩行ができれば、踵や足底が床面に着いて体重を載せていくときに、足関節、膝関節、股関節のどこかに**荷重**の負担を集中させることなく、荷重をうまく移動させていくことができます。

- 歩行では波紋のように力みない流れを意識する
- ガツンガツンと歩くと股関節の痛みの原因となる
- 荷重の移動を行い、関節への負担を減らす

股関節に負担のかからない荷重

重い物を受けとるとき

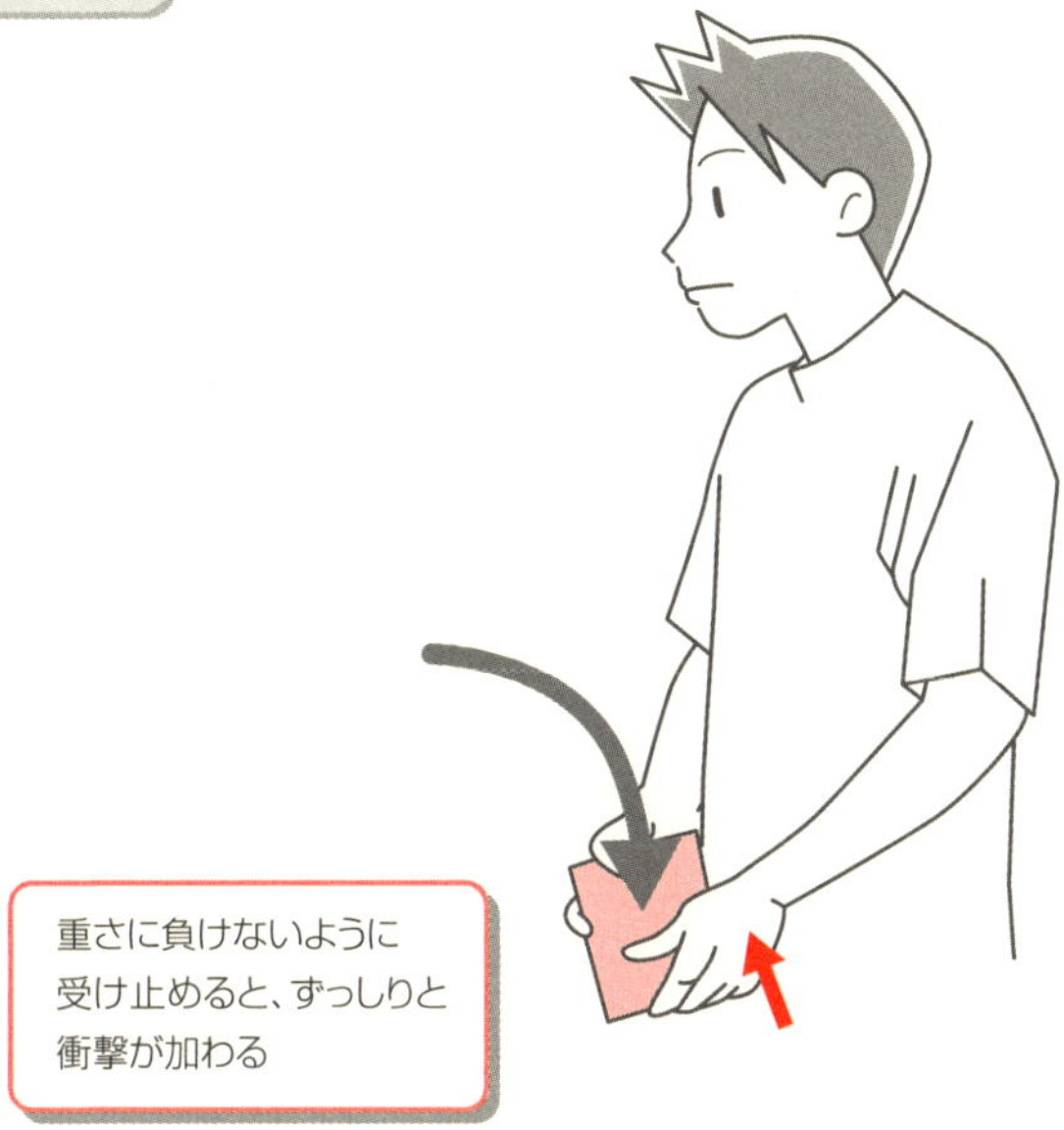
重さに負けないように
受け止めると、ずっしりと
衝撃が加わる

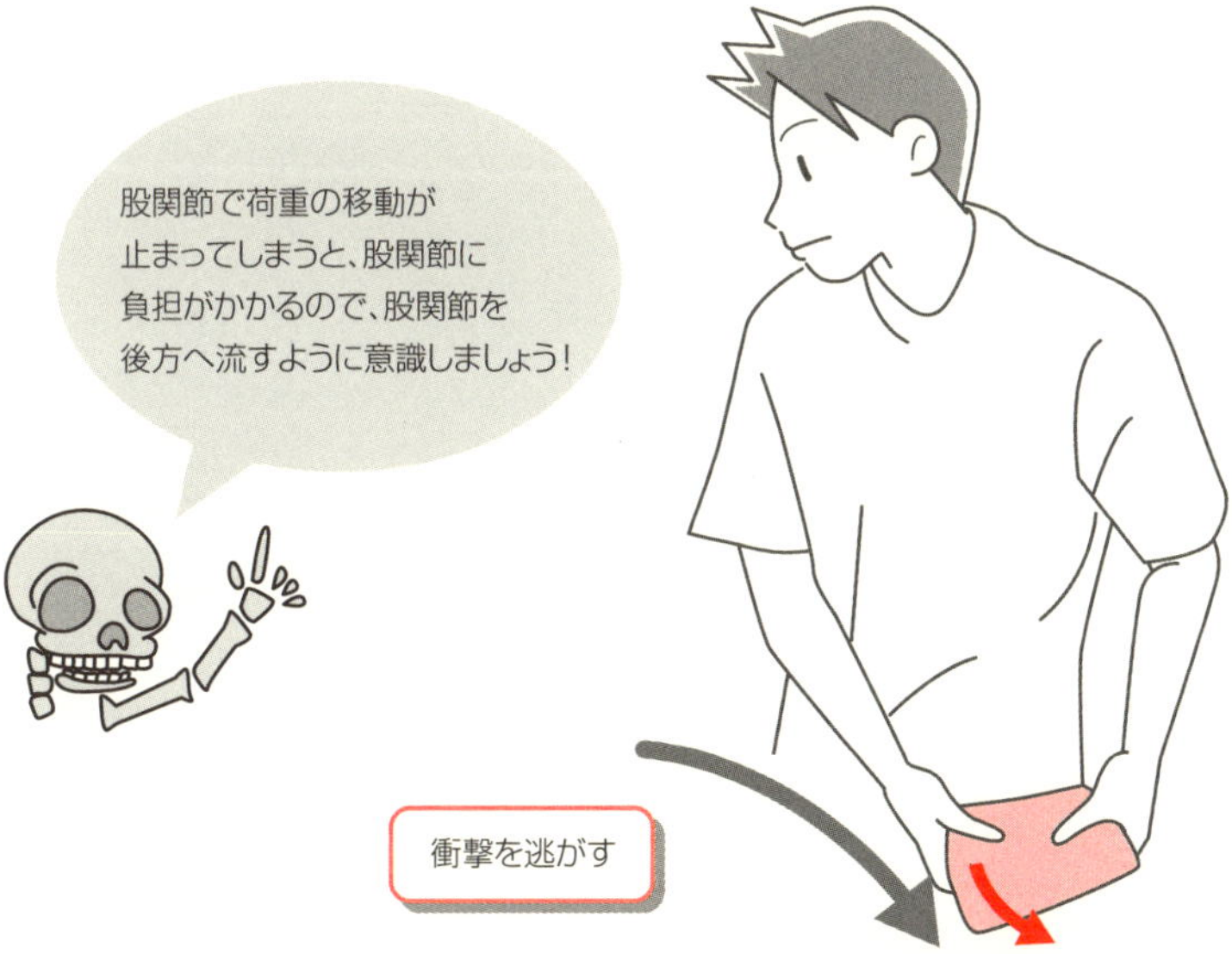
股関節で荷重の移動が
止まってしまうと、股関節に
負担がかかるので、股関節を
後方へ流すように意識しましょう！
衝撃を逃がす

用語解説 **荷重**：体重を載せていくこと。「加重」は重さを加えていくこと。混同されていることも多いが、歩行や立位で体重を載せるときには「荷重」を使う。

9 歩行で大切な抜重

股関節の負担を軽減するためには、荷重だけでなく抜重も重要である

歩行では荷重と抜重を繰り返しています。ここでは抜重について考えてみましょう。

荷重と抜重は一連の動作

股関節を傷つけようと思って歩いているヒトはいないと思いますが、自分の歩き方は股関節にどれぐらい負担をかけているのか、それはとても気になるところです。

衝撃をうまく逃がして関節への負担を減らす歩行のポイントは、**荷重**と荷重位から体重を抜いていく**抜重**《ばつじゅう》にあると私は考えています。抜重は聞き慣れない言葉だと思いますが、体重を抜くことと考えてください。抜重と荷重は一連の動作になりますので、抜重がうまくできないと荷重のタイミングが遅れますし、抜重がうまくできる方は荷重もしやすくなります。抜重も荷重と同じように、スムーズに流れるように行うことが理想です。

抜重を考えるときには、ボートのオールを漕《こ》ぐ動作をイメージするとわかりやすいかもしれません。前のほうにオールを持っていって、力強く引くとボートは前に進みます。このとき最初はすごく力がいりますが、途中からは最初ほど力がいらなくなります。このイメージを歩行に当てはめてみましょう。

歩行の立脚期前半の荷重していくときには、体重を支えるためにある程度の筋力が必要です。ボートでいうとオールを手前に引くときに当たります。歩行の立脚期の後半には、片脚立ちの状態から股関節を伸展して脚を後方へ蹴り出しますが、このときがボートのオールでいう後半の力のいらない部分に当たります。片脚立ちになって荷重した後は、流れるように後方へ脚を蹴り出していく。抜重がしっかりできれば、股関節にかかる負担は軽減できるはずです。

- **股関節へ負担をかけない歩行のポイントは荷重と抜重**
- **荷重と抜重は一連の流れで、お互いに影響を及ぼす**
- **立脚期後半は力を入れずに流れるように脚を蹴り出す**

ボートのオールを漕ぐ動作

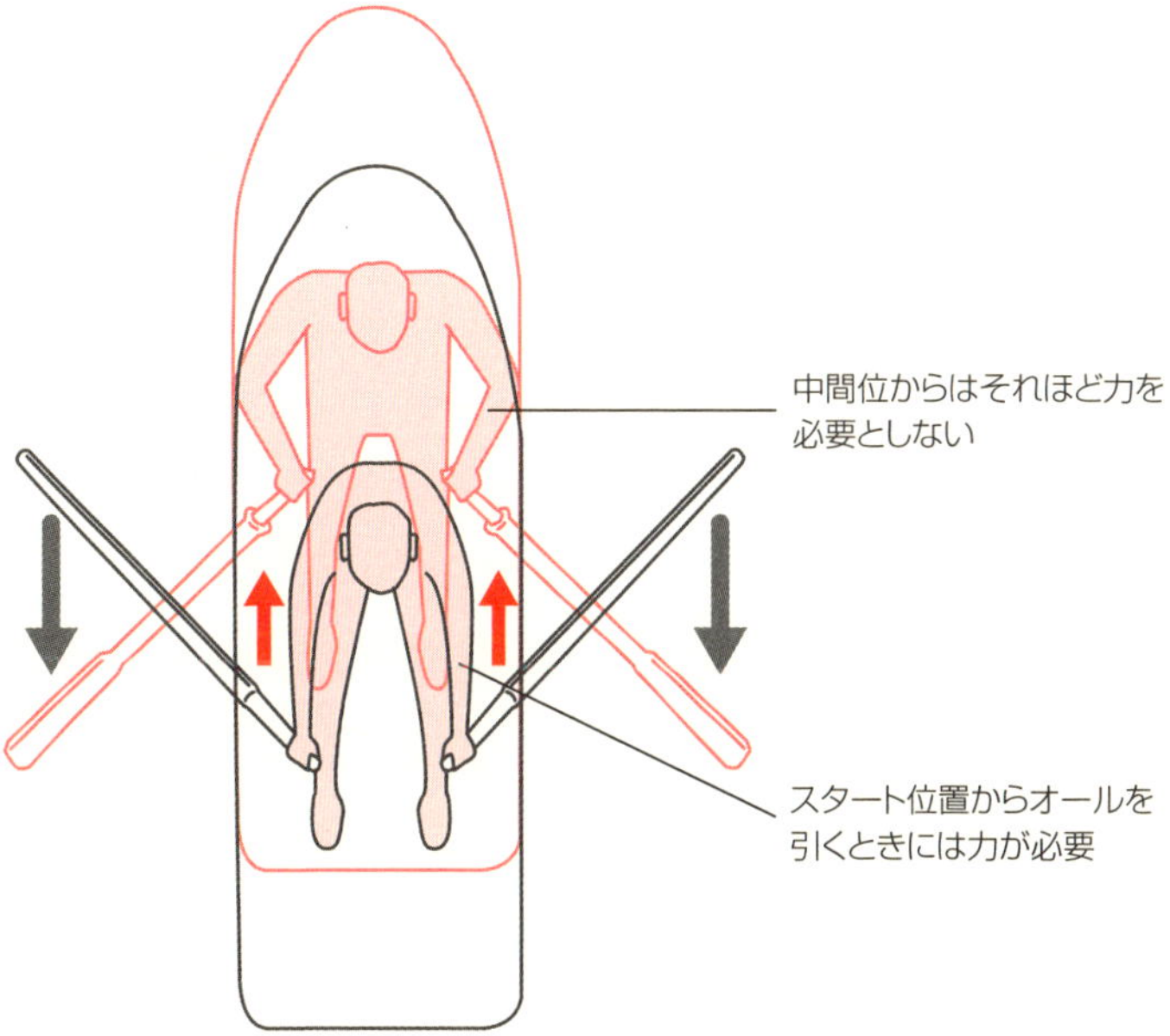
中間位からはそれほど力を
必要としない
スタート位置からオールを
引くときには力が必要

歩行時の抜重

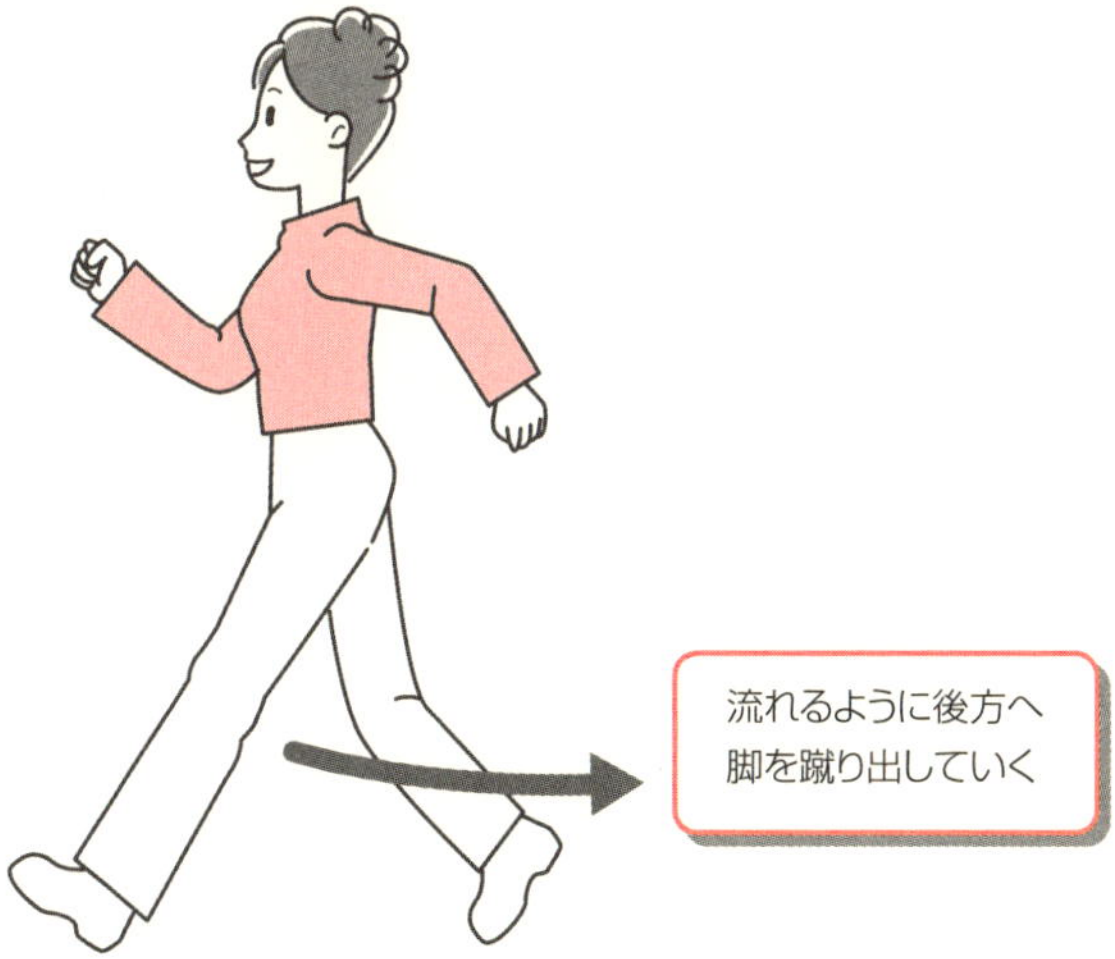
流れるように後方へ
脚を蹴り出していく

用語解説 **抜重**：荷重している状態から体重を抜いていくこと。自転車やバイク、スノーボードで体重移動するときにも、抜重という言葉が用いられる。

10 歩くために必要な筋力は？

ヒトが歩くためには筋力はそれほど必要ではない

ヒトが歩くために本当に必要とされる筋力を知れば、歩行に筋力が必要だという概念が覆ります。

筋力低下の呪縛から抜け出す

歩行にはどれぐらい筋力が必要なのか考えたことはありますか。理学療法士が筋力を評価するときには**MMT**《エムエムティー》を用います。MMTは基本的には0～5までの6段階で評価され、5がノーマル（普通）で0は筋肉を動かせない状態です。これに「＋」や「－」をつけて、「大腿四頭筋の筋力は3＋」と評価することもあります。

歩行に必要とされる筋肉は、MMTでは3＋程度です。3＋は軽く抵抗をかけても動かせるぐらいです。わかりやすく数値化すると、MMTでノーマルの5と評価された筋力が100だとすると、3＋は10～20程度だといわれています。正常の5分の1程度の筋肉があれば、歩行は可能だということです。けっこう弱いと思いませんか。

股関節に痛みを抱えて歩きにくい方のほとんどが「筋力が弱いから」と、まるで呪文のように訴えています。ではこの方々の筋力はどれぐらいあるのでしょうか。痛みがあっても、現在歩けている方の筋力は、MMTでいうとおそらく3＋以上あると思います。歩ける筋力があるのに歩きにくい、これは本当に筋力の問題なのでしょうか。

治療者側にも問題があります。歩くために必要な筋力はあるのに「歩けない＝筋力がない」と判断して、**筋トレ**を指導している場面をよく見かけます。歩行に鉄棒で懸垂をするようなフルパワーが必要だったら、私たちの生活は成り立ちません。筋力が弱いから歩けないという呪縛から、そろそろ抜け出しましょう。

- 筋力を評価するときはMMTが用いられる
- 歩行に必要な筋力はMMT3＋、ノーマルの20％あればよい
- 「歩けない＝筋力がない」は間違いの可能性がある

MMT の評価段階

5	Normal	:	検査者が被験者の肢位持続力にほとんど抵抗できない
4	Good	:	段階5の抵抗に対して、被験者が抗しきれない
3	Fair	:	重力の抵抗だけに対して、運動範囲内を完全に動かせる
2	Poor	:	重力を取り去れば、運動範囲内を完全に動かせる
1	Trace	:	テスト筋の収縮が目で見て取れるか、または触知できる
0	Zero	:	(活動なし)視察・触知によっても、筋の収縮が確認できない

股関節痛の治療には筋トレ？

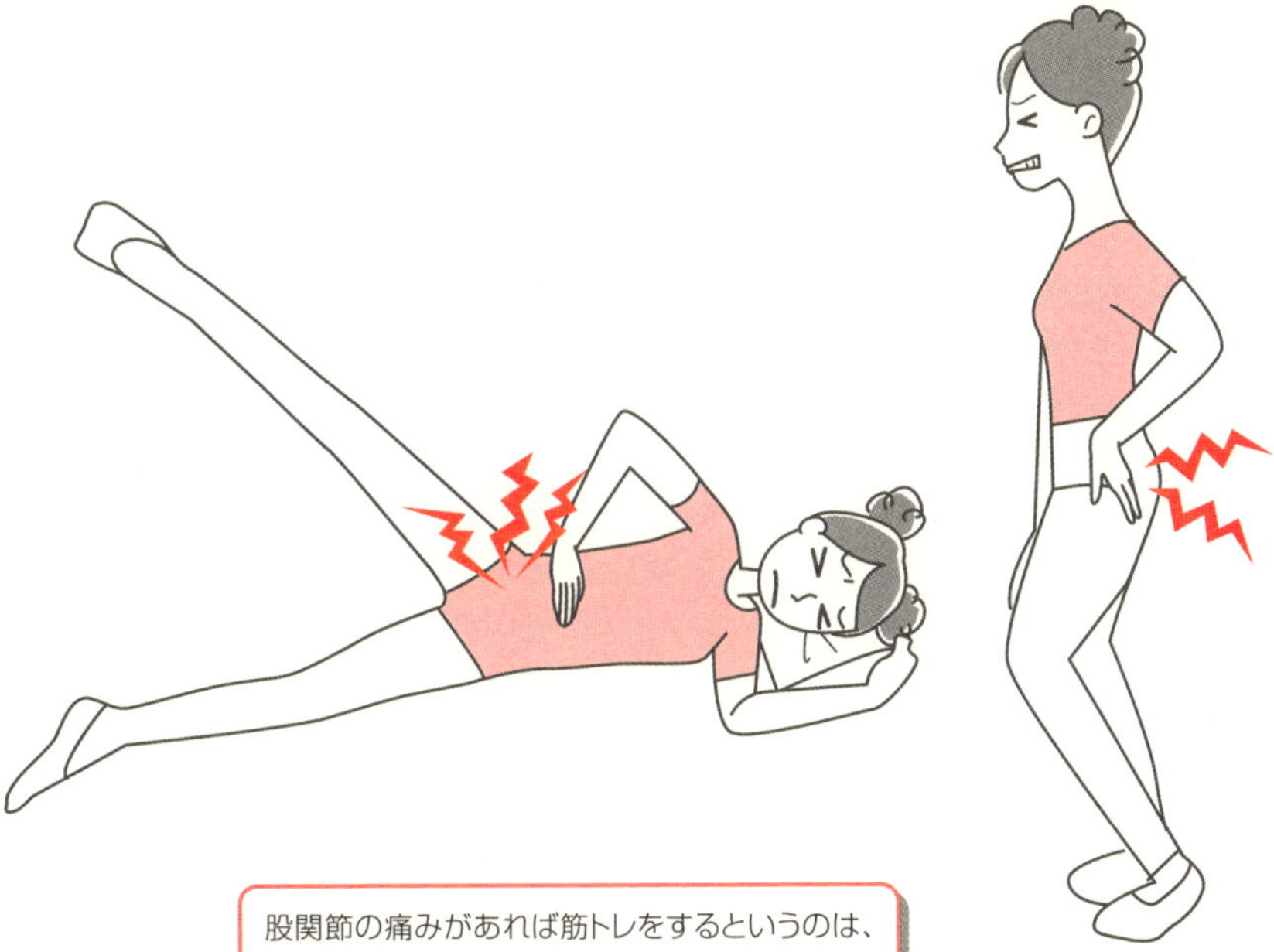

股関節の痛みがあれば筋トレをするというのは、
間違いの可能性がある

用語解説 MMT：“Manual Muscle Testing（もしくはTest）” の略で、徒手で行う筋力検査のこと。

11 股関節痛の治療に筋トレは必要？

股関節に痛みを抱える方の歩行には筋力よりも大切なものがある

歩行中に必要な筋肉が絶妙のタイミングで働き、調和のとれた働きをしてくれています。

大切なのはタイミングと調和

股関節に痛みがあり病院を受診すると、「股関節周囲に筋力をつけましょう」といわれます。筋力をつければ股関節に障害があっても、歩くのが楽になりそうな感じがしますよね。しかし前節でお伝えしたように、歩行に必要な筋力は**ＭＭＴ**の評価で３＋程度ですので、筋力はそれほど必要ではありません。歩行に必要なことは、筋力をどれぐらい発揮できるかというよりも、筋力を発揮するタイミングや調和だと私は考えています。

「右足を出して踵を着く瞬間にこの筋肉が働いて、次の瞬間にはその筋肉は緩んで違う筋肉が働く」というように、歩行中には適切なタイミングで筋肉が働く必要があります。また2つの筋肉が共同で働くような調和も必要です。ですから筋力をどんどん鍛えるよりも、必要な筋肉を、必要なときに、必要な分だけ働かせることができればよいわけです。

ここで「**筋トレ**は全くいらないのか」と、疑問に思う方もいるでしょう。筋トレが全く無意味かというと、それも違います。いま現在ＭＭＴで３＋程度の筋力がない方は、筋力低下しているといえますので、歩行に必要な筋力をつける必要があります。また筋力を発揮するタイミングや調和は大事なのですが、ＭＭＴ３よりも5のレベルで、筋力をタイミングよく発揮できればもっとよいわけです。このあたりは重量挙げの競技をイメージしてもらえればわかりやすいかもしれません。重量挙げで重いバーベルを頭の上に挙げる動作は、筋力だけでは難しく、瞬発力やタイミングが重要なのです。

- **歩行に必要なのは筋力発揮のタイミングと調和である**
- **筋力よりも必要な筋肉を必要なとき必要なだけ働かせる**
- **筋トレは不必要ではなく、筋力低下している方には必要**

股関節治療の一場面

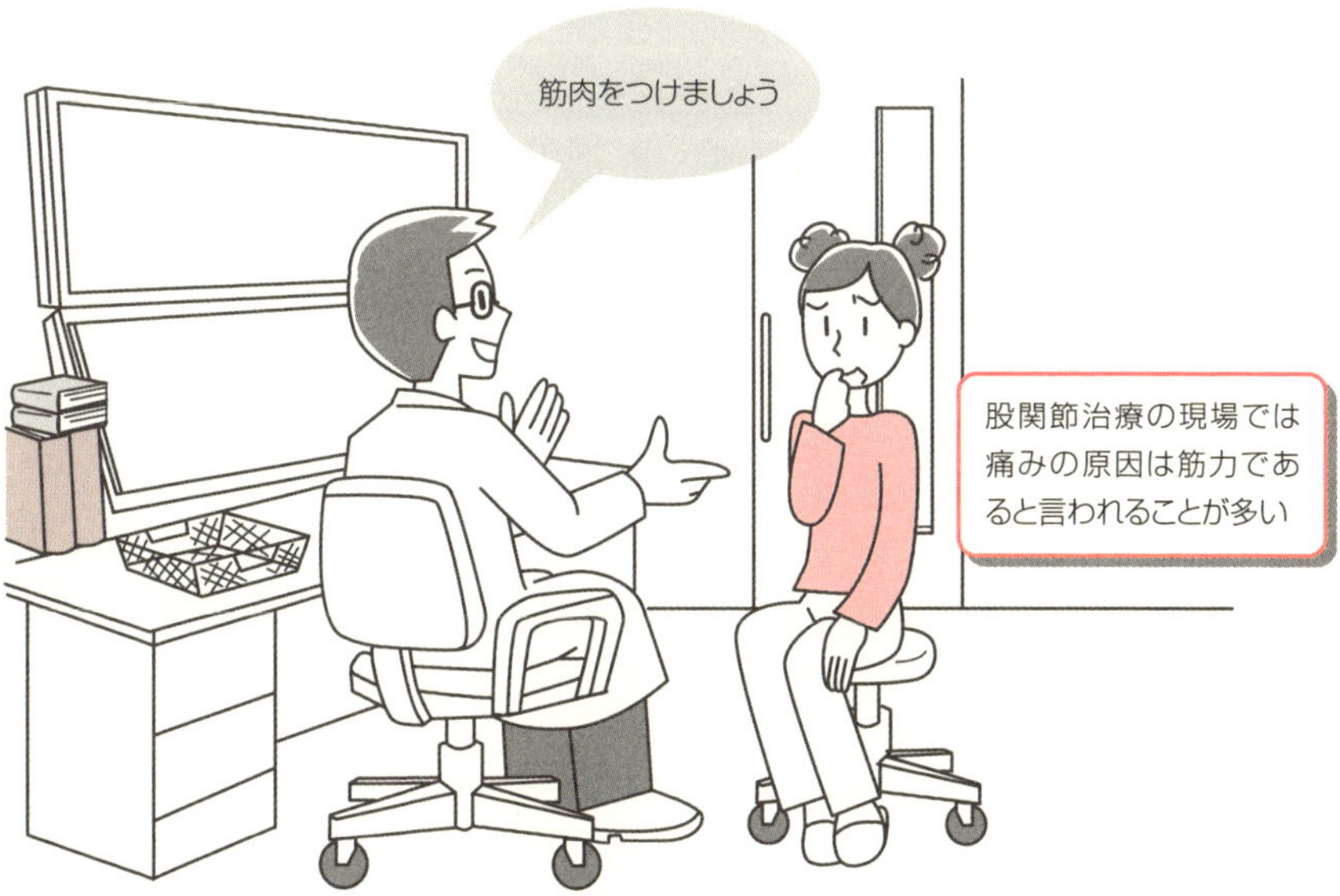
筋肉をつけましょう
股関節治療の現場では
痛みの原因は筋力であ
ると言われることが多い

重量挙げ

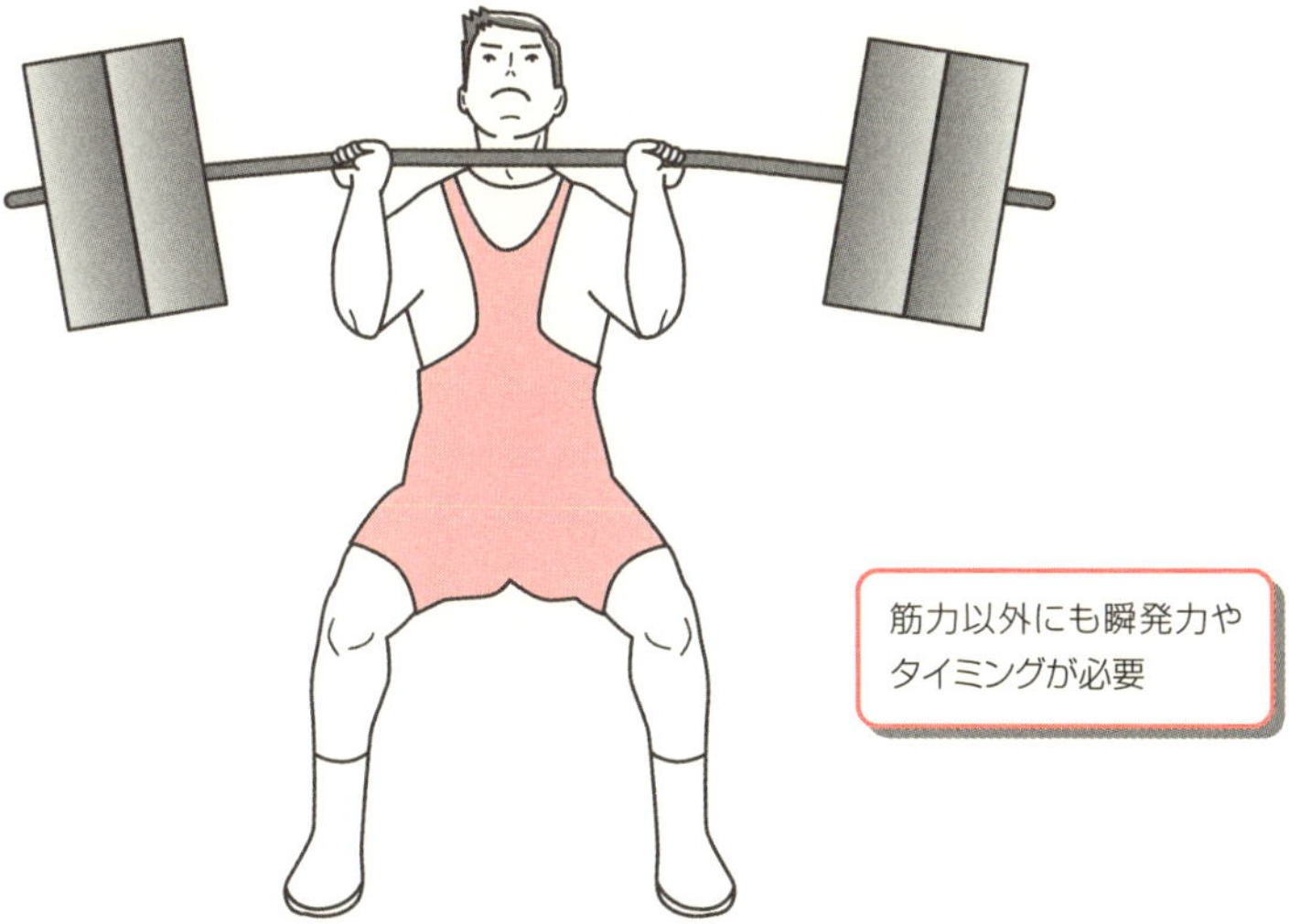
筋力以外にも瞬発力や
タイミングが必要

用語解説 **筋肉が共同で働く**：ヒトが運動するときには、いくつもの筋肉が共同で働く。たとえば階段を昇るときに主に働くのは大腿四頭筋だが、反対側にあるハムストリングスや大殿筋も共同で働く必要がある。

12 痛いから歩けない？ 歩くから痛い？

痛いから歩けなくなるのか、歩くから痛くなるのかを明らかにする必要がある

多くの股関節の痛みは長い経過の中で生じ、その根本を考えることが問題解決の糸口となります。

負の連鎖の出発点を探す

股関節に痛みを抱える方のリハビリをしているとき、「痛いからうまく歩けません」と言われることがあります。一方で、「うまく歩けないから痛くなります」と言う方もいます。両者とも訴えているのは、「痛いこと」と「うまく歩けないこと」の2つですが、意味するところは異なってきます。

股関節の痛みの多くは、昨日今日始まったものではありません。自分の股関節との長い付き合いの中で痛みが生じます。生まれつき骨に障害がある方もいれば、スポーツで繰り返し同じ動作をしてケガをした方もいます。いま現在の痛みにだけ目を向けるのではなく、股関節の痛みの歴史をひも解くヒントを探すことから始め、その長い痛みの歴史すべてと向き合っていくことがリハビリでは重要です。

よく言われていることですが、たとえば右股関節が痛くて手術をすると、手術以前から左股関節が痛い右股関節をかばっていた可能性があります。さらに手術直後には右股関節が動かしにくいので、左股関節はたくさんの負担を強いられます。その結果、右股関節の痛みが原因で左股関節が痛くなるという負の連鎖が起こる可能性があります。「卵が先か、鶏が先か」と同じように、一体どこがスタートだったのか、そこを明らかにすべきでしょう。痛いから歩けないのであれば痛みの原因を考える、うまく歩けなくて痛くなるならうまく歩く方法を考える、**対症療法**ではなく根本的な解決策を探していくべきです。難しい問題ではありますが、そこがクリアになれば問題解決の糸口になるかもしれません。

- 歩けないから痛いのと、痛いから歩けないのは別物
- 股関節の痛みでは、その長い痛みの歴史にも目を向ける
- 負の連鎖の始まりを明らかにするのが問題解決の第一歩

股関節の痛みと歩行の関係

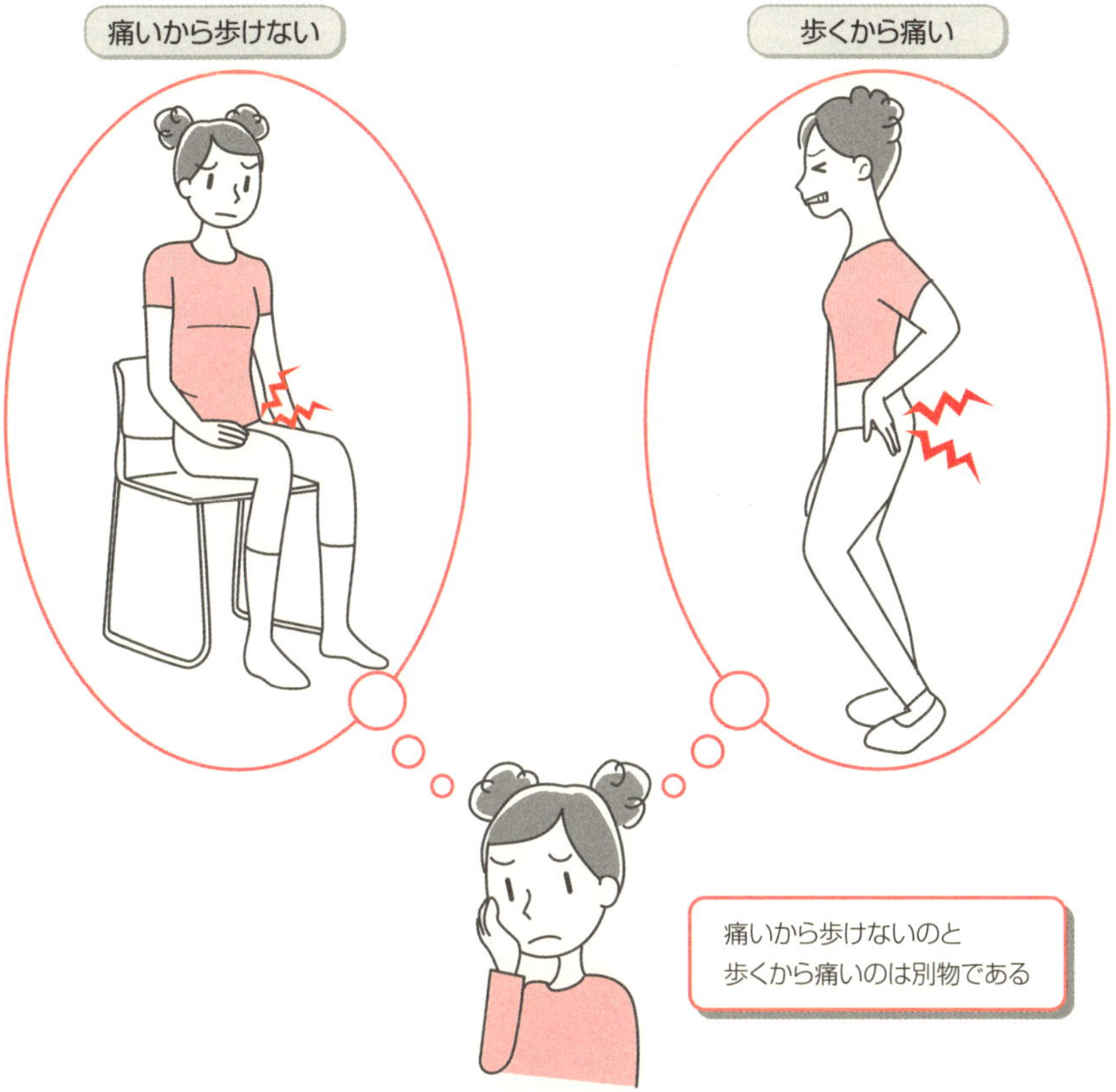
痛いから歩けない
歩くから痛い
痛いから歩けないのと
歩くから痛いのは別物である

卵が先か鶏が先か

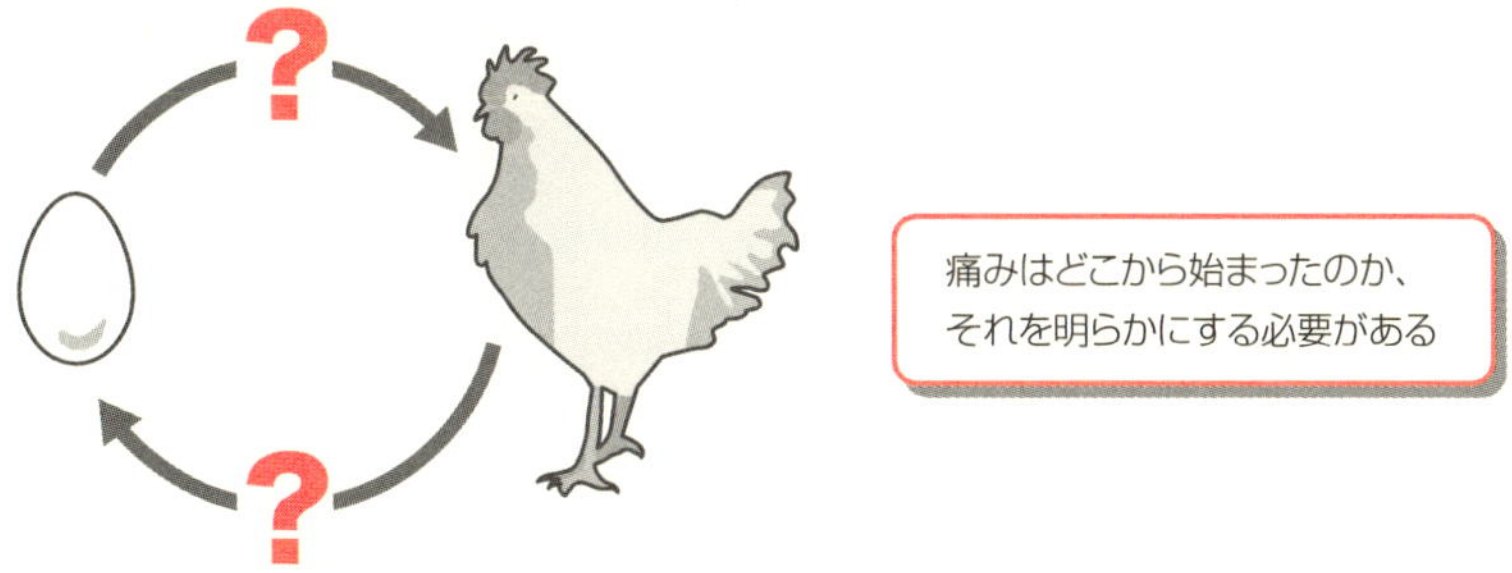
?
?
痛みはどこから始まったのか、
それを明らかにする必要がある

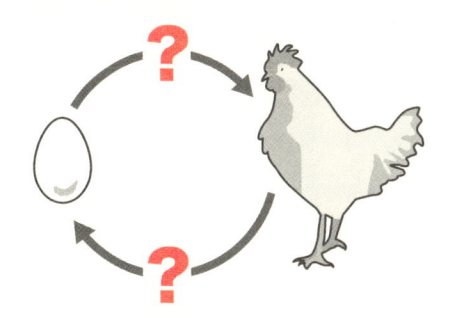

用語解説 **対症療法**：現在ある症状を和らげる治療のこと。表面的な症状の改善を目的とする。症状の原因を取り除く治療は原因療法という。

13 変形性股関節症の歩行の特徴

変形性股関節症の方の歩行では股関節の伸展が減り、歩幅が小さくなる

変形性股関節症の方は、股関節の可動域低下や痛みのため歩き方が健常者とは違ってくるのです。

健常者の歩行との違い

変形性股関節症の方の歩行を考えるとき、歩行速度が健常者に比べて遅くなります。では健常者の低速歩行と変形性股関節症の方の歩行は同じなのでしょうか。歩行の**代償**を疑い、歩行分析を行った研究*があります。健常者と両変形性股関節症の方の歩行を、**三次元歩行分析装置**を用いて分析しました。その結果、変形性股関節症の方は骨盤前傾角度が大きく、股関節の伸展可動域が有意に小さかったそうです。また身長比での歩幅が有意に小さく、1分間あたりの歩数も多くなりました。

骨盤が前傾するということは、股関節が屈曲位になります。立位や歩行で常に股関節が屈曲していると、股関節が屈曲位で**拘縮**してしまい伸展しにくくなります。股関節屈曲拘縮は臼蓋形成不全による骨頭の**被覆率**の低下を補うための代償的反応に伴う症状と考えられます。4-9節でお伝えしましたが、立脚期の後期では股関節をしっかり伸展させて、それまで股関節にかかっていた荷重を逃がす作業が必要です。この作業ができるかどうかで、股関節への負担はかなり変わってきます。

変形性股関節症の方は歩幅が小さくなり、健常者と同じ速度で歩こうとすると、その分だけ歩数を増やす必要があります。歩幅が小さくなるのは股関節の可動域低下によるものもありますが、変形性股関節症で股関節に痛みがある場合には、片脚で身体を支えることが難しくなります。そうなると次の脚をすぐに出して着くようになり、歩幅は必然的に小さくなってしまいます。

- **健常者と変形性股関節症の方の歩行は速度以外も違う**
- **蹴り出しに股関節の伸展がないと荷重の負担は大きい**
- **同じ速度で歩いても、歩幅は小さく歩数は増える**

変形性股関節症の歩行

変形性股関節症の方の立位姿勢

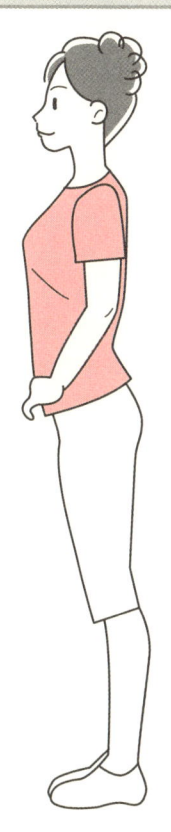

骨盤が前傾していると、股関節に屈曲拘縮が起こりやすい。

立脚後期の股関節の屈曲姿勢

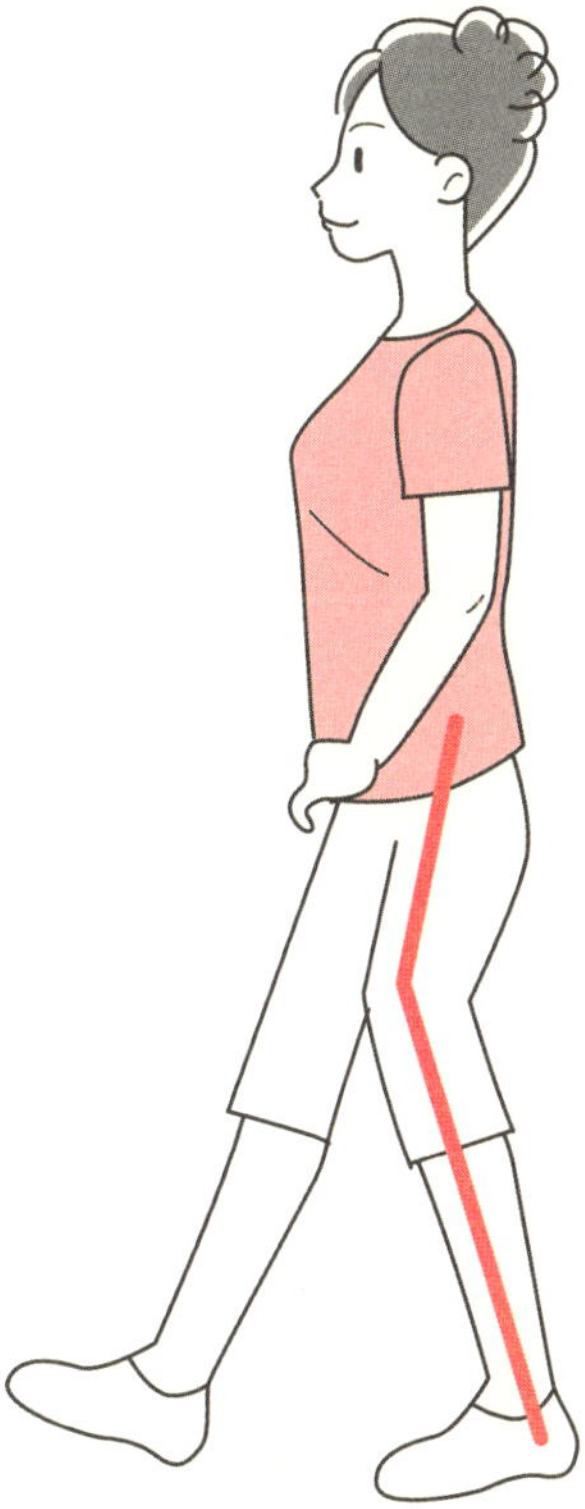

股関節に屈曲拘縮があると立脚後期の股関節伸展による蹴り出しが見られない。
そのため、歩幅は必然的に小さくなる。

＊久保田雅史・他：両変形性股関節症患者の歩行の代償戦略の検討．理学療法学32：463,2005

用語解説
三次元歩行分析装置：ヒトの歩行を三次元的（立体的）に分析する機械。
被覆率：どれくらい覆い被さっているか。

14 踵から着くように歩くべきか？

踵から着いて流れのある歩行ができれば、股関節の負担は軽減できる

歩くときに踵から着くこと、その真意とは？ この機会に考えてみましょう。

踵から着くだけが重要ではない

リハビリで歩行の指導を受けると、「踵から着きなさい」と言われることがあります。踵から着くように歩くと、どのような効果があるのでしょうか。

歩き方には人それぞれ特徴がありますが、特徴の一つに歩くときの音があります。たとえば廊下を歩くときにバタバタと音を立てて歩いている方は、足底で床を叩いているのと同じで強い衝撃を受けています。股関節を傷つけようと思って歩いている方はいないと思いますが、結果的には自分の歩き方が股関節を傷つけている可能性があります。そして、そのような歩き方をしている方の多くは、**足関節**の使い方が上手ではありません。

歩行では、踵が地面に着く踵接地のとき股関節に強い衝撃を受けます。できるだけ衝撃を受けない方が股関節への負担が少ないことは理解できると思います。ですから踵接地のときに、体重のかけ方を工夫する必要があります。ただし単に踵から着けばよいと勘違いしている方もいます。踵から接地した後、**前**《ぜん》**脛骨筋**《けいこつきん》が**遠心性収縮**して、ゆっくりと足底全体で接地していくことで衝撃を吸収します。それに呼応するように大腿四頭筋が収縮し、膝に負担がかからないようにしていきます。

4-9節でお伝えしましたが、踵接地から足底接地、立脚中期へ移行する中で、足関節、膝関節、股関節へと荷重の負担がスムーズに移動することが必要なのです。それをわかりやすく伝えるために、「踵から着きましょう」と言っているのです。踵から着くことよりも、踵を着いた後の流れの方が大事ですよ。

- **歩行では踵を着くこと自体が重要ではない**
- **踵接地後、足底接地までに前脛骨筋が働くことが重要**
- **踵接地の後、膝や股関節へと荷重をスムーズに移行する**

歩行において踵から着く意味

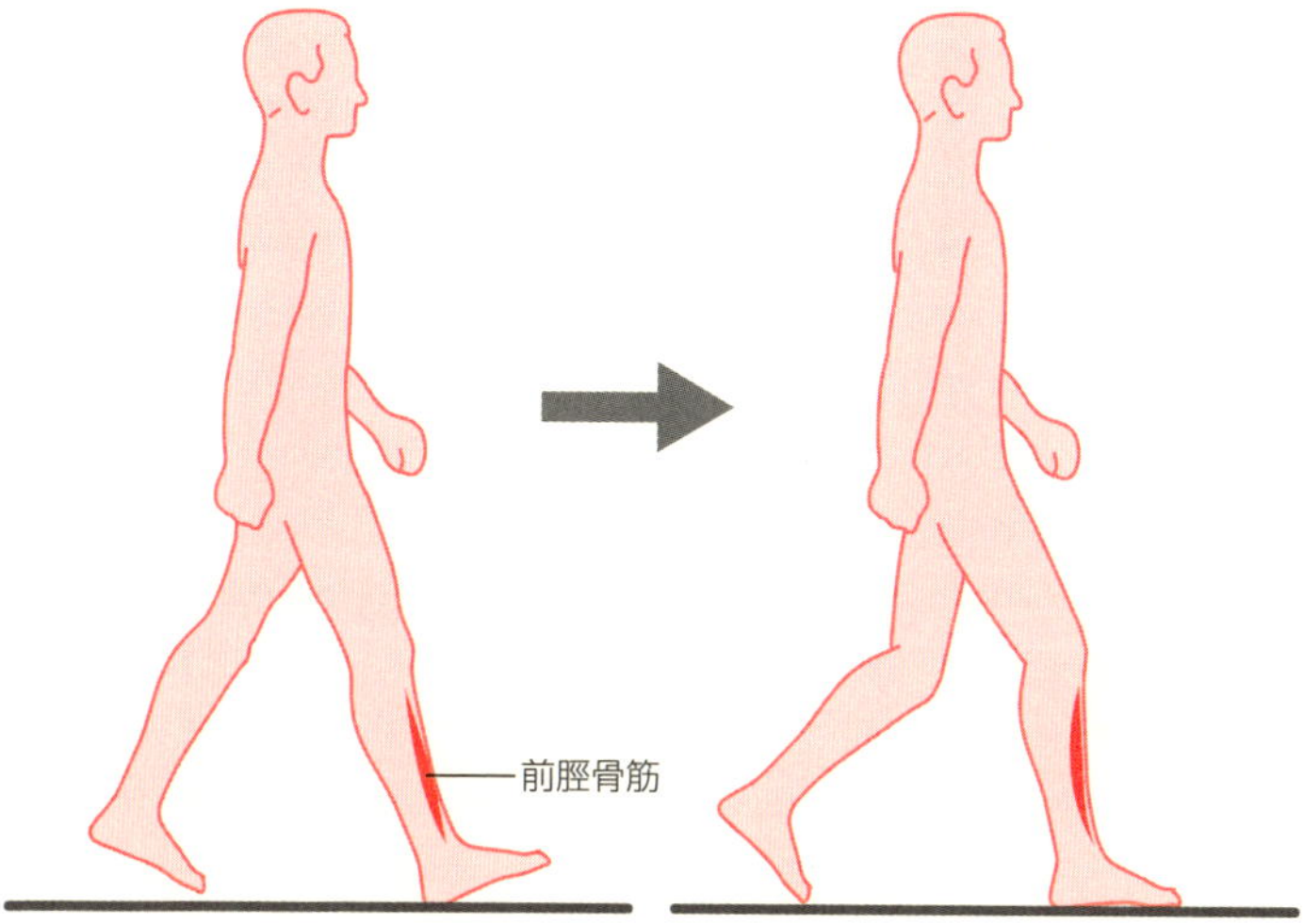
踵接地
足底接地
前脛骨筋

踵から着くことよりも、踵を着いた後の流れが重要

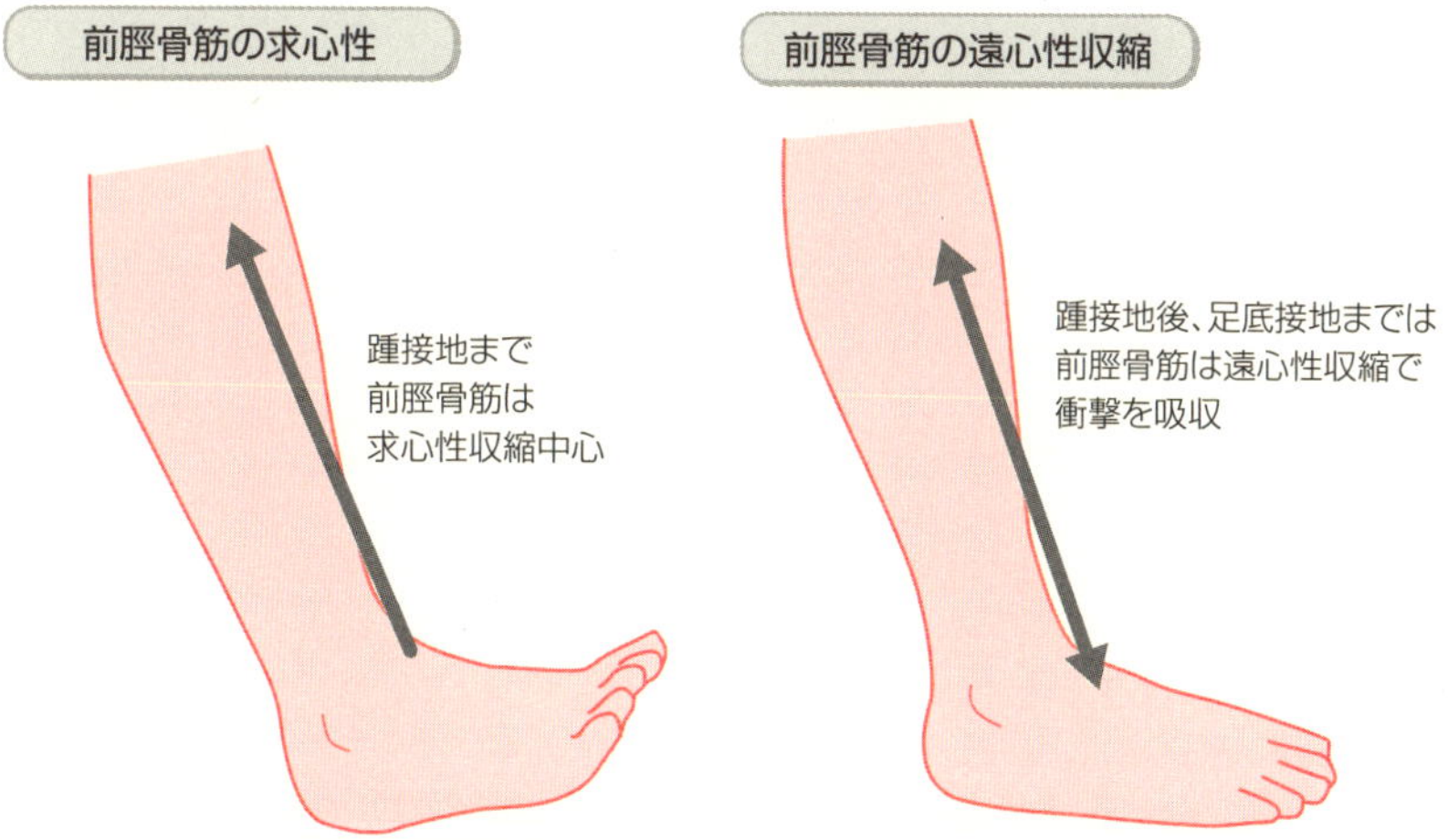
前脛骨筋の求心性
前脛骨筋の遠心性収縮
踵接地まで
前脛骨筋は
求心性収縮中心
踵接地後、足底接地までは
前脛骨筋は遠心性収縮で
衝撃を吸収

用語解説 **前脛骨筋**：すねにある筋肉で、足関節を背屈させる（手前の爪側に曲げる）。

15 ふくらはぎの太さと股関節の関係

左右のふくらはぎの太さと股関節には密接な関係がある

ふくらはぎの太さを見れば股関節の使い方が見えてきます。どんな関係があるのかみてみましょう。

ふくらはぎの左右差に注目する

突然ですが、左右のふくらはぎの太さは同じでしょうか。左右のふくらはぎの太さを見れば、その人の歩き方の特徴が見えてきます。

股関節は他の関節と連鎖して動き、他の関節の影響が股関節に及ぶことがあります。4-13節でお伝えしましたが、変形性股関節症になると、歩行の立脚後期に股関節をうまく使えない方がいます。本来立脚後期には股関節を伸展させ、脚を蹴り出して前に進みます。しかし股関節に障害があり、蹴り出しのときに股関節の伸展がうまく行えないと、足関節**底《てい》屈《くっ》**で代償して前に進もうとします*。このとき使われるのがふくらはぎの筋肉です。

ふくらはぎには某コマーシャルで有名になった**ヒラメ筋**や**腓《ひ》腹筋《ふくきん》**という筋肉があり、その2つが合わさって**下《か》腿《たい》三頭筋**という筋肉を構成しています。**アキレス腱**も実は下腿三頭筋の一部です。下腿三頭筋はもともと足関節を底屈するために働きます。足関節の底屈は、ジャンプのように上方へ動くために本来用いられ、歩行時に前方へ進むためには補助的に用いられます。ですから足関節の底屈を中心に蹴り出して歩くことは、通常よりも良い歩き方をしているとはいえず、股関節が悪い側のふくらはぎが普通よりも太くなってしまうことがあります。

ただし股関節に問題があるからといって、ふくらはぎが太くなると一概に言うこともできません。なぜなら、それまでに生活習慣や利き足なども筋肉の太さには影響してきます。歩行の特徴をとらえる一つの目安として考えましょう。

- **ふくらはぎの左右差は歩行時の股関節の使い方を表わす**
- **下腿三頭筋は足関節底屈に働くふくらはぎの筋肉である**
- **筋肉の太さには生活習慣や利き足も大きく影響する**

ふくらはぎの太さ

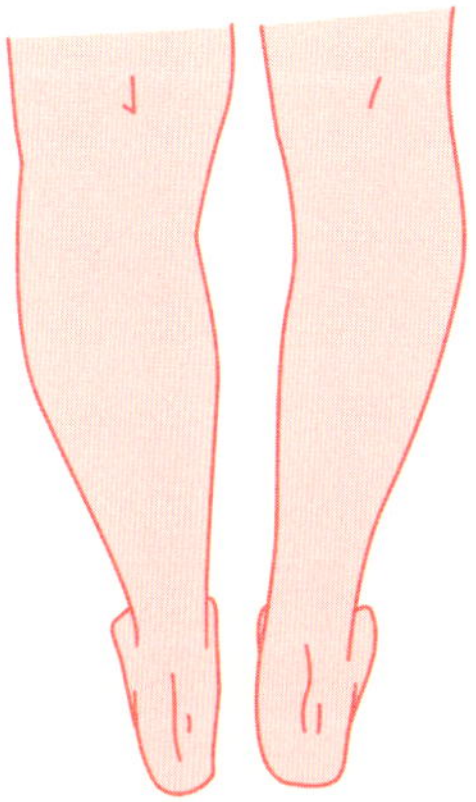

ふくらはぎの左右の太さを比べると
歩行の特徴のヒントが見えてくる

下腿三頭筋の解剖

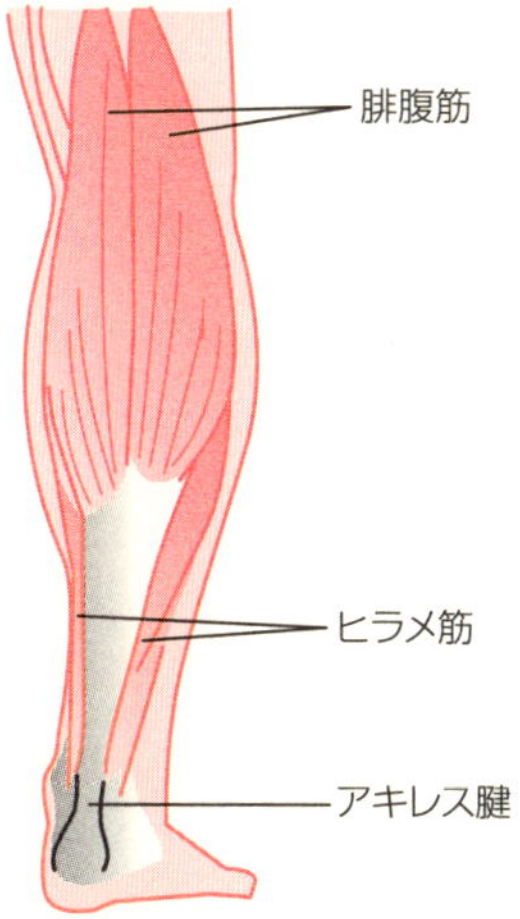

下腿三頭筋は足関節の
底屈に働く

歩行の蹴り出し

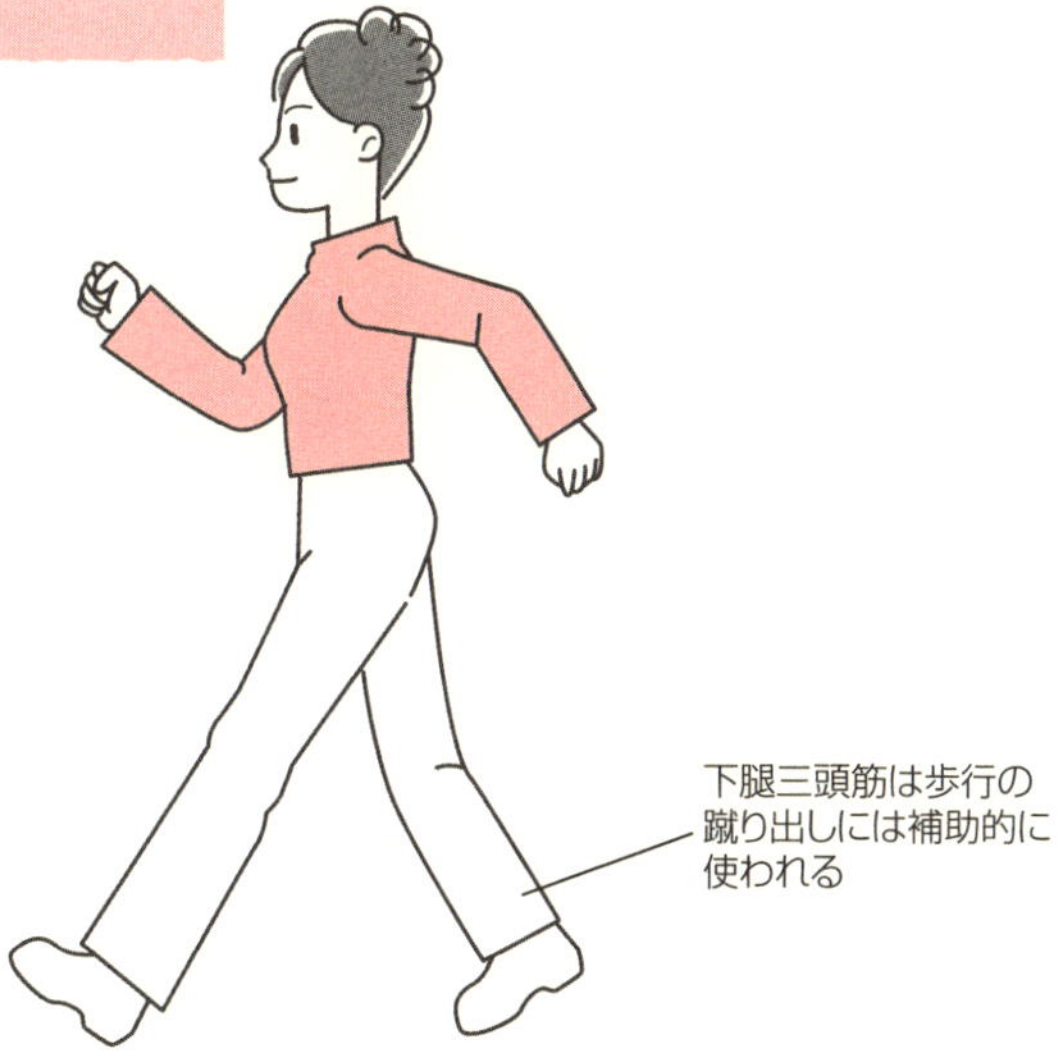
下腿三頭筋は歩行の
蹴り出しには補助的に
使われる

＊文献1) Hiroshige Tateuchi et al:Immediate effects of different ankle pushoff instructions during walking exercise on hip kinematics and kinetics in individuals with total hip arthroplasty.Gait & Posture33(4):609-614,2011

用語解説 **足関節底屈**：ふくらはぎの筋肉である下腿三頭筋が収縮する（働く）ことにより、足関節が下方向（足の裏の方向）に曲がること。

16 股関節をかばうだけではダメ

股関節をかばい続けることだけでは股関節痛を改善することはできない

股関節に痛みがあるとかばう方がよいと思いがちですが、動くことが治療になることもあります。

負のスパイラルを断ち切るために

股関節に痛みを抱えていると、股関節をかばうことが良いことだと思いがちです。実際、病院を受診すると「あまり歩かないように」と言われることがあり、杖を使うことや外出は控えることなど、日常生活に制限をかけることが求められます。股関節に強い炎症が起きていて、痛みが激しい時期には股関節をかばうことは必要です。この時期に激しい運動をするのは、炎症の痛みを助長させるからです。

かばいすぎることは時として、股関節の症状を進行させることもあります。まず動かないことで股関節の関節可動域の低下が予想され、筋力も落ちていきます。股関節の可動域や筋力の低下は、更なる動作の制限を生み出しますので、「動かない」のではなく「動けない」状態へと変わっていきます。これは使わないことによる負のスパイラルで、どこかで断ち切らないとさらに悪い方向へ進んでしまいます。

ヒトの身体では、体重をかけるとその向きに骨が強くなろうとします。変形性股関節症の進行期から末期にみられる臼蓋の**骨棘**は、本来進行していることを意味するものであまり歓迎されません。しかし骨棘形成が進むと、股関節痛が改善する症例もあります*。これは骨棘が形成されたことで臼蓋に屋根ができ、股関節における**荷重面**が拡大したことによるものと考えられます。

日常生活に制限をかけることは、長期的にみると解決策にならないこともあります。負のスパイラルに陥らないためには、股関節に適度な負担をかけながら、正しく使って動作していくことが重要です。

- **股関節痛があるとかばうことがよいと思われがちである**
- **動かないことで可動域や筋力が低下し症状が進行する**
- **股関節への適度な負担と正しく動作することが重要**

股関節痛を抱える方に起こる負のスパイラル

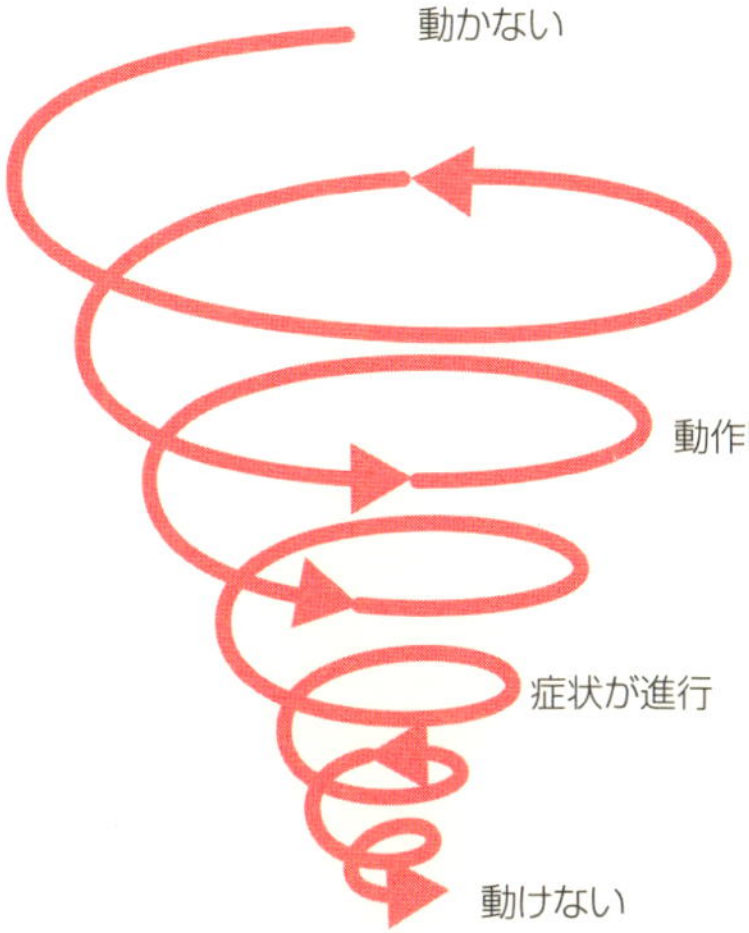

「動かない」はいつの間にか
「動けない」に変わってしまう

骨棘

レントゲン

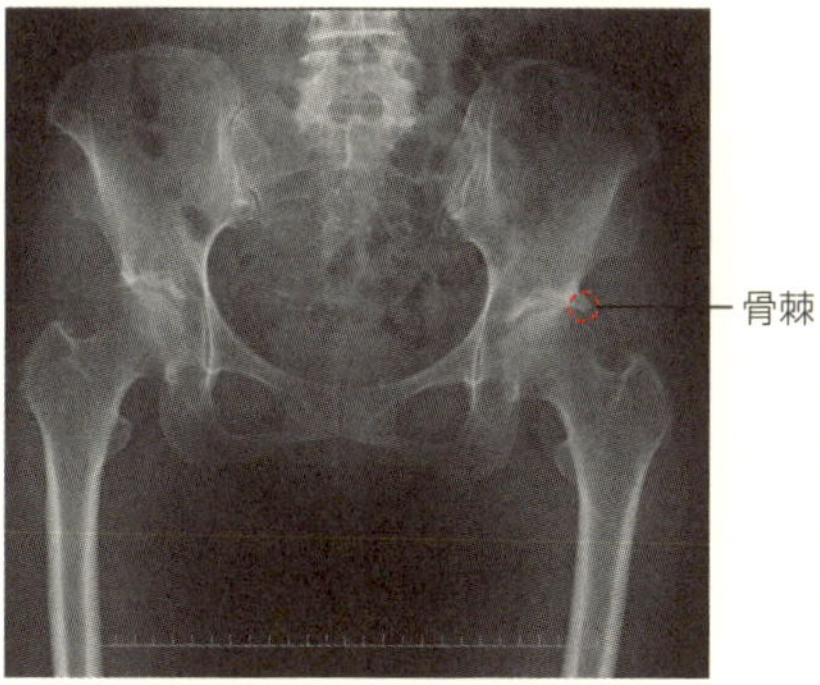

骨棘は時として股関節痛を
改善することもある

屋根

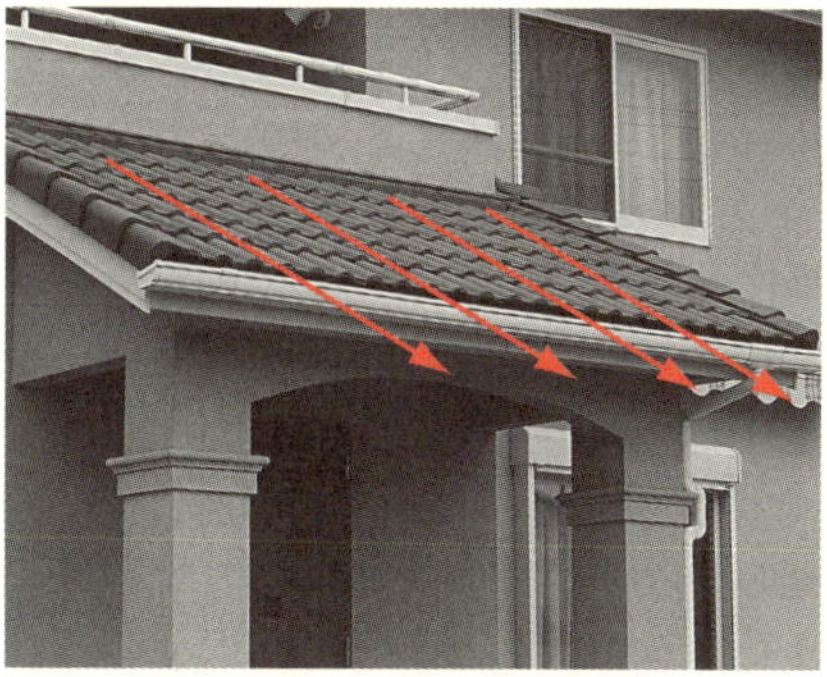

骨棘形成が進むことは、住宅でいうと
屋根が伸びるようなものである

＊文献1) 日本整形外科学会診療ガイドライン委員会/変形性股関節症ガイドライン策定委員会:変形性股関節症診療ガイドライン,南江堂,2008

用語解説 荷重面：股関節では寛骨臼と大腿骨頭の間で、実際に体重がかかる部分のこと。

17

脚長差は中敷きだけでは補えない

脚長差には中敷きや補高だけでなく、それに合った動作の再獲得が必要である

脚長差に対して安易に中敷きや補高を行うと、違う筋肉や関節の痛みを作り出すことがあります。

中敷きや補高以外に必要なこと

股関節に痛みを抱えている方の身体の特徴として、左右の脚の長さが違うことがあげられます。特に股関節の変形や関節可動域制限が強い方は、**脚長差**《きゃくちょうさ》が出現しやすくなります。脚長差は、立っているとき、歩いているときなどさまざまな場面で身体に影響を与えています。脚長差には、**中敷き**や、靴底の**補**《ほ》**高**《こう》が用いられます。また3㎝までの脚長差は影響ないとされているので、何も対処しないこともあります。でもこれらは半分正解で、半分不正解です。

私が治療で気をつけていることは、脚長差が身体にどのような影響を与えているかということです。脚長差があることで、どこかの筋肉に負担がかからないか、どこかの関節が動きにくくなって痛くならないか、そのような目線で診ていきます。その上で、中敷きや補高が必要なら使いますし、補った高さに合う身体の使い方を一緒に練習していきます。

長年の生活によりできあがったボディーイメージは身体に染み付いています。中敷きや補高は見かけ上脚の長さを合わせるだけであって、脚の長さが同じになるわけではありません。中敷きや補高をした状態での動作に適応していくには、身体の使い方を再獲得する必要があります。先ほど半分不正解と書いたのは、中敷きを入れたり補高をしたりするだけでは、筋肉や関節の使い方が急に変わり、いままでとは違う筋肉や関節の負担を強いることになり、新しい痛みを生み出すこともあるからです。中敷きや補高だけではなく、身体の動きをしっかり理解して、それに見合った動作も必要です。

- 脚長差に対しては中敷きや補高が使われることが多い
- 中敷きや補高を使うと違う痛みを作り出すこともある
- 新しい高さに合わせた動作を練習することが必要

脚長差

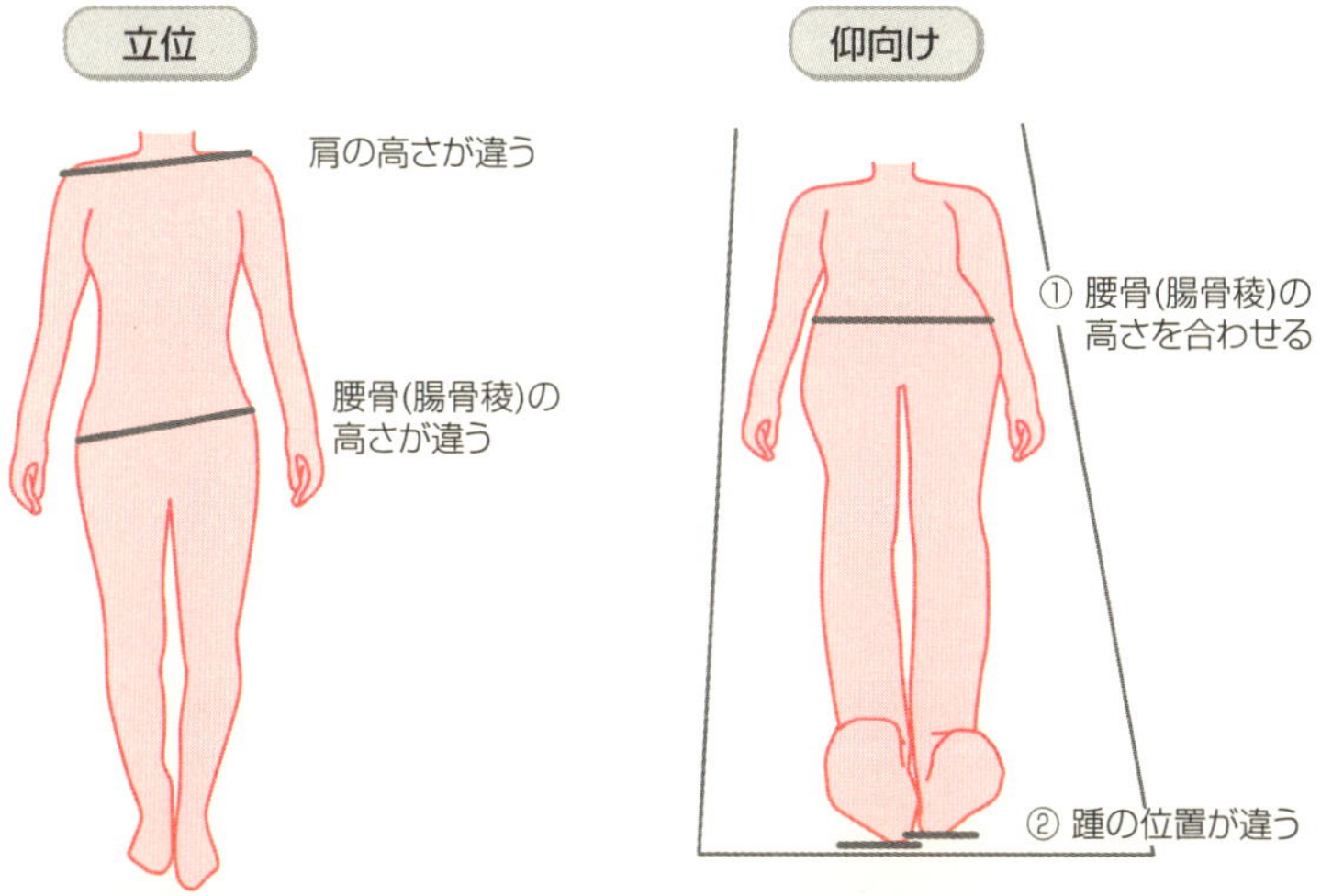
立位
肩の高さが違う
腰骨(腸骨稜)の
高さが違う
仰向け
① 腰骨(腸骨稜)の
高さを合わせる
② 踵の位置が違う

補高による歩行

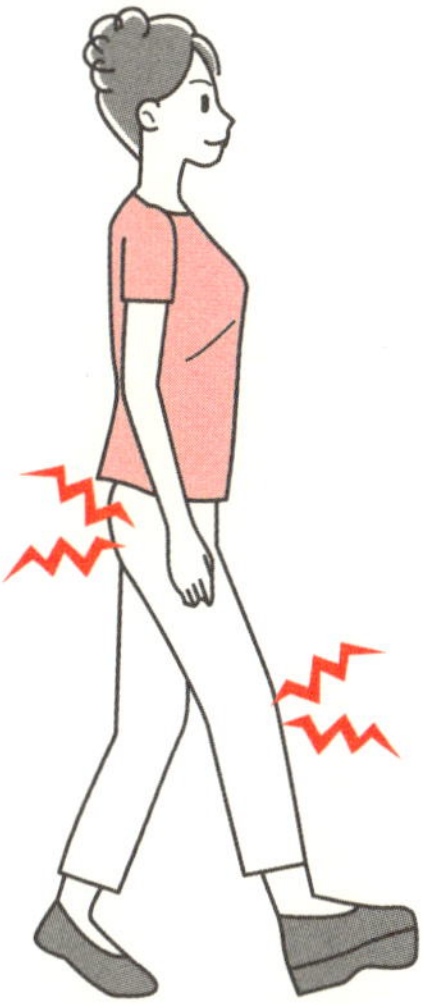

補高をしても見かけ上の脚の長さが同じになるだけで、それまでと同じ歩き方をしていると、股関節や膝関節に痛みが出現する可能性がある

靴の補高

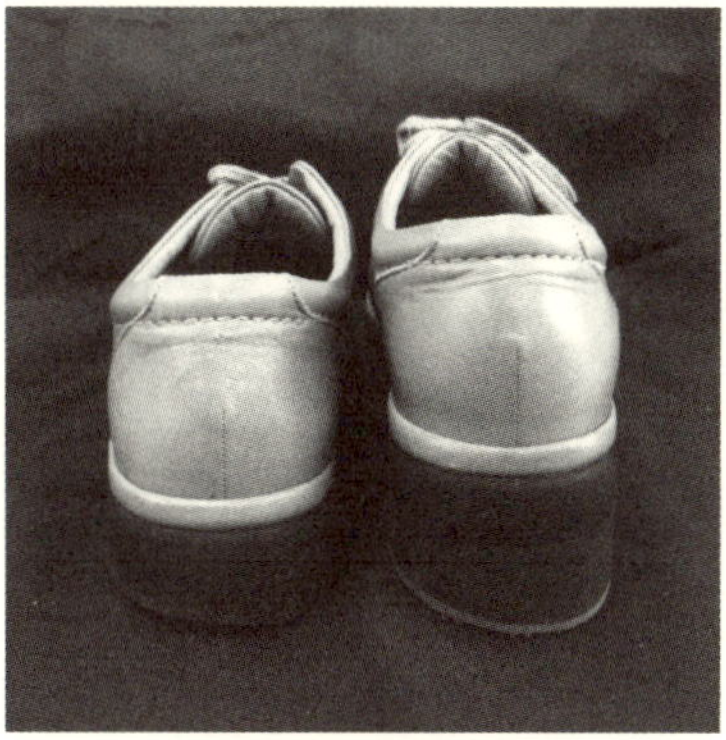

靴底の高さを補う

用語解説 **補高**：脚長差を補うために、靴底を厚くして高さを補うこと。高さを合わせられる利点はあるが、靴がやや重くなる。また靴を脱ぐ室内では効果が得られない。

18 ハイヒールは股関節痛への第一歩

ハイヒールやパンプスなど踵の高い履物は股関節痛を生み出す可能性がある

ヒールは高くても低くても立位や歩行を変化させ、股関節に少なからず影響を与えるのです。

ヒールと股関節痛の意外な関係

女性はハイヒールやパンプスを履くことがありますよね。ヒールについては、低ければ問題がないと認識している方が多いようです。踵の高い履物を履くと、立位や歩行にはどのような影響があるのでしょうか。

まず立位で考えてみましょう。ハイヒールを履くと当然のことながら踵が持ち上げられますので、背伸びをしたような姿勢になります。この姿勢になると骨盤がやや前傾して重心が前方に移動しますので、姿勢を戻そうとする**代償**の運動パターンが出現します。よくあるパターンは骨盤の前傾を強めて、腰を反らすように代償する方法です。またあまり多くありませんが、骨盤を後傾させて代償する方法もあります。ところでこの2つの姿勢、どこかで見覚えはありませんか。そうです、2-12節でお伝えした2つのパターンです。臼蓋形成不全があって浅い被りを補う姿勢や、高齢者による加齢変化による姿勢を、ハイヒールを履くことで作り上げてしまうのです。

ハイヒールを履いて歩行すると、踵接地から足底接地の荷重を緩和する足関節の動きがうまく行えません。そのため膝関節や股関節の荷重の負担は増え、痛みや機能障害を生み出すことになります。

踵が持ち上げられた姿勢では、ふくらはぎの筋肉の**伸張性**が低下し、足関節の可動域や筋力にも影響を及ぼします。ハイヒールを履いているときの骨盤周囲の問題だけでなく、履いていないときの姿勢や歩行を変化させる可能性もあるのです。ヒールが高くても低くても、姿勢や歩行には少なからず影響を及ぼすことを忘れないようにしましょう。

- **ヒールが低ければ大丈夫という認識は見直す必要がある**
- **ヒールを履くと股関節痛を抱える方と同じ姿勢になる**
- **歩行では衝撃を緩和できず股関節の負担は増加する**

ハイヒールでの立位姿勢

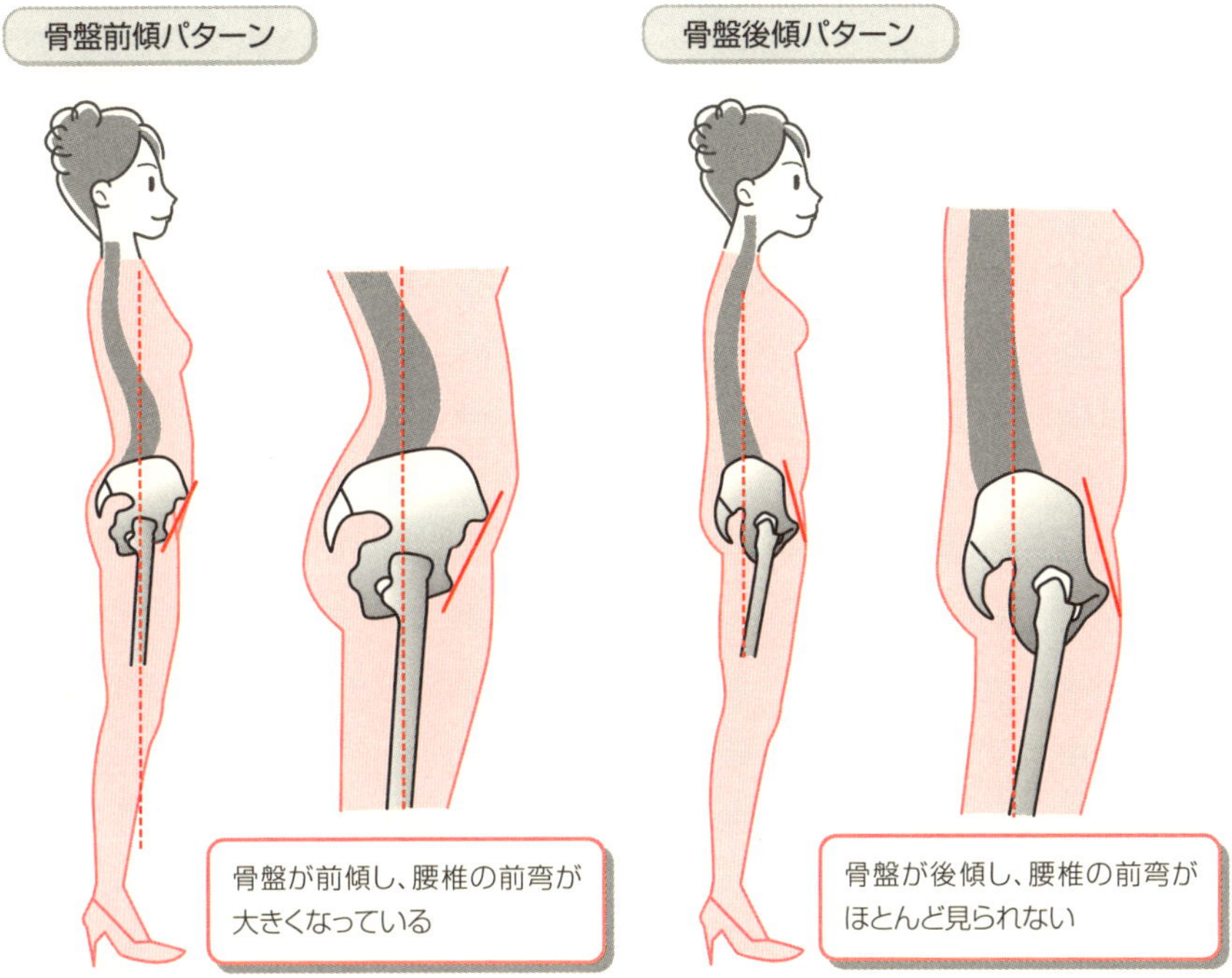
骨盤前傾パターン
骨盤が前傾し、腰椎の前弯が大きくなっている
骨盤後傾パターン
骨盤が後傾し、腰椎の前弯がほとんど見られない

ハイヒールでの歩行

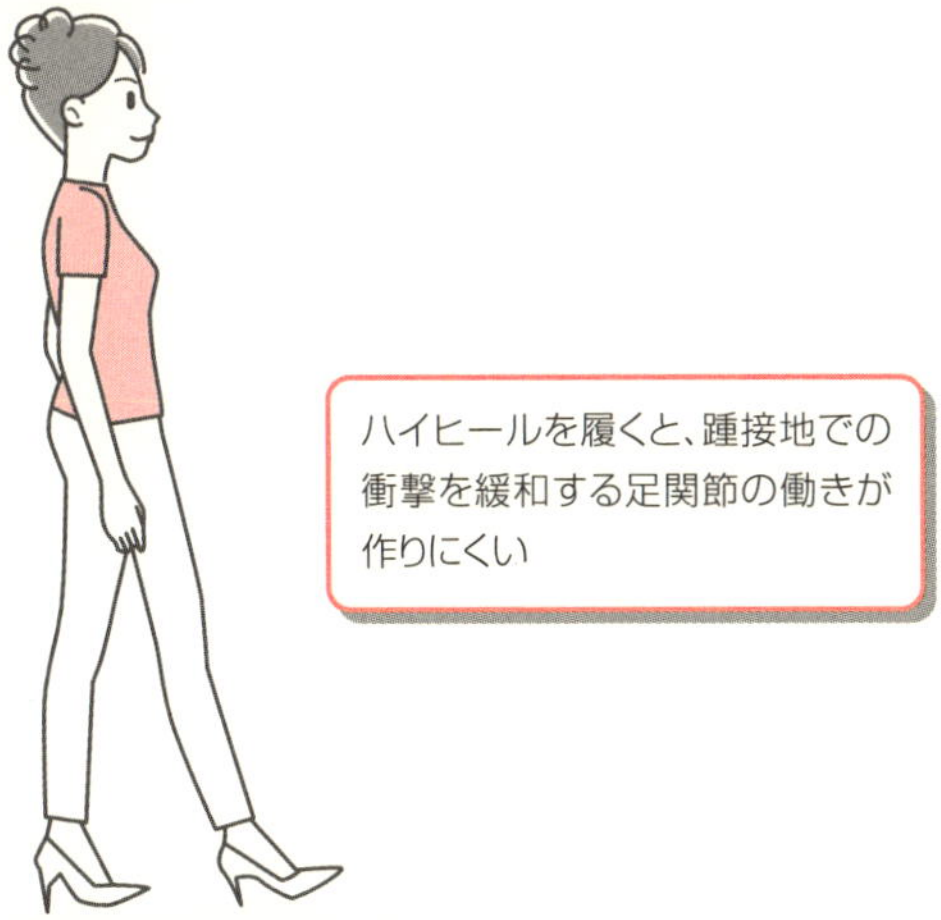
ハイヒールを履くと、踵接地での衝撃を緩和する足関節の働きが作りにくい

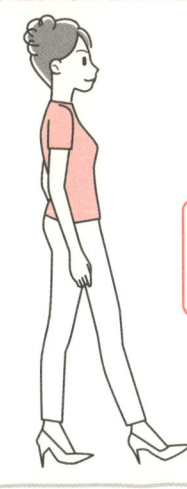

用語解説 **伸張性**：伸びやすさのこと。筋肉の伸張性が低下するとは、筋肉が短くなったり、硬くなったりして伸びにくくなること。

19

杖を使うと楽に歩けるのか?

股関節治療における杖の使用は逆効果になることもあるので注意が必要である

杖を使うと本当に楽になるのでしょうか。杖の使用の注意点についてみていきましょう。

杖を使えば身体の負担は二割引

股関節に痛みがあると、歩くときに杖を使うことを勧められます。杖にもいろいろな種類がありますが、一般的に使われるのは**T字杖**《てぃーじづえ》です。

T字杖を使う際には、まず杖の高さを合わせる必要があります。杖の高さが適切でないと、体重をうまく逃がすことができません。次に杖の握り方ですが、人指し指と中指の間で支柱の根元を挟み込んで握ります。ここで重要なのが、バイクのスロットルをひねるように手首を軽く返すことです。そうすることで、親指の付け根の一番分厚い部分（母指球《ぼしきゅう》）で体重を受けることができます。杖は床に突き刺すように、真っ直ぐ着くように意識しましょう。床に対して曲がっていると、体重をうまく受けることができません。杖は痛みのある脚と逆の手に持ち、歩行においては痛みのある脚が立脚期を迎えるときに一緒に着くようにします。杖を使うと**支持基底面**が拡がり、立位や歩行は安定します。T字杖では体重の20％程度の負担を軽減できます。

ただし歩行時にT字杖を使用すると、腕の振りが小さくなり、**歩容**が変わることがあります。歩容が変わると体幹や骨盤の回旋に影響を与え、下肢の振り出しや蹴り出しが適切に行えなくなることがあります。そうなると杖を使用しても、結局股関節への負担を思うように減らせないことになります。ですから極度なT字杖への依存には賛成しません。適切な歩き方での適度な股関節への荷重は、股関節を痛めず長持ちさせる可能性もありますので、杖を使いながらも適切な歩き方を心がけましょう。

- **杖は適切な高さ、握りで、正しく使うことが重要**
- **杖を正しく使えば体重の20%の負担を軽減できる**
- **杖に頼りすぎず、適切な歩行と荷重が治療の鍵となる**

杖の使い方

杖の高さ

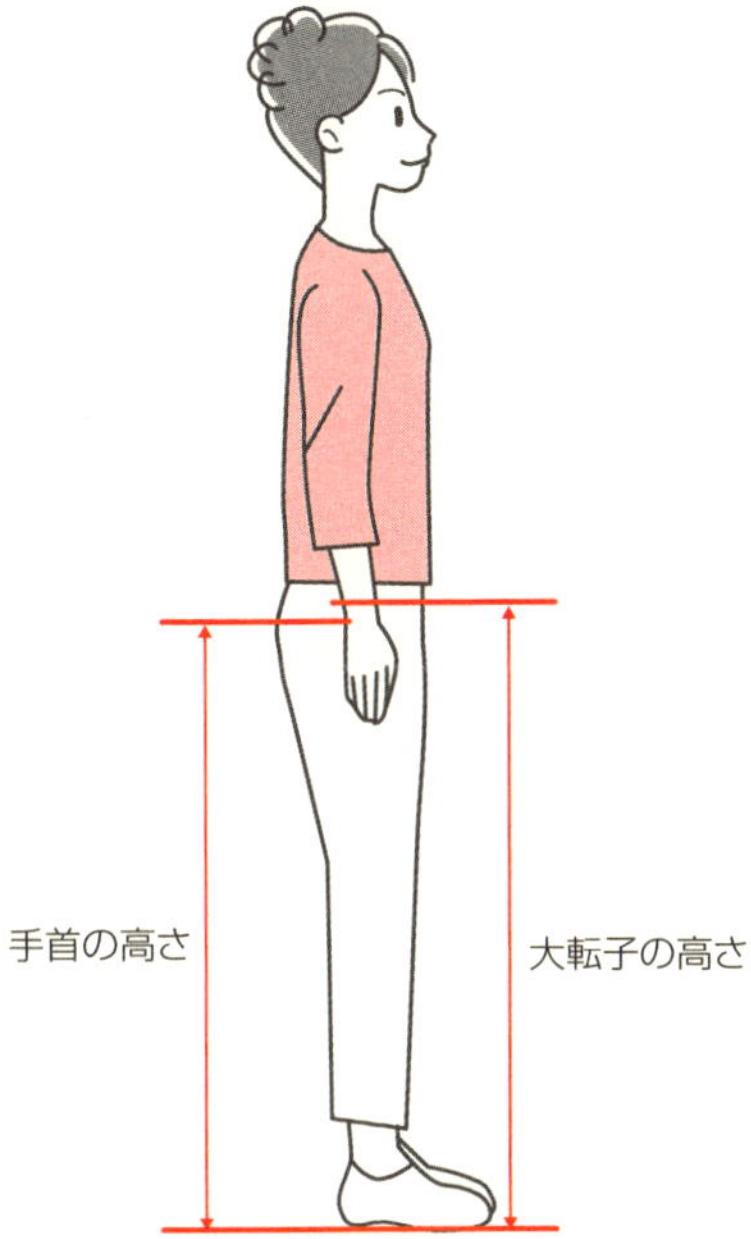
手首の高さ
大転子の高さ

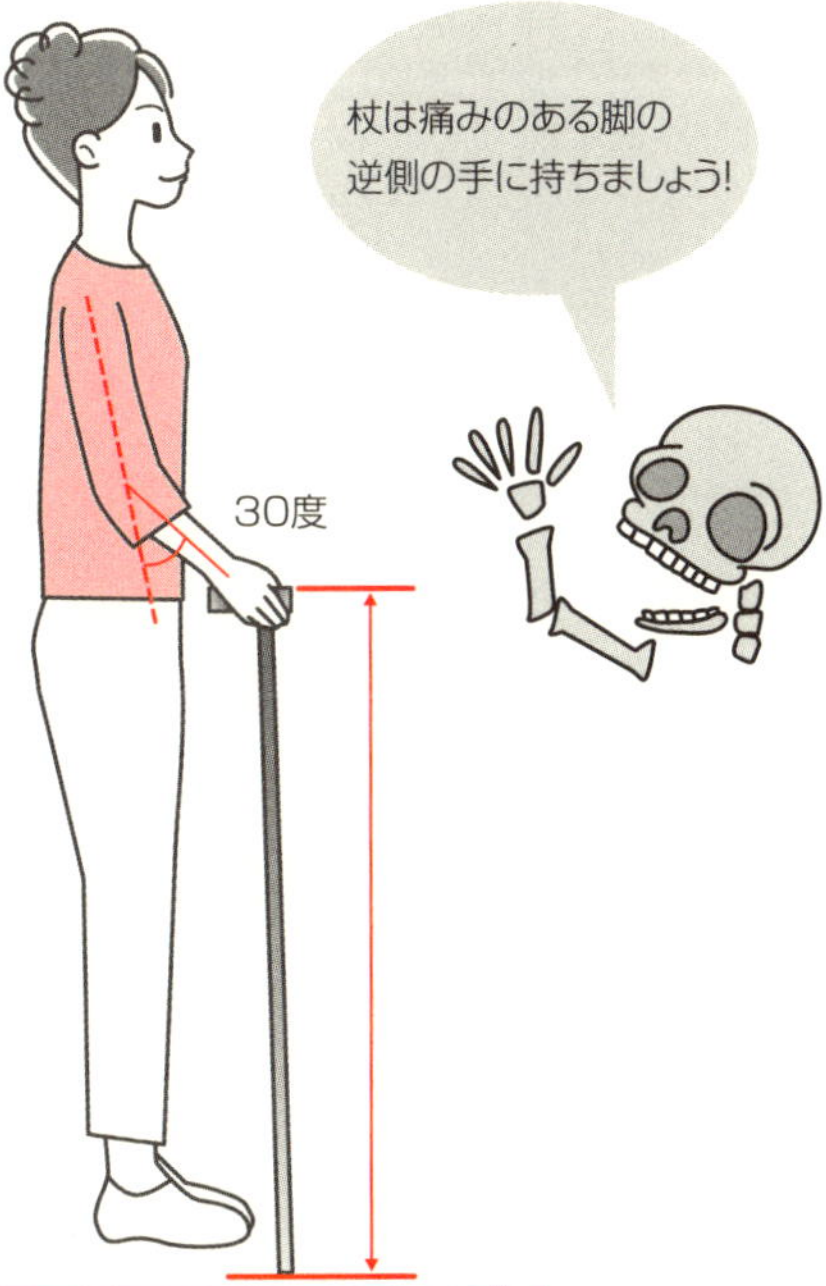
30度
杖は痛みのある脚の
逆側の手に持ちましょう!

真っ直ぐ立った状態で手首、
もしくは大転子の高さ

杖を持ったときには肘が30°曲がっているのが目安。円背が強い方は大転子の方がわかりやすい

杖の握り方

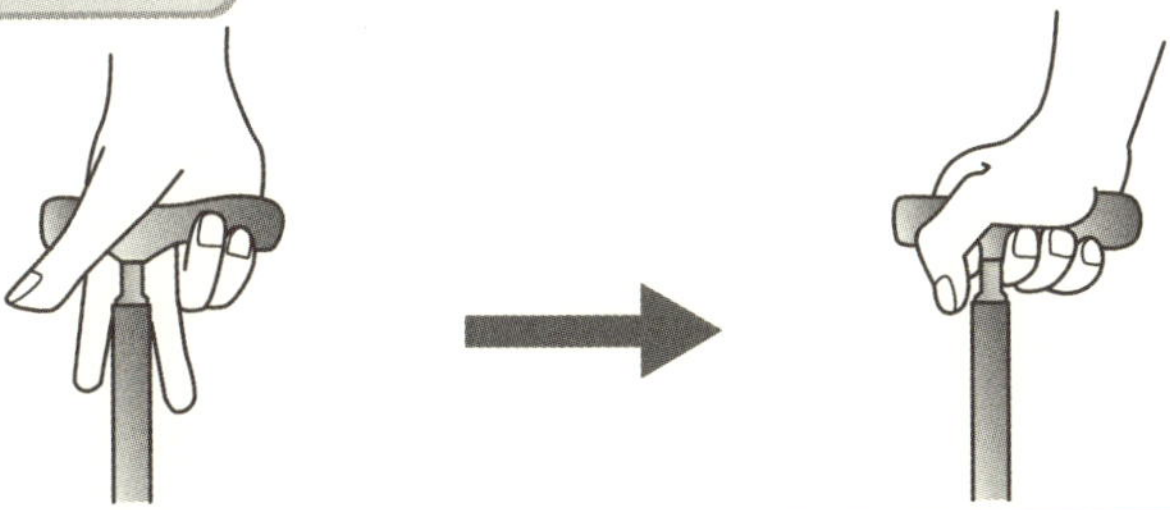

人差し指と中指の間で杖の支柱の根元を挟み込むように握る

バイクのスロットルをひねるように手首を軽く返して、母指球で体重を受けるようにする

用語解説 **T字杖**：一般的に使われているTの形をしている杖のこと。握る部分を「握り」、杖の軸となる部分を「支柱」と呼び、杖の先には「杖先ゴム」がついている。

20

ノルディックウォーキングとは？

ノルディックウォーキングは手軽に行えるトレーニングの一種である

手軽に行えるノルディックウォーキングの魅力と注意点を確認していきましょう。

ノルディックウォーキングの魅力

公園でスキーのストックのようなものを持って歩いている人を見かけたことはありませんか。それは最近流行りの**ノルディックウォーキング**です。ノルディックウォーキングはフィンランド生まれのトレーニングで、2本のポールを使って歩きます。健康になりたいと願うヘルスレベルから、しっかり運動するというフィットネスレベルまで運動強度を調節できます。

股関節や膝関節などの整形外科分野だけでなく、生活習慣病における運動効果など、ノルディックウォーキングについての研究が盛んに行われています。前節で杖を使うと体重の20％の負担を減らせるとお伝えしましたが、ノルディックウォーキングでも股関節や膝関節への負担を減らすことができるのでしょうか。この疑問に対しては、被験者の年齢、体力レベル、歩幅による強度、障害の有無や度合いなどによって結果は異なってきますから、減らせる、減らせないなどさまざまな研究結果がでています。

ただ、股関節に痛みを抱えている方に感想を聞くと、ポールがある方が歩くのは楽という方がほとんどです。両手にポールを持つことで左右バランスがとりやすくなり、姿勢が良くなって自然と歩幅も広くなっていくのが理由ではないでしょうか。

ノルディックウォーキングでは**上肢**も使うので、普通に歩くより運動強度は上がりますが、本人はあまり疲れた感じがせず、楽に感じてしまうことがあります。この点がノルディックウォーキングの魅力でもあり、落とし穴でもあります。

- **ノルディックウォーキングはトレーニングの一種である**
- **多くの実践者は歩くのが楽になると感じる**
- **上肢を使う分、運動強度は上がるので注意が必要**

ノルディックウォーキングの実際

ポールの高さ

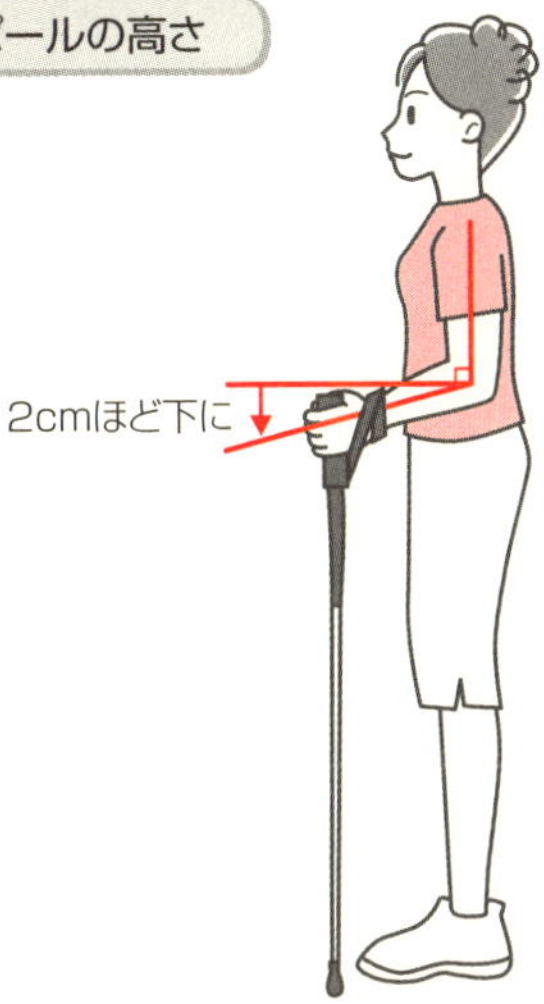
2cmほど下に

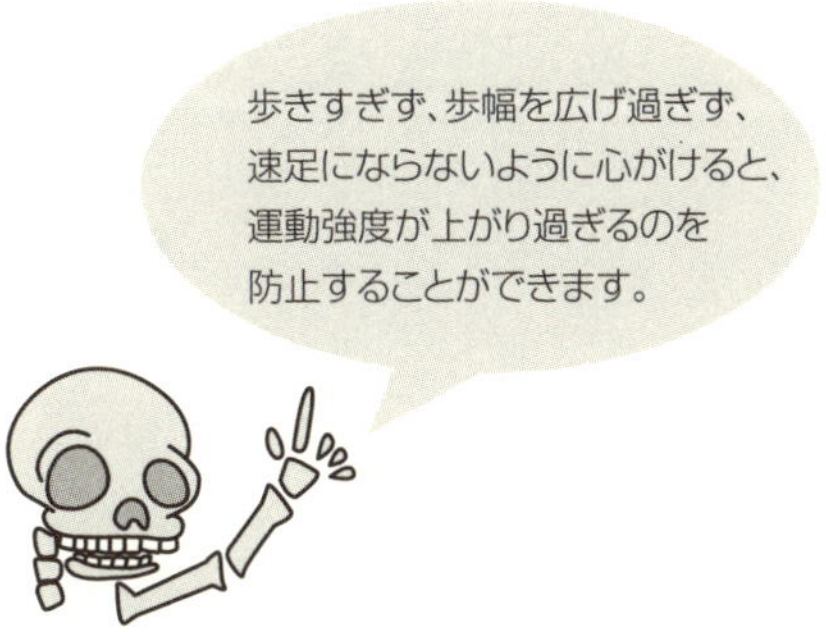
歩きすぎず、歩幅を広げ過ぎず、
速足にならないように心がけると、
運動強度が上がり過ぎるのを
防止することができます。

ポールの長さは「身長×0.63～0.68」が目安。
ポールをついたときに、手の位置が肘関節の高さより約2cm下になるようにする。

歩き方

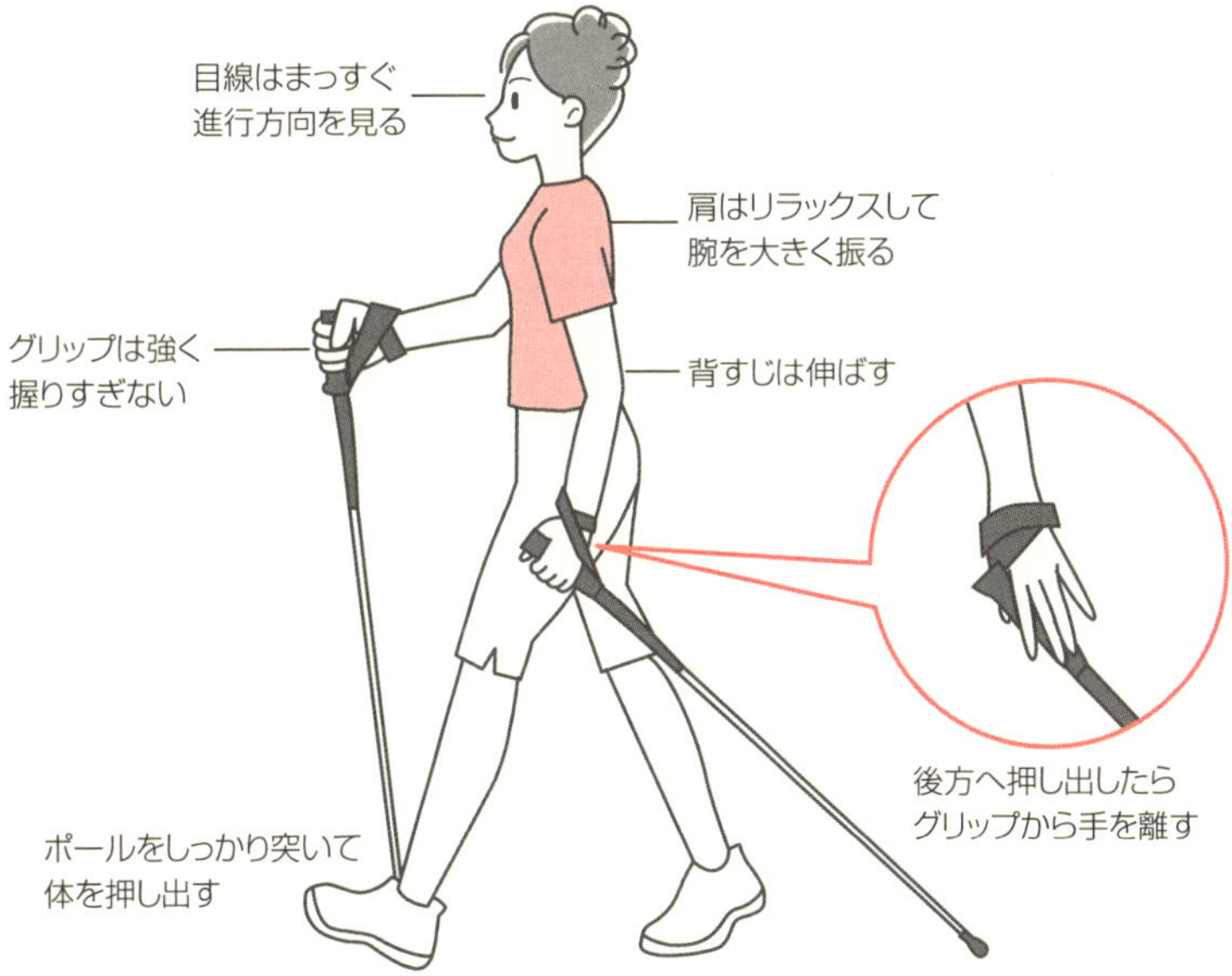
目線はまっすぐ
進行方向を見る
肩はリラックスして
腕を大きく振る
グリップは強く
握りすぎない
背すじは伸ばす
後方へ押し出したら
グリップから手を離す
ポールをしっかり突いて
体を押し出す

参考 富良野健康生活　http://furano2008.blog95.fc2.com/

用語解説 **ポール**：ポールの素材はアルミかカーボンが主流。長さは「身長×0.63～0.68」が基準とされていて、重さは200g前後。グリップの部分にストラップがついていて、ポールをコントロールしやすい。

21 ロボットとヒトの歩き方の違い

ヒトがロボットの歩行を続けると股関節や膝関節に痛みを作り出すことになる

ロボット特有の歩き方とは？　その特徴とヒトの歩行との違いについてみていきましょう。

ロボットは歩行で痛みを作らない

近年ロボット工学の技術が発展し、ヒトのように動けるロボットが増えてきました。いまではスロージョギングぐらいの速さで走ったり、**スラローム走行**も可能となりました。ここまで進化したロボットですが、現状ではロボット特有の歩行であり、ヒトがロボットの歩行をしていたら間違いなく股関節や膝関節を傷めることになるでしょう。

ロボットの歩行には大きなポイントが二つあります。一つは、踏み出した足が床に着くときに、踵から接地しないこと。もう一つは立脚期の後半に脚を蹴り出すときに、股関節の伸展が見られないことです。ロボットは**足底**全面で接地して膝関節や股関節を屈曲させて、沈み込んだ状態から次の一歩を前方に振り出します。ロボットは足底全体で接地して脚に重みがかかることを感じて、ヒトの脳にあたる部分にその信号をあげるからです。現状では**荷重**の衝撃を瞬時に判断して衝撃を吸収しており、前もって荷重量を予想して回避するわけではありません。このような**重心**の上下移動の大きい歩行では、股関節や膝関節に大きな負担がかかります。またロボットは立位のときから股関節が屈曲位になっており、構造上歩行時にも股関節を伸展することができません。

これは4-13節でお伝えした変形性股関節症の歩き方の特徴と同じで、立脚中期から後期にかけて股関節を伸展させることができません。そうなると蹴り出し時にかかる股関節への負担を減らすことができず、股関節に痛みを作る原因になってしまいます。

- **ロボットと同じ歩き方をすると股関節や膝関節を傷める**
- **ロボットは踵接地や立脚期後期の股関節伸展をしない**
- **ロボットの歩行は重心の上下移動が大きい**

ロボットの歩行

股関節が伸展しない

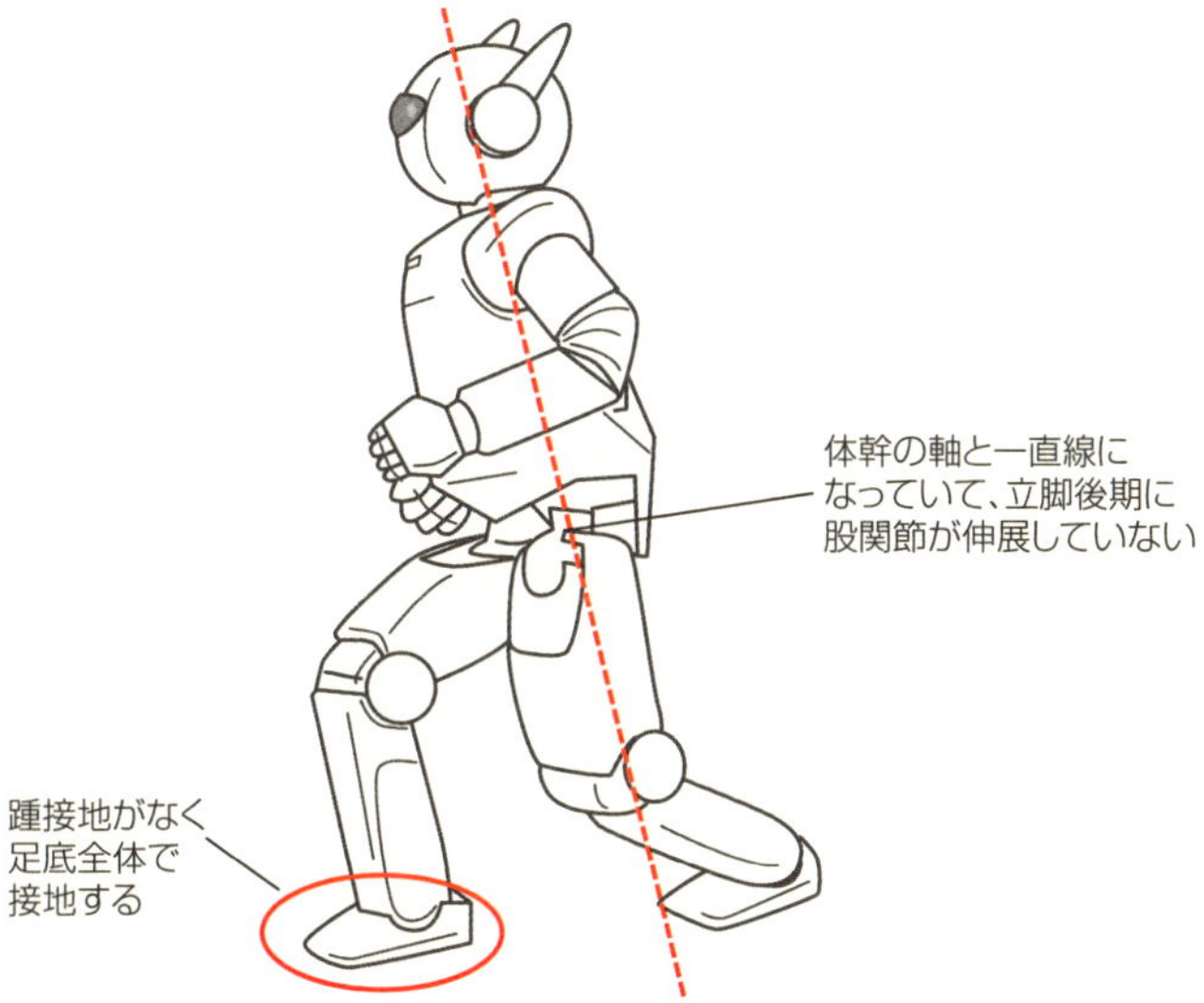
体幹の軸と一直線に
なっていて、立脚後期に
股関節が伸展していない
踵接地がなく
足底全体で
接地する

重心

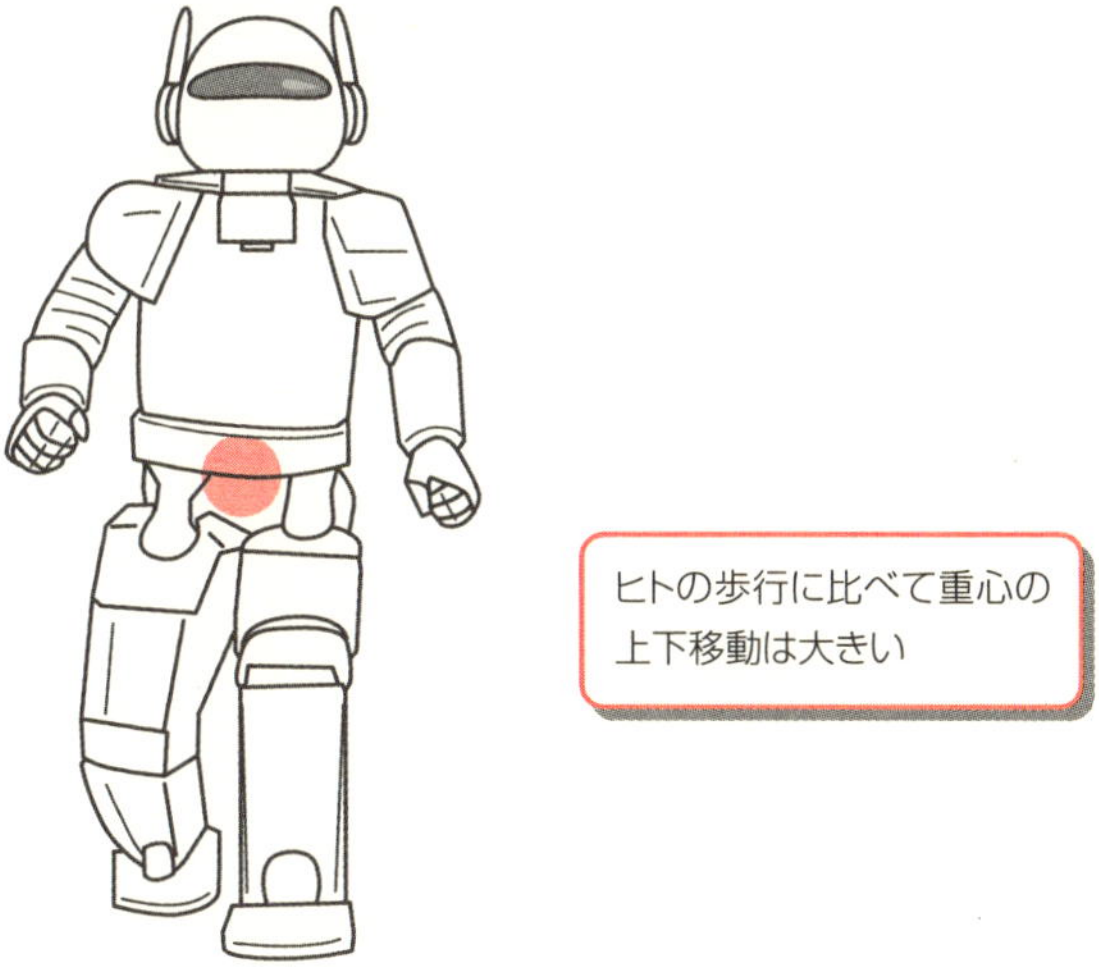
ヒトの歩行に比べて重心の
上下移動は大きい

用語解説 **スラローム走行**：目標物の間を縫うように走ること。蛇行のこと。

Column

歩行にはCPGが関与する？

CPGという言葉を聞いたことがありますか。"Central Pattern Generator"という英語の略で、日本語でいうなら「中枢《ちゅうすう》パターン生成器」と直訳されます。何かよくわからない言葉ですが、これは歩行などのリズム運動を発生する脊髄《せきずい》神経回路網のことを意味していて、最近注目されています。

たとえば熱いものを触ったら反射的に手を引っ込めますが、これは脊髄レベルで行われます。手で触った情報を脳に伝えて、脳が熱いと感じて「手を引っ込めろ」という信号を手に送って、それから手を引っ込めていたらすごく時間がかかります。これと同じようにCPGでは、脳を介することなく脊髄レベルで歩行をコントロールしているといわれています。

歩行が省エネで無意識的だという考えは、この話から考えると納得ができます。百貨店で買い物をするとき、何か欲しい洋服はないかと探しますね。このとき、「歩け、歩け、歩いて探せ」なんて脳から信号を発している人はいません。買い物中は歩いていることはあまり考えず、欲しい服がないか、そればかり考えています。歩行が無意識的動作なら筋力はそれほど必要ないでしょうし、筋力が必要ないなら「股関節痛の治療＝筋トレ」の図式も疑わしくなります。いまより良い歩行を求めて練習をしている方は、歩行を脊髄で記憶するレベルまで落とし込めば、無意識的に歩くこともできるようになるでしょう。

ただしCPGに関しては、動物実験ではある程度解明されてきていますが、ヒトではまだ解明されていません。今後の研究に期待したいですね。

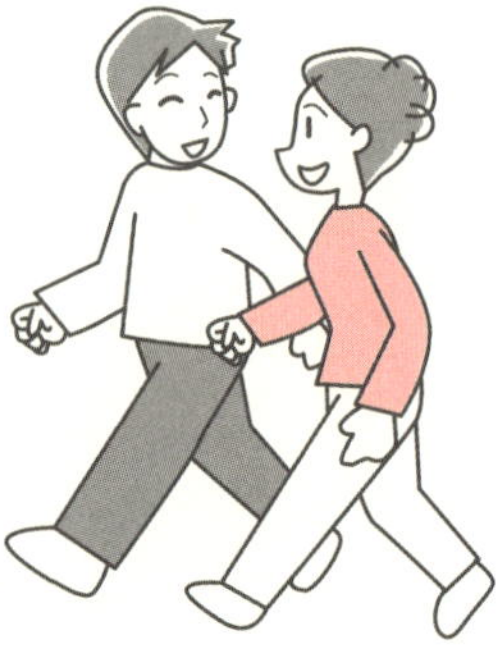

第5章

股関節・骨盤と日常生活・運動

　第1章から第4章では股関節・骨盤の解剖や姿勢、疾患、歩行について説明してきました。ここまで読むと、股関節や骨盤について今まで持っていたイメージがかなり変わってきていると思います。そうすると「何か自分でできることはないか」と考える方もいるでしょう。

　そこで本章では、股関節や骨盤に関わる体操や日常生活での注意点を取りあげます。股関節や骨盤の痛みを作らないためにも、体操を正しく行う必要があります。また日常生活には股関節や骨盤の痛みを作り出す動作が潜んでいます。どのような体操や動作をするべきかみていきましょう。

1 トレーニングではイメージが大切

ストレッチや筋力トレーニングでは筋肉をイメージすることが重要である

身体への理解を深めるために、どの筋肉や関節が動いているのかイメージしてみましょう。

伸張感や疲労を感じることが重要

第1章で、骨や筋肉などの解剖学や運動学を詳しくお伝えしました。治療者でなければ、細かい話は必要ないかもしれませんが、実際に立ったり歩いたりする中で、どの筋肉を使い、関節がどのように動いているのかイメージすることは大変重要です。筋肉や関節がイメージできないと、どの部分の**ストレッチ**や**筋トレ**が必要なのかもわかりません。ここでいうイメージとは、筋肉がどこにあってどの運動に関わるのか、関節がどう動いているのか、その程度で構いません。何となくイメージするだけでも、身体への理解度は大きく変わってきます。

たとえば股関節と膝関節に深く関わる**ハムストリングス**が収縮すると、股関節を伸展し、膝関節を屈曲します。ストレッチは筋肉の起始と停止を引き離す方向に動かせばよいので、ハムストリングスをストレッチするなら股関節屈曲、膝関節伸展の方向に動かします。つまりハムストリングスが収縮して股関節と膝関節が動く方向と逆方向に動かせばよいわけです。このように筋肉の場所や作用を知っていれば、簡単にストレッチすることができます。

ストレッチや筋トレをしている筋肉が、伸びたり使われたりしているのを感じることも大切です。ある筋肉をストレッチすれば、その筋肉が伸ばされている感じが必ず出現しますし、筋トレをすればその筋肉が疲労するはずです。動きの中でどの筋肉を使っているか、関節がどのように動いているか最初からイメージすることは難しいので、まずはストレッチや筋トレの中でイメージしてみましょう。

- **身体を理解するためには筋肉や関節をイメージする**
- **筋肉の起始と停止がわかれば簡単にストレッチは可能**
- **どの筋肉が伸張や疲労しているのか感じることが大切**

ハムストリングスの解剖

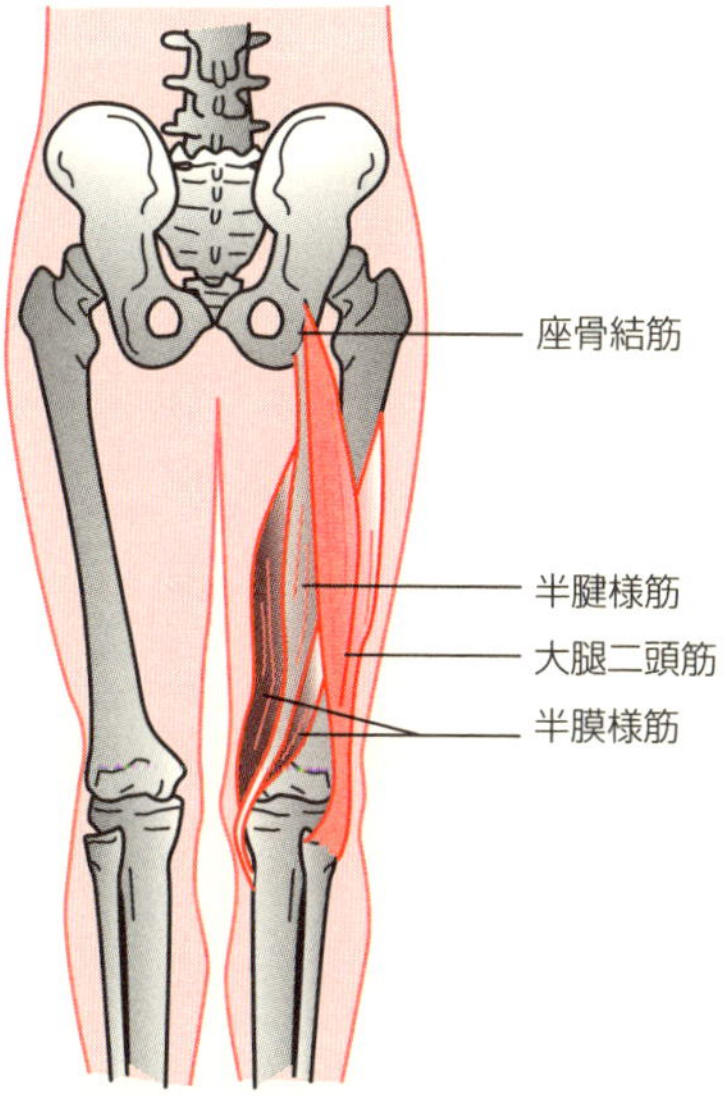
座骨結節
半腱様筋
大腿二頭筋
半膜様筋

ハムストリングスのストレッチ

立ってストレッチする方法

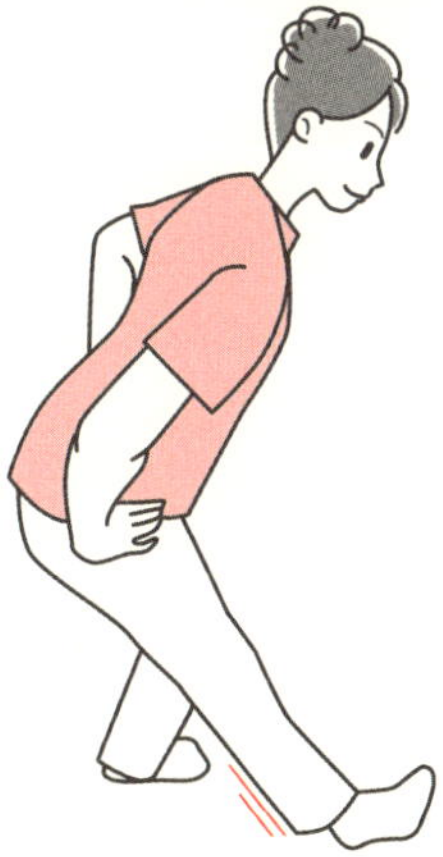

座ってストレッチする方法

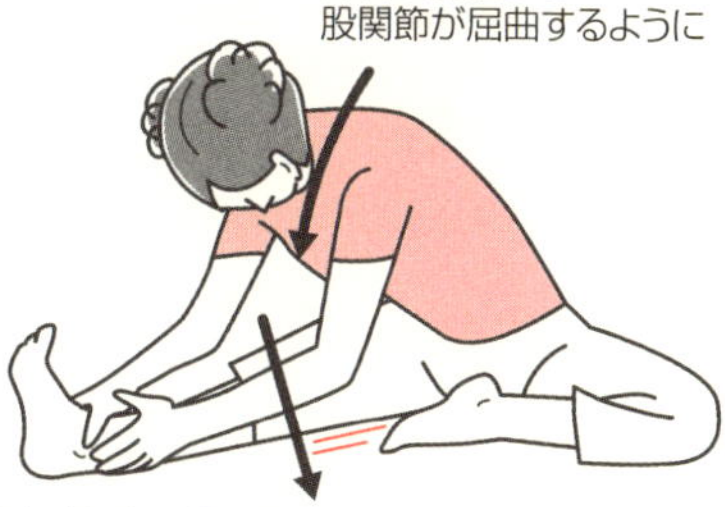
体幹を前屈して
股関節が屈曲するように
膝を床に押し付けるように
(伸展方向)
ハムストリングスが
伸びていることを
感じる

ハムストリングスをストレッチするなら、起始である坐骨結節と、停止である腓骨頭や脛骨内側を引き離すように動かせばよい

用語解説 **ハムストリングス**：太ももの後ろにある大きな筋肉で、大腿二頭筋、半腱様筋、半膜様筋の３つの筋肉の総称。股関節と膝関節の安定に欠かせない筋肉で、「ハムスト」と略されることが多い。

2 手術を受けるとスポーツはダメ？

股関節の手術を受けた方でも、一定範囲のスポーツは可能である

股関節が痛い方や、人工股関節置換術を受けた方はスポーツがダメだと思い込んでいませんか。

どの程度の運動なら可能なのか

股関節に痛みを抱えていると、**スポーツ**をしてはいけないと考える方がいます。また人工股関節置換術を受けた方から、「スポーツをしてもよいでしょうか？」と聞かれることもあります。人工股関節置換術を受けると、**脱臼**の恐れもあり、スポーツをしてはいけないと思い込んでいる方も多いようです。股関節の痛みに対して保存療法を行なっている場合、股関節痛を**増悪**《ぞうあく》させたり、股関節を傷めつけたりするような運動をすることには賛成できません。また人工関節には**耐用年数**があり、激しい運動を続けると人工関節の入れ替え手術をする可能性が上がるのも事実です。

股関節に痛みを抱える方や人工股関節置換術を受けた方に、スポーツを勧めてもよいのか悩んでいた時期がありました。それと同時に、スポーツを楽しみにしている方から、生きがいを奪うことにずっと抵抗を感じていました。私たちが治療で考えるべきは**ＱＯＬ**、すなわち人生や生活の質です。競技するレベルはいろいろあると思いますが、どうにかしてスポーツができる方法はないか考えてきました。

実際、以前担当していた方は、トレッキングやテニスを楽しんでいました。もちろん脱臼などのリスクを理解することは不可欠ですし、身体のケアが必要になるかもしれません。しかし、股関節が痛い場合や、人工股関節置換術を受けた場合でも、スポーツのすべてをあきらめる必要はないのです。できる範囲で自分がやりたい運動を、医師やリハビリのスタッフと一緒に考えていけばよいと思います。

- 股関節痛を増悪させるスポーツはするべきではない
- QOL向上のためにスポーツのすべてをあきらめなくてもよい
- どの程度の運動なら可能か医療スタッフと一緒に考える

股関節手術後のスポーツ

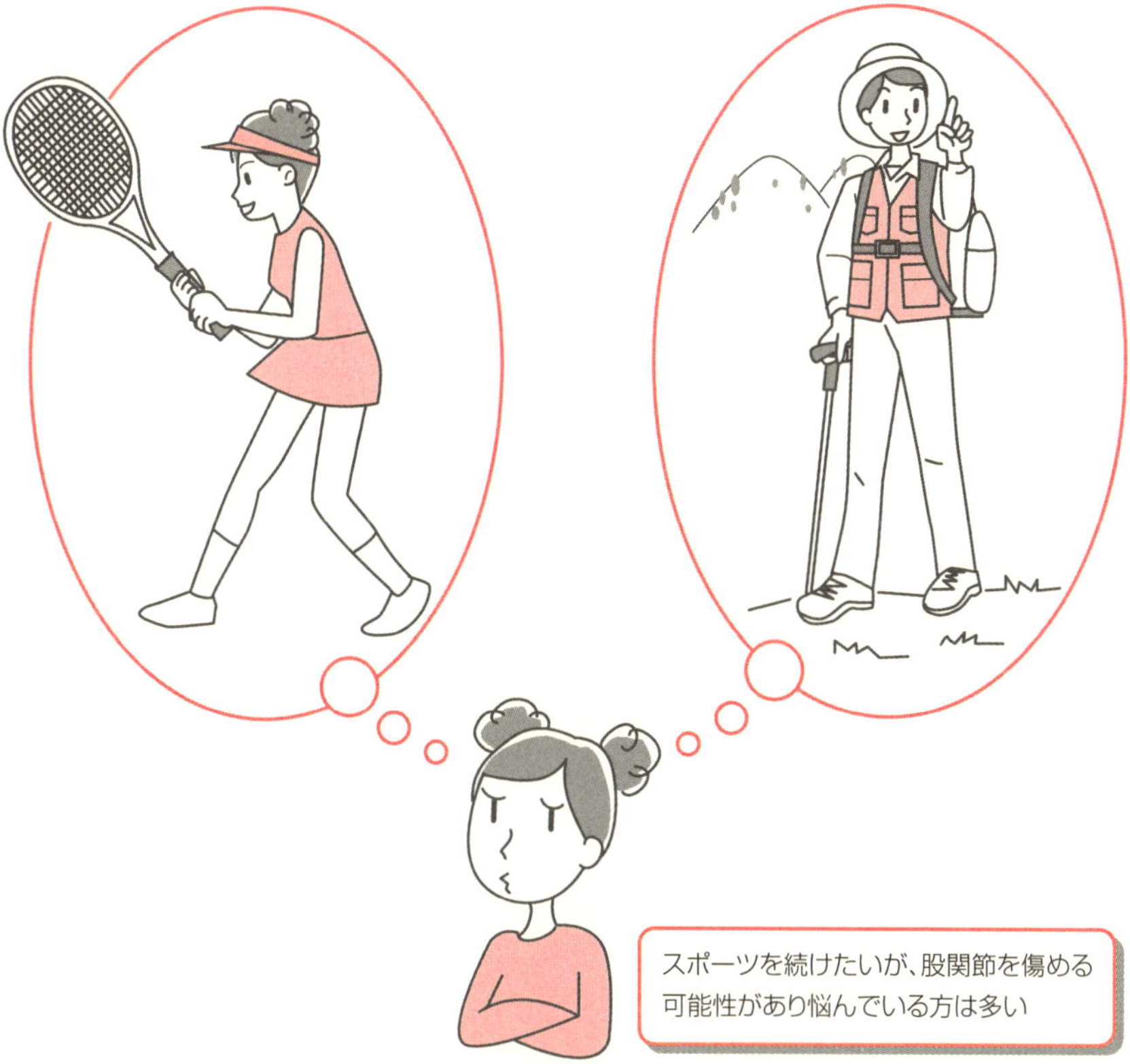
スポーツを続けたいが、股関節を傷める
可能性があり悩んでいる方は多い

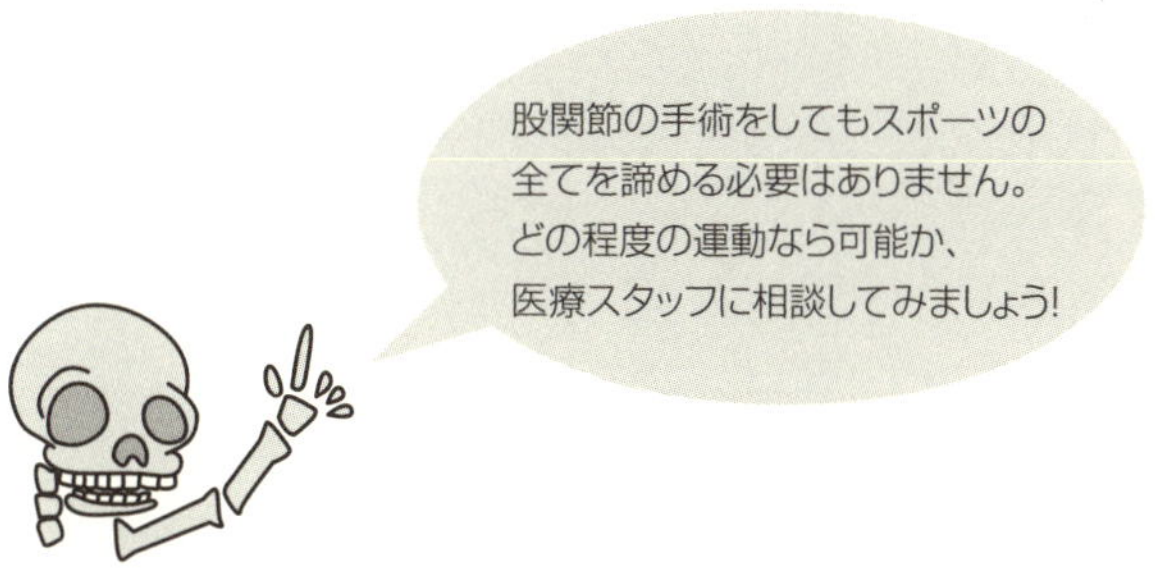
股関節の手術をしてもスポーツの
全てを諦める必要はありません。
どの程度の運動なら可能か、
医療スタッフに相談してみましょう!

用語解説 **増悪**：病状がさらに悪化すること。「ぞうあく」と読む。

3 意外と知らない水中運動の効果

水中運動では股関節の負担は減るが、循環器系への負担が増えるので注意する

プールで動くと気持ちが良いですよね。そんな水中運動の意外な効果をみていきましょう。

水中運動の効果と注意点

医師やリハビリのスタッフから**プール**での運動が良いと勧められたことはありませんか。**水中での運動**は何となく良さそうだけど、どのような効果があるかしっかり理解できている方は少ないでしょう。水中での身体への影響は、生理学的なものと**バイオメカニクス**的なものに分けるとわかりやすいと思います。

生理学的に影響を与えるものとしては水圧と水温があります。水圧は水中にある物体にすべて方向から均等に加わり、深さに比例します。身体に水圧が加わると、静脈が圧迫されて血液の循環機能が改善します。また頸部まで水中につかると**胸郭**《きょうかく》や腹部に圧迫が加わり、横隔膜が働きにくくなります。そうなると通常より呼吸がしにくい状態となり、心肺機能が向上します。水温は一般的に約35度より高かったり低かったりすると、血液循環が活発化し、基礎代謝が増えます。

次にバイオメカニクス的な影響としては、浮力と水の抵抗です。浮力は深くつかればつかるほど体重が**免荷**《めんか》されます。そのため股関節に痛みがある方でも、陸上よりも痛みなく運動が行えます。水の抵抗は等速性といって、速く動けば動くほど抵抗が増えます。そのため自分で動くスピードを調節して負荷量を決めることができます。

水中での運動の注意点としては、陸上よりも体重の負担が軽くなりますが、循環器系への負担が増え陸上と同じ運動でも負荷は増えます。また水中でも汗をかくので、こまめな水分補給は必要です。

- **水中では水圧と水温が循環器系に影響を与える**
- **水中では浮力のため陸上より痛みなく運動が行える**
- **水中では運動が過負荷になりやすいので注意する**

水位による体重の免荷

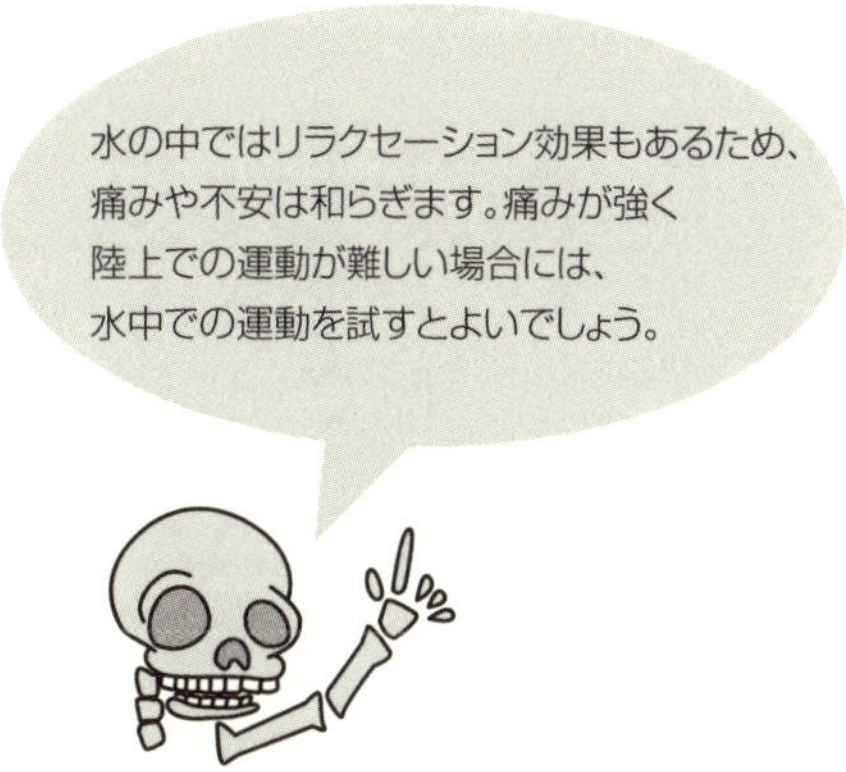
水の中ではリラクセーション効果もあるため、
痛みや不安は和らぎます。痛みが強く
陸上での運動が難しい場合には、
水中での運動を試すとよいでしょう。

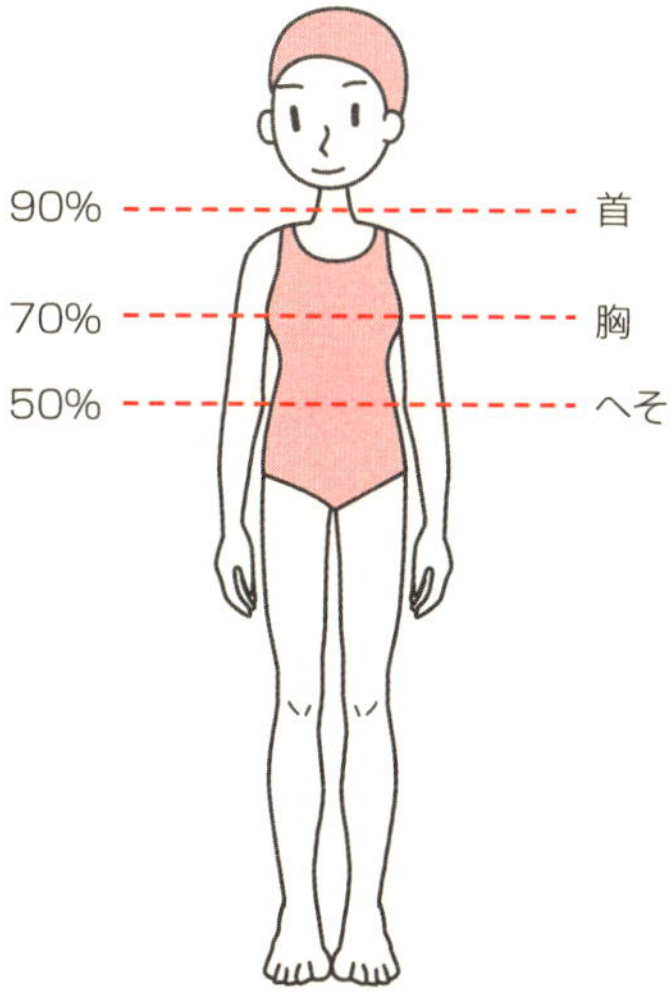
90%
首
70%
胸
50%
へそ

水中運動

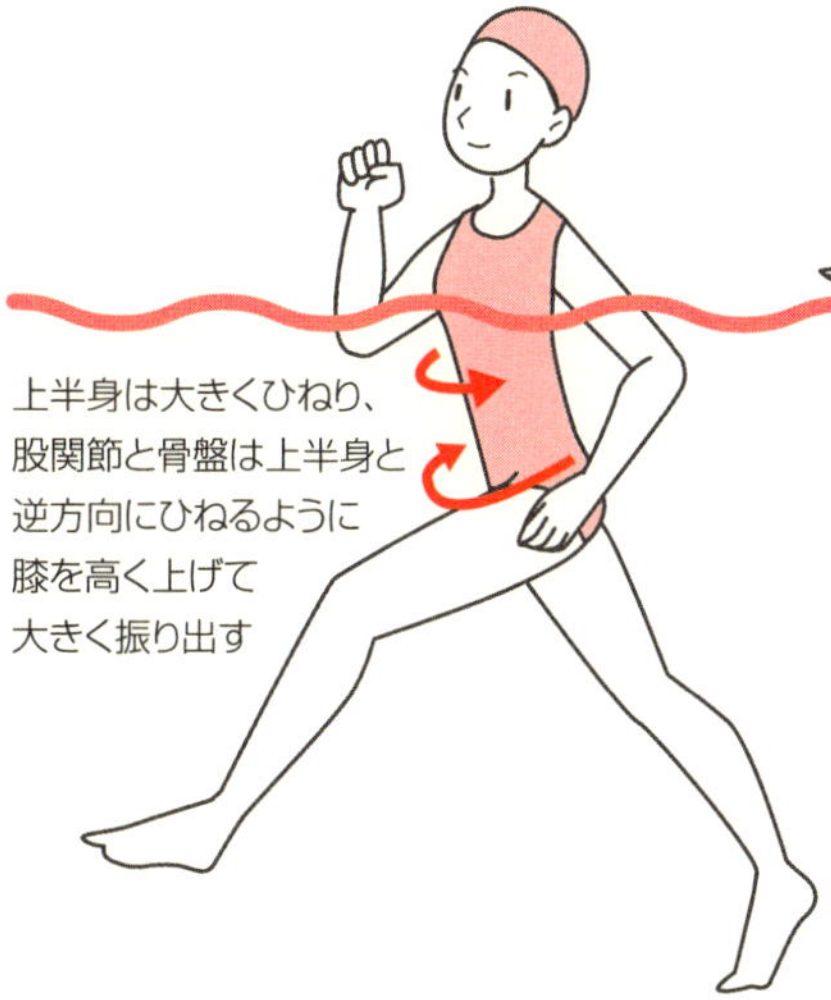
上半身は大きくひねり、
股関節と骨盤は上半身と
逆方向にひねるように
膝を高く上げて
大きく振り出す

後ろ歩きも普段使わない筋肉を使うと効果的です。後方に注意しながら行いましょう。

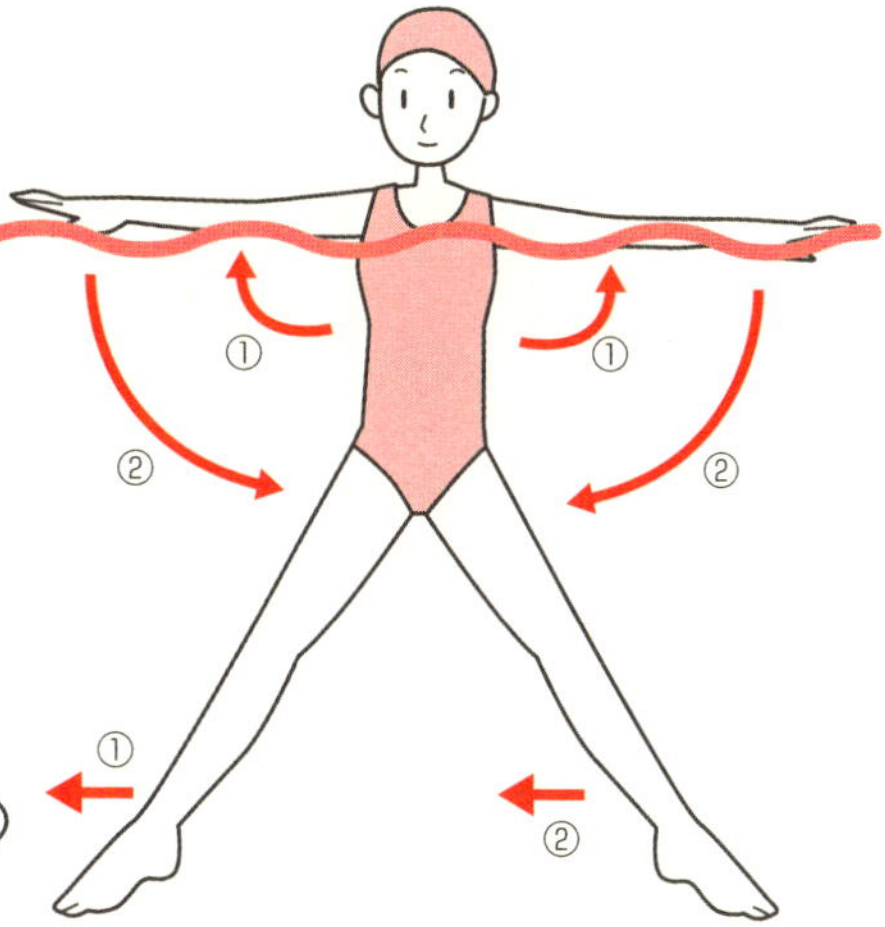
①
①
②
②
①
②

肩と骨盤の高さを水平に保ちながら、手と脚を大きく横に開いて、元に戻す

用語解説

バイオメカニクス：生体力学のこと。

胸郭：胸骨と胸椎、肋骨に囲まれた胸部の外郭を作る骨格。　**免荷**：体重がかからないこと。

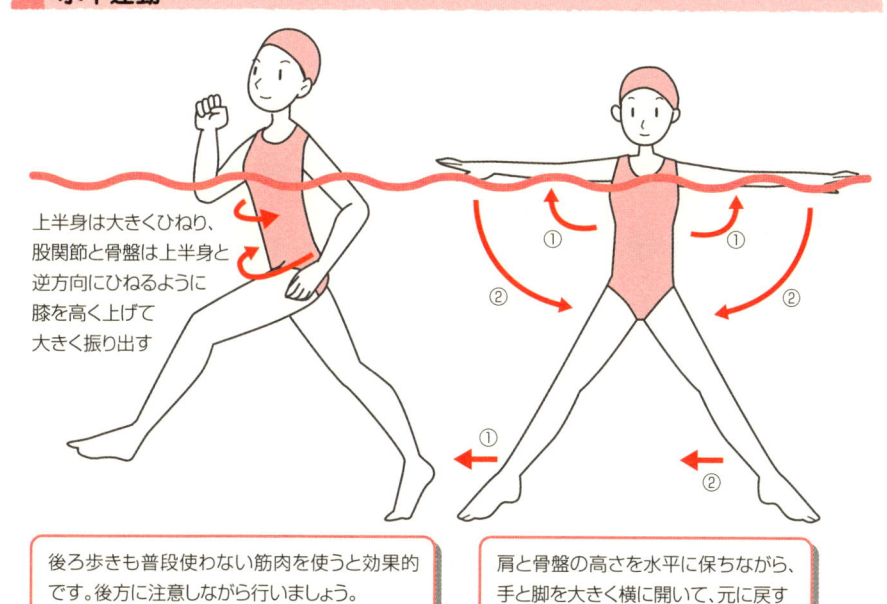

4 貧乏ゆすりで軟骨は再生する？

貧乏ゆすりで股関節の軟骨が再生するメカニズムはまだ解明されていない

最近股関節の治療の現場で注目を集める貧乏ゆすり。どんな方法なのかみていきましょう。

股関節の治療におけるジグリング

貧乏ゆすりで股関節の軟骨が再生できるという話を聞いたことはありませんか。あるテレビ番組で取り上げられ、股関節治療の現場でも話題になりました。この貧乏ゆすりは**ジグリング**と呼ばれ、一部の病院では治療として用いられています。ジグリングを行うと臼蓋と大腿骨頭の隙間が**開大**《かいだい》し、**軟骨**が再生するといわれています。

股関節に疾患を抱える方の運動療法では、関節に負担をかけすぎないように運動することが一般的に求められます。筋トレや歩行では関節への負担が増加するため、身体を良くするために行う運動が関節を傷つけることになります。これではせっかくの運動が諸刃の剣となってしまいます。そんな中考え出されたのがジグリングです。股関節に負担がかからないように、イスに座って行うことができます。

ただし注意して欲しいのは、ジグリングによる股関節軟骨の再生のメカニズムは、まだ解明されていないということです。マウスを使った動物実験では軟骨の再生が促されたという報告はありますが、ヒトにおける股関節の軟骨再生は証明されていません。

股関節周囲の筋肉を柔らかくすると、股関節内で軟骨への圧迫をゆるめることができます。そして股関節を動かすことにより**滑液**による軟骨への栄養供給が増え、軟骨が再生していくと考えられています*。

股関節の治療では関節への過度の負担は害となりますが、適度な負担は必要といわれています。負担をかけることを恐れてばかりいると、全体として治療が進まない可能性もあります。

- **貧乏ゆすりが股関節治療に用いられることがある**
- **ジグリングで軟骨が再生するかはまだ解明されていない**
- **関節への過度の負担は害になるが適度な負担は必要**

ジグリングの実際

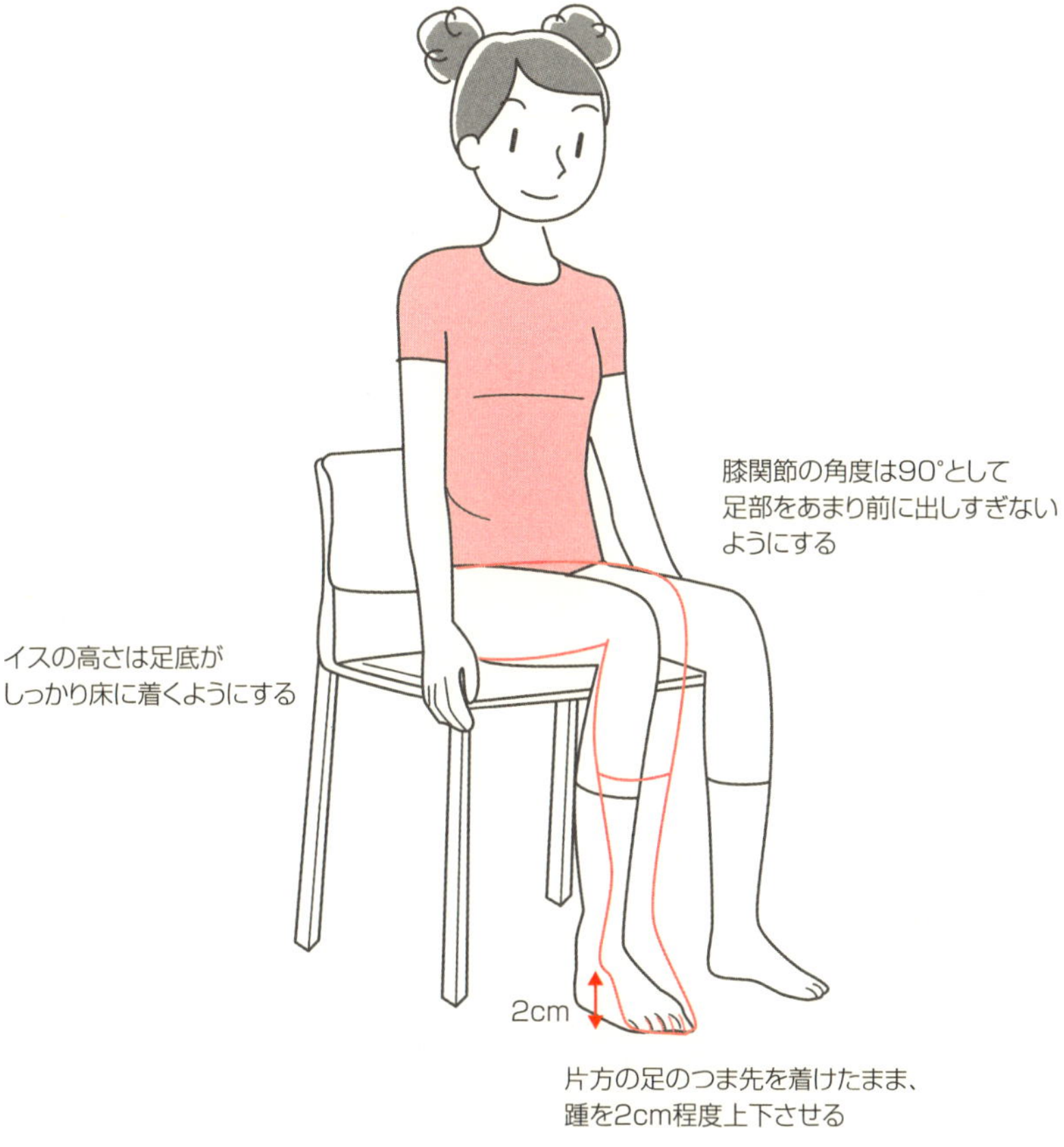
膝関節の角度は90°として
足部をあまり前に出しすぎない
ようにする
イスの高さは足底が
しっかり床に着くようにする
2cm
片方の足のつま先を着けたまま、
踵を2cm程度上下させる

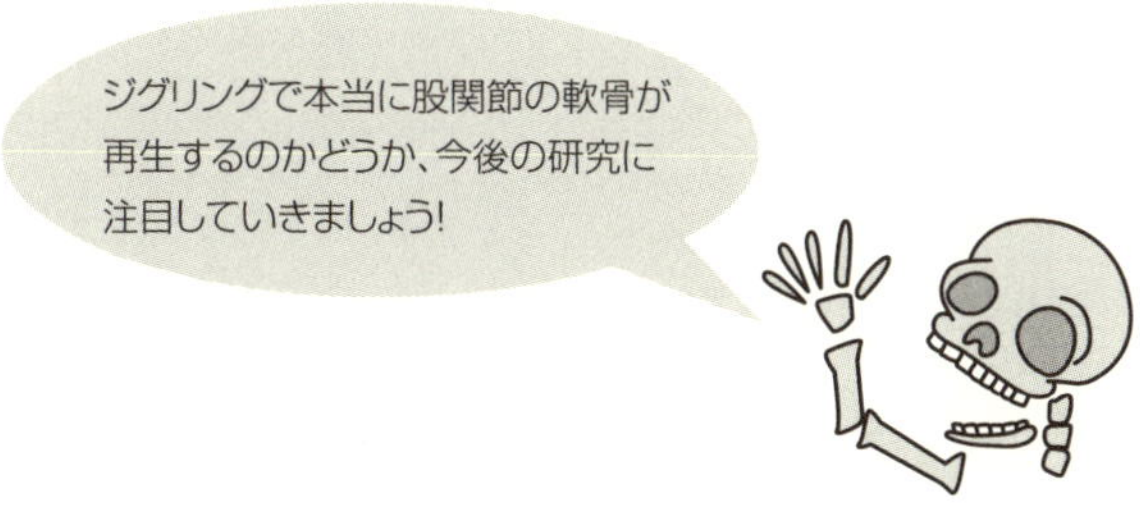
ジグリングで本当に股関節の軟骨が
再生するのかどうか、今後の研究に
注目していきましょう!

＊文献1) 安心6月号.マキノ出版,2012

用語解説
ジグリング：英語では“jiggling”で、直訳すると「軽く揺する」。
開大：開いて大きくなること。

5 筋力トレーニングで痛みが作られる？

良かれと思って行う筋トレが股関節の痛みを作り出す可能性もある

股関節痛を軽減するために行う筋トレには、股関節を傷つける危険性が潜んでいます。

実は負担が大きい股関節の筋トレ

股関節の手術は誰もしたくないので、まずは保存療法での治療を考えます。保存療法として病院で言われることは、「筋力をつけること」「体重を減らすこと」「しっかり歩くこと」、この3つが多いのではないでしょうか。その中でも、一番大切だといわれている筋力について考えてみたいと思います。

まず原則として痛みが強い時期、特に寝ているときにも股関節がジンジンと強い痛みがあるときには、積極的な筋トレをお勧めしません。股関節に炎症が起きている可能性があり、筋トレをすると傷口に塩を塗りつけるように痛みを助長する恐れがあります。

股関節の**筋トレ**の一つに、仰向けで脚を挙げる運動があります。リハビリでは**SLR**（下肢伸展挙上）と呼ばれる運動ですが、一見すると脚が重《おも》り代わりになっているだけの運動にみえます。しかしこの運動では、実際には股関節には体重と同じ分だけの合力が加わるのです。病院では単純に脚を挙げる運動といわれるだけですが、実際には大きな負担を強いることになります。

筋トレには正しい知識が必要です。しっかり筋トレをしているつもりでも、実は間違った方法で行なっていて、すればするほど股関節を傷つけている可能性もあります。筋トレを続けると、個人差もありますが、1か月程度で効果は現れるでしょう。ですから、それ以上続けていても痛みが軽減しない場合は、筋力が問題ではない可能性も考えられます。本当に痛みの原因が筋力低下なのか、もう一度見直すことから始めてみてはいかがでしょうか。

- **股関節の痛みが強いときには筋トレを休むのも治療**
- **手軽に行えるSLRも実は股関節への負担は大きい**
- **痛みの原因は本当に筋力低下なのか再検証が必要**

股関節の筋トレ

筋トレと痛み

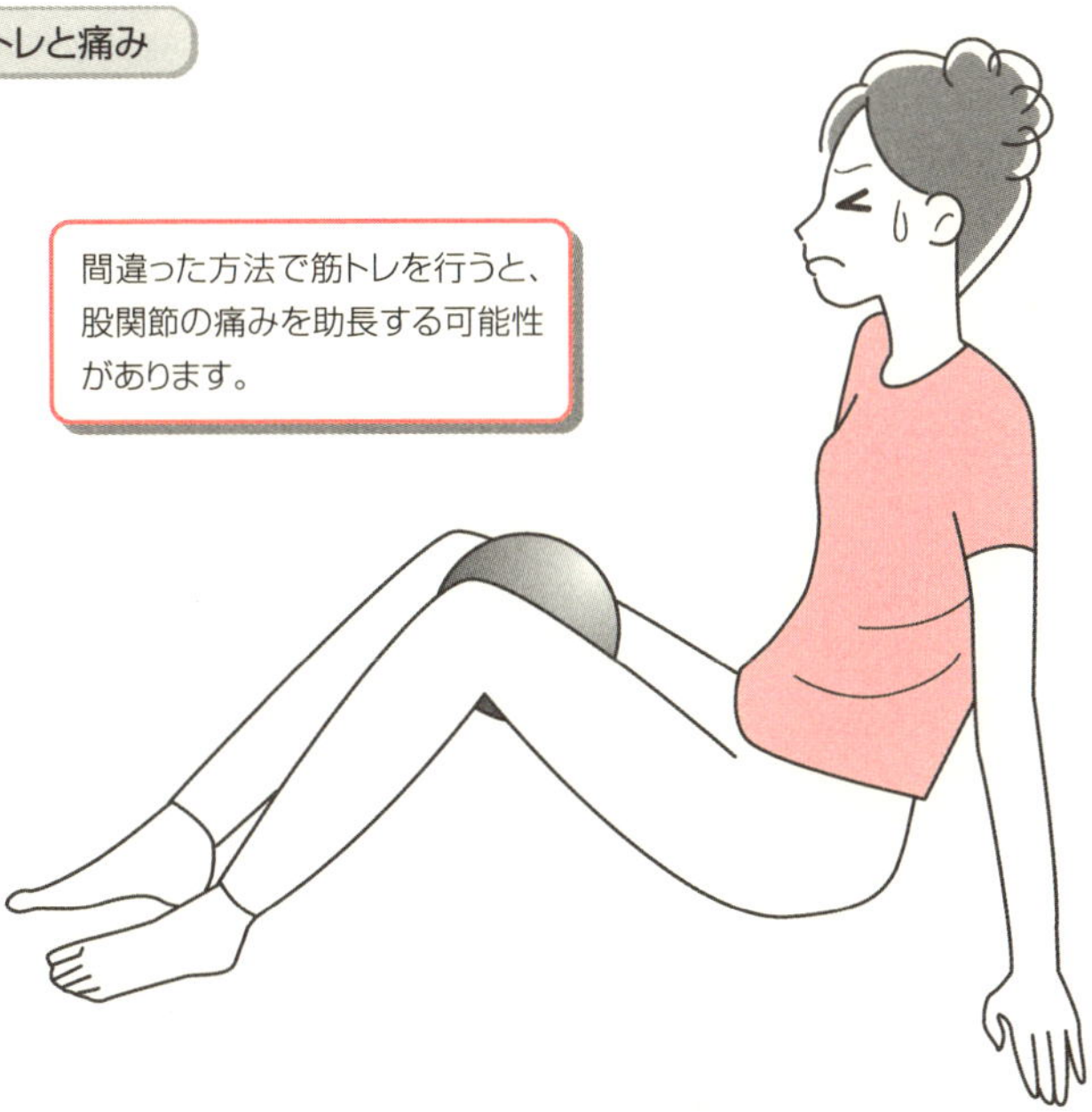
間違った方法で筋トレを行うと、股関節の痛みを助長する可能性があります。

SLR

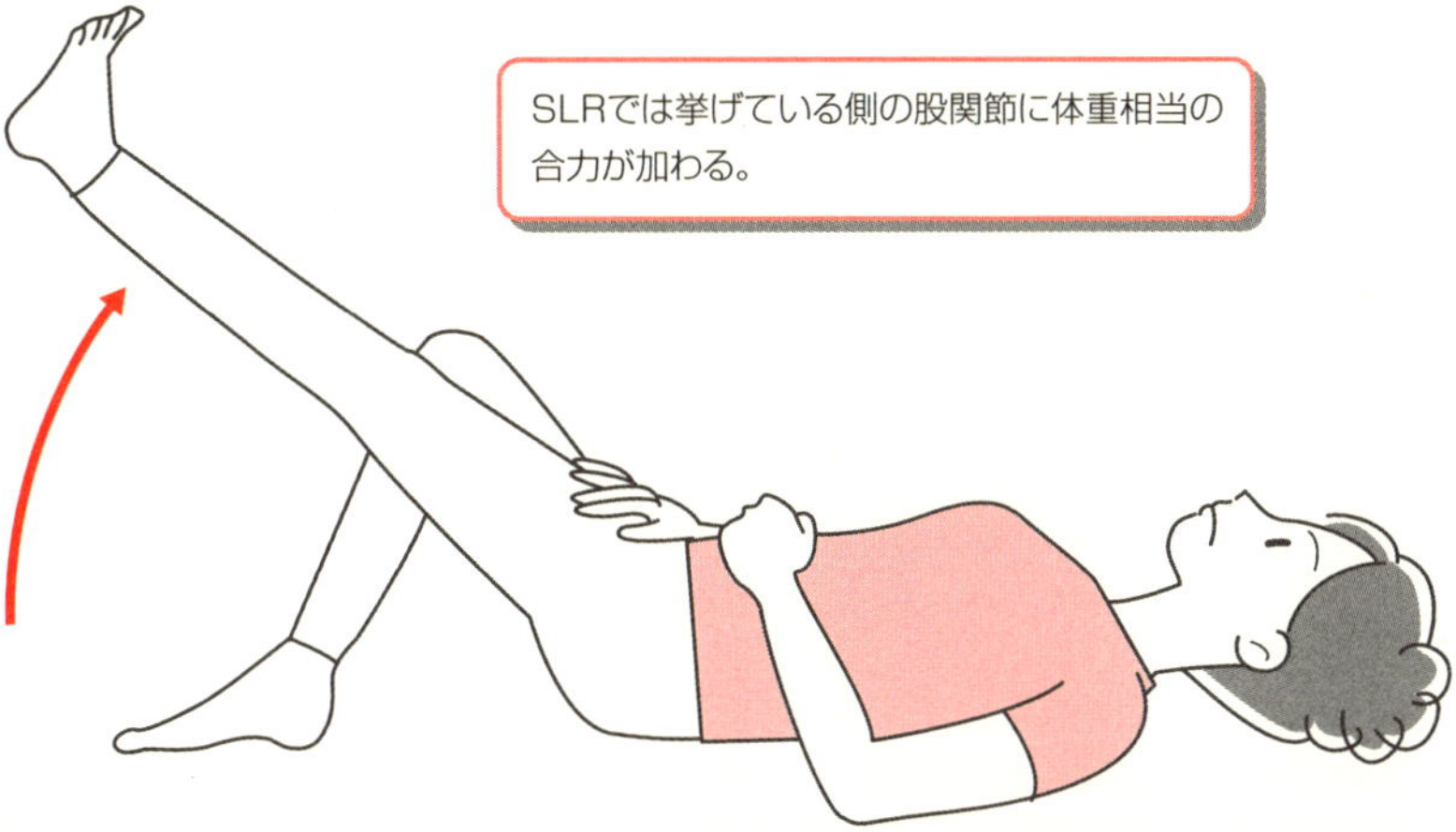
SLRでは挙げている側の股関節に体重相当の合力が加わる。

用語解説 SLR：“Straight Leg Raising” の略。“Straight” は伸展位、“Leg” は下肢、“Raising” は挙上をそれぞれ意味し、日本語では下肢伸展挙上という。

6 筋力トレーニングのルール

回数自慢の筋トレは、筋力はつかず疲労するだけである

筋トレは正しく行わないと、効果があるかどうかわかりません。

回数自慢は今すぐ辞めるべき

「歩行にあまり筋力は必要ない」といわれても、今後のことを考えて**筋トレ**をしておきたいという方もいるでしょう。また最低限の筋力は必要ですので、脚がかなり弱っている方はまず筋トレをしなければなりません。誰でも行ったことがある筋トレですが、筋トレにはルールがあって、そのルールをしっかり守る必要があります。

ダンベルを持って筋トレをするとき、どれぐらいの負荷で、何回運動しますか。このとき軽すぎるダンベルを何百回持ち挙げても、実は筋肉はつきません。筋トレをするときに覚えておいて欲しいのは、負荷は重めにすることです。ダンベルの例でいうと、最高10㎏のダンベルを持ち挙げられるなら、筋トレには最低でもこれの70％以上、すなわち7㎏以上のダンベルを使わなければなりません。軽すぎると筋トレにならず疲労だけが残ります。

次に何回行えばよいか、回数も気になりますよね。回数は10回程度に設定して、その回数の運動を行ったときに「これ以上できない」という状態になっていることがポイントです。10回が多すぎるのであれば、5回でもよいでしょう。重めというルールを守りながら回数と負荷が反比例するようにして、負荷を上げれば回数を減らす、負荷を下げれば回数を増やすようにすればよいのです。可能であれば10回を1セットとして、1日3セット程度行いましょう。

筋肉をトレーニングするので、楽すぎではいけません。痛みがでないように、負荷や回数は医師やリハビリスタッフと相談しながら行なってください。

- **筋トレには守るべきルールがある**
- **負荷は軽すぎると効果がないので重めの負荷で行う**
- **回数は少なくてよいので力を出しきるように行う**

筋トレのルール

負荷と回数

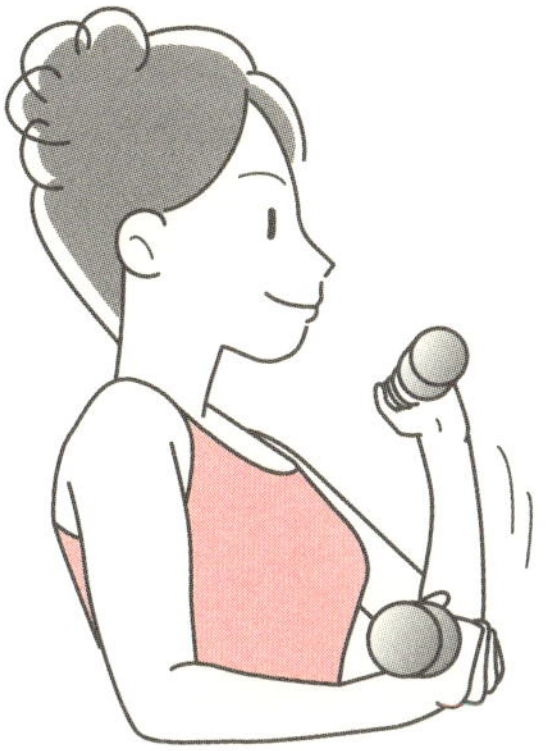

回数自慢の筋トレは疲労だけが残る
10回を目安に力を出しきりましょう。

負荷や回数は医師やリハビリスタッフと相談して決める

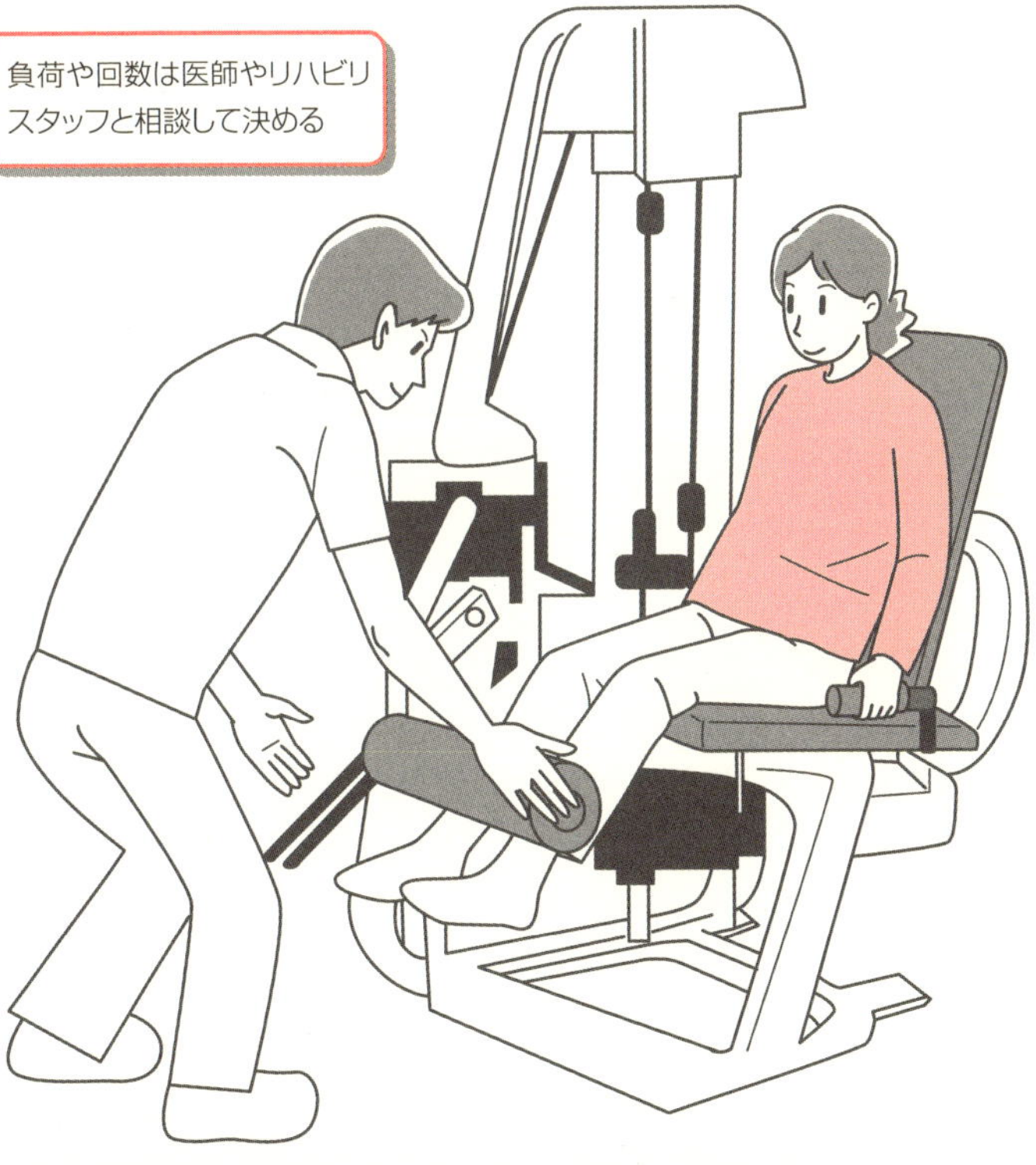

用語解説 **筋力トレーニング**：筋力トレーニングはウォーミングアップ後に行う方がよい。複数セット行う場合は、セットとセット間に2分程度間隔をあける。また鍛えている筋肉を必ずイメージする。

7 股関節と腰に関係する腸腰筋の体操

腸腰筋の障害は股関節と腰部の両方に悪い症状をもたらす原因となる

股関節と骨盤において注目される腸腰筋は、ダイエットから予防医学までさまざまな分野で活躍します。

姿勢や歩行に深く関わる腸腰筋

腸腰筋は股関節と骨盤の深部にあり、コアやインナーマッスルの観点から近年注目されています。腸腰筋とは、**腸骨筋**、**大腰筋**、**小腰筋**の3つの筋肉を合わせた総称で、歩行では脚を前方に降り出すときに使われます。腸腰筋を鍛えると高齢者の転倒が予防できるという報告もあり、ダイエットから予防医学まで幅広い分野で活躍する筋肉です。

腸腰筋は股関節の屈曲に働きます。大腰筋と小腰筋は腰椎を起始として股関節をまたいで停止するので、股関節と腰部の動きに関わっています。腸腰筋が短縮すると骨盤を前傾し、反り腰の原因となります。また**腸腰筋症候群**といって、長時間のデスクワークなどにより筋肉が硬くなって短縮し、腰痛や股関節痛などさまざまな痛みを出すことがあります。長期に渡り間違った使い方をすると、片方の腸腰筋が短縮して骨盤を引き上げ、見せかけの**骨盤のゆがみ**を作り出すこともあります。

腸腰筋は深部にあるため、治療者にとってはマッサージすることが難しい筋肉です。逆に考えると普段は放置されていることが多く、この筋肉にアプローチできると効果的なことが多いのです。座った姿勢で脚が挙がりにくかったり、歩行時に脚を前方に降り出すときに痛みがあるからといって、「腸腰筋を鍛える」というのは誤っている可能性があります。誤って筋肉を鍛えるとさらなる痛みを引き起こしたり、筋肉が硬くなり伸張性が低下したりする原因にもなります。ストレッチやマッサージなども行いながら、一番良い治療方法を決定していくべきです。

- **腸腰筋はダイエットから予防医学まで幅広く活躍する**
- **腸腰筋の短縮は骨盤の前傾や骨盤のゆがみの原因となる**
- **腸腰筋は深部にあるため直接触ることは難しい**

腸腰筋の体操

腸腰筋のストレッチ1

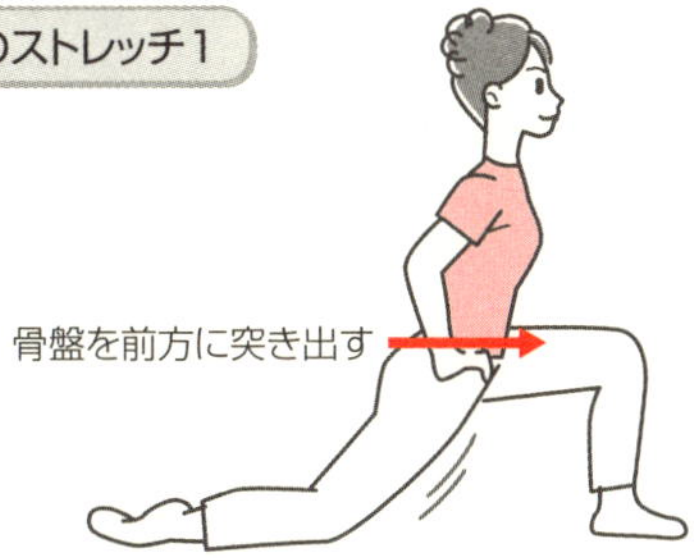
骨盤を前方に突き出す

この図の場合は右の腸腰筋のストレッチとなる。

上記1ができない方は下の2か3をお試しください。

腸腰筋のストレッチ2

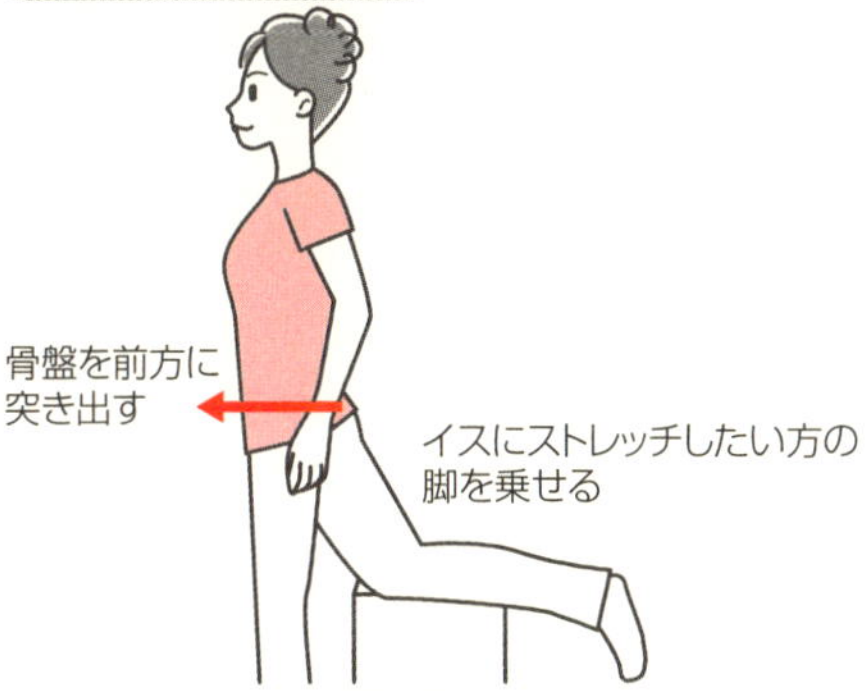
骨盤を前方に
突き出す
イスにストレッチしたい方の
脚を乗せる

この図の場合は右の腸腰筋のストレッチとなる。

腸腰筋のストレッチ3

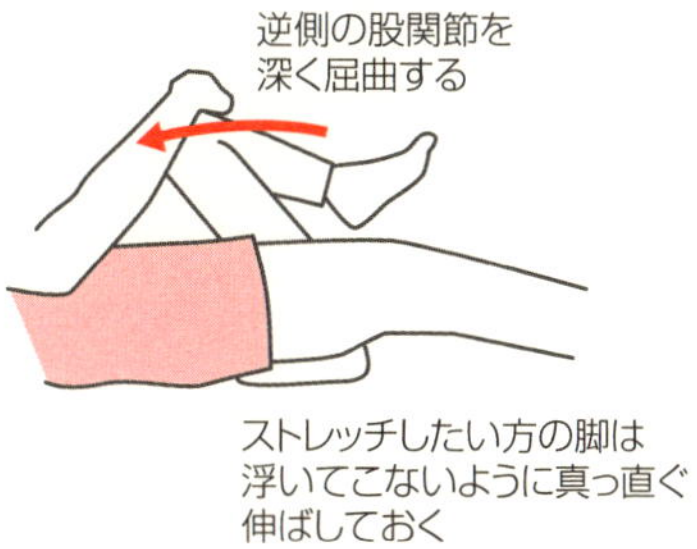
逆側の股関節を
深く屈曲する
ストレッチしたい方の脚は
浮いてこないように真っ直ぐ
伸ばしておく

この図の場合は右の腸腰筋のストレッチとなる。

腸腰筋の筋トレ1:太もも挙げ

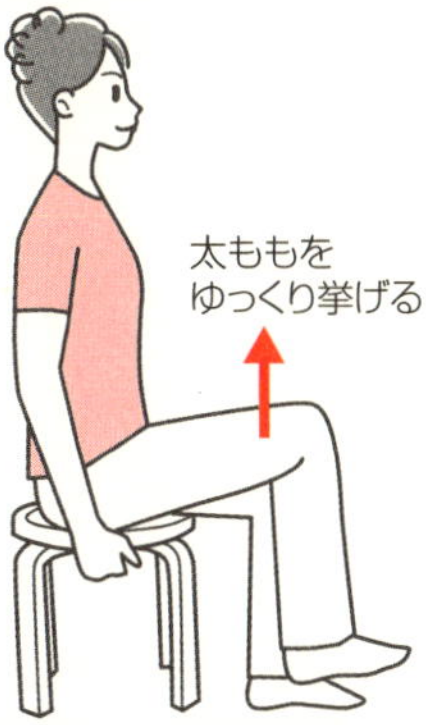
太ももを
ゆっくり挙げる

腸腰筋の筋トレ2:ペダル漕ぎ

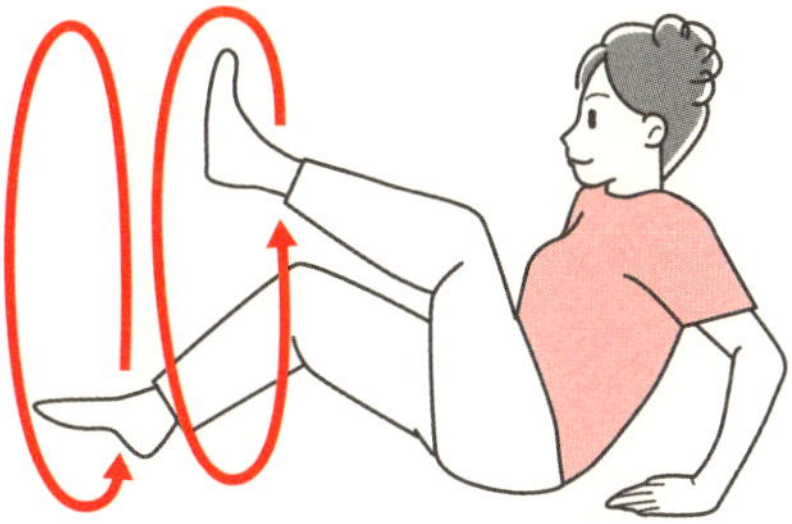

初めは片脚だけ行い、慣れてくれば両脚、逆回しも行う。

用語解説 **腸腰筋症候群**：腸腰筋に関連する症状の総称。

8 お尻の筋肉をケアしていますか？

殿部の筋肉をケアしないと、痛みを出現させ股関節の動きにも影響する

大変重要な役割をしているのにあまりケアされない殿筋群。この機会に一度ケアしてみましょう。

インナーマッスルの大切な役割

整形外科の疾患では筋肉が治療対象となることが多く、私たちはケガをしないようにストレッチや筋トレなどの**セルフケア**を行います。運動をする前に筋肉をストレッチすることはありますよね。運動しているときに弱いと感じれば、その筋肉を鍛えるでしょう。

しかし股関節において重要な役割を果たす**殿筋**群は、セルフケアされることがほとんどありません。筋肉や身体の仕組みに詳しくなければ、殿筋を入念にストレッチしたり、筋トレしたりしません。特に**外旋**《がいせん》**六筋**《ろっきん》などの**インナーマッスル**はかなり深い位置にあるため、その存在すら知られることなくセルフケアされることは皆無です。インナーマッスルは関節に近いところにあるので、関節を固定したり安定させたりします。インナーマッスルがしっかり働かないと、**大殿筋**などの**アウターマッスル**はうまく使えません。また一般的にインナーマッスルは姿勢保持筋と呼ばれることもあり、姿勢と深く関わっています。

毎日たくさん歩いて、両下肢に負担がかかり続けたとします。太ももやふくらはぎの筋肉はストレッチをしたり、湿布薬を貼ったりして自分でケアすることはあるでしょう。しかし殿部のインナーマッスルはケアされることはありません。そうすると殿部の奥底に筋肉のコリができて、ひどくなれば股関節周囲に痛みを出現させます。さらにその状態が続けば、股関節の動きにも影響を及ぼすでしょう。股関節の治療において、インナーマッスルがポイントになることが多いので、しっかりケアしましょう。

- **股関節の殿筋群はセルフケアされないことが多い**
- **深層筋の外旋筋は股関節の近くで重要な役割を担う**
- **深層筋は痛みの原因となり、股関節の動きにも影響する**

殿筋のセルフケア

外旋筋のストレッチ

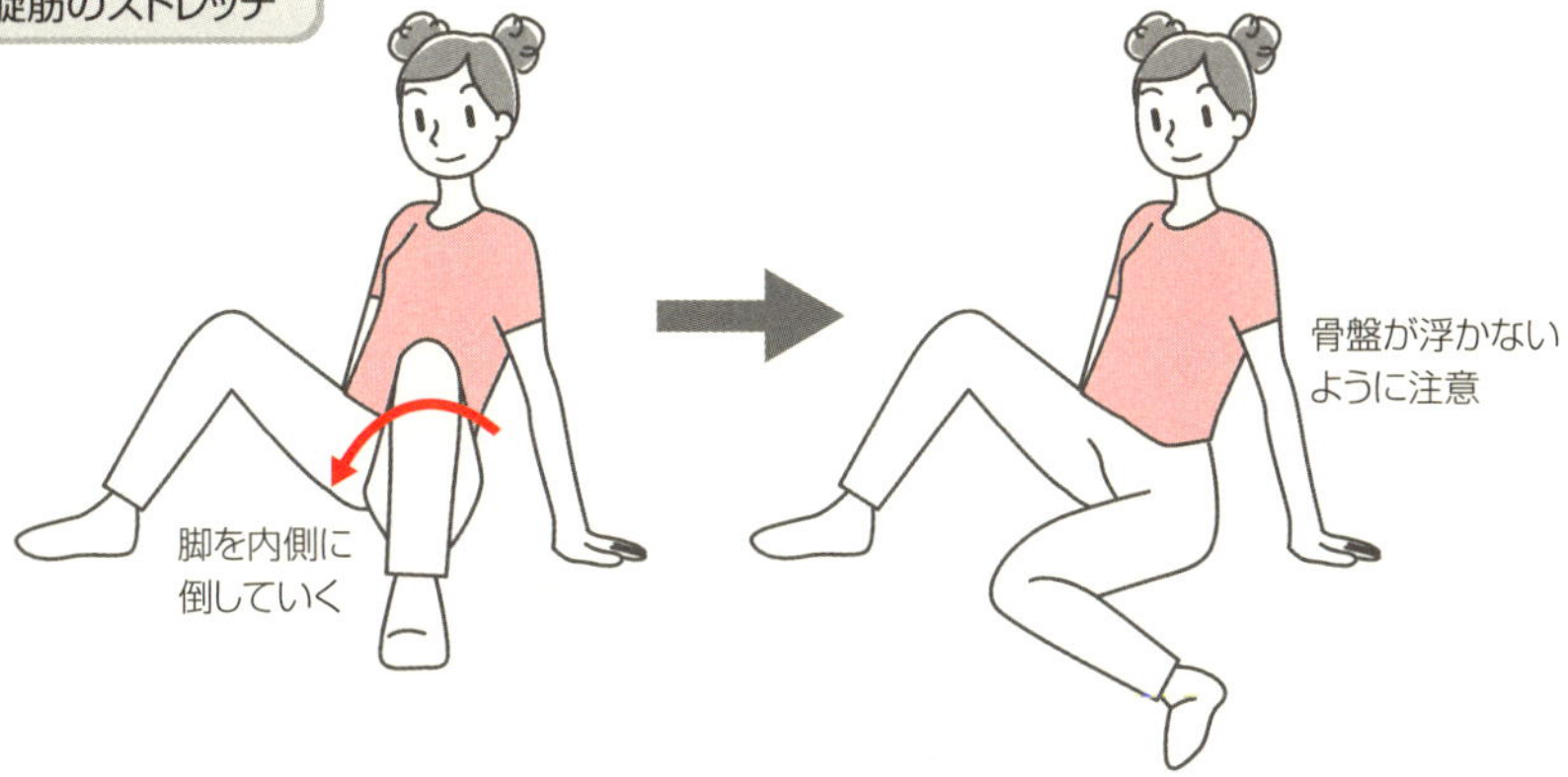

脚を内側に
倒していく
骨盤が浮かない
ように注意

深部の殿筋をマッサージする方法

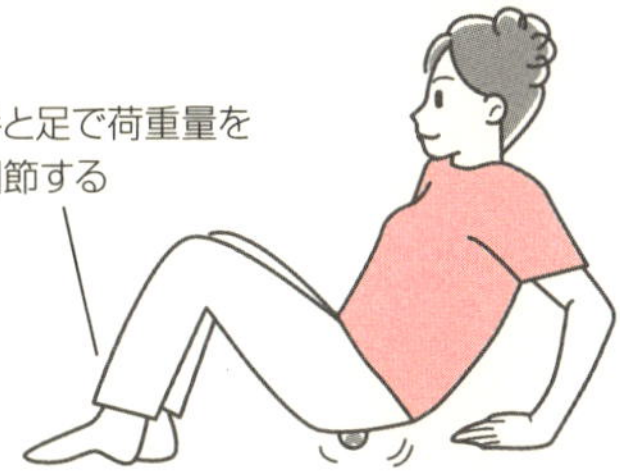

手と足で荷重量を
調節する

深部の筋肉が硬いときには、軟球やゴルフボールの上に乗ってほぐすと効果的。

内旋筋の筋トレ

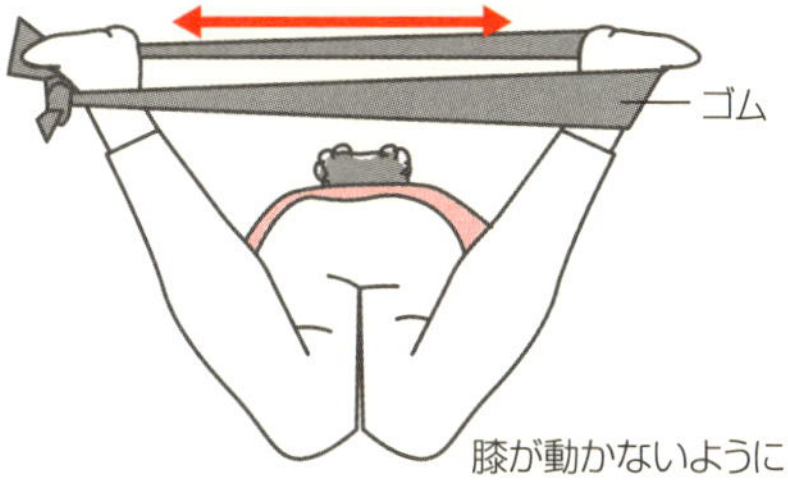

左右均等に引っ張る
ゴム
膝が動かないように

うつ伏せに寝て膝関節を90°屈曲し足首にゴムを巻く。

外旋筋の筋トレ

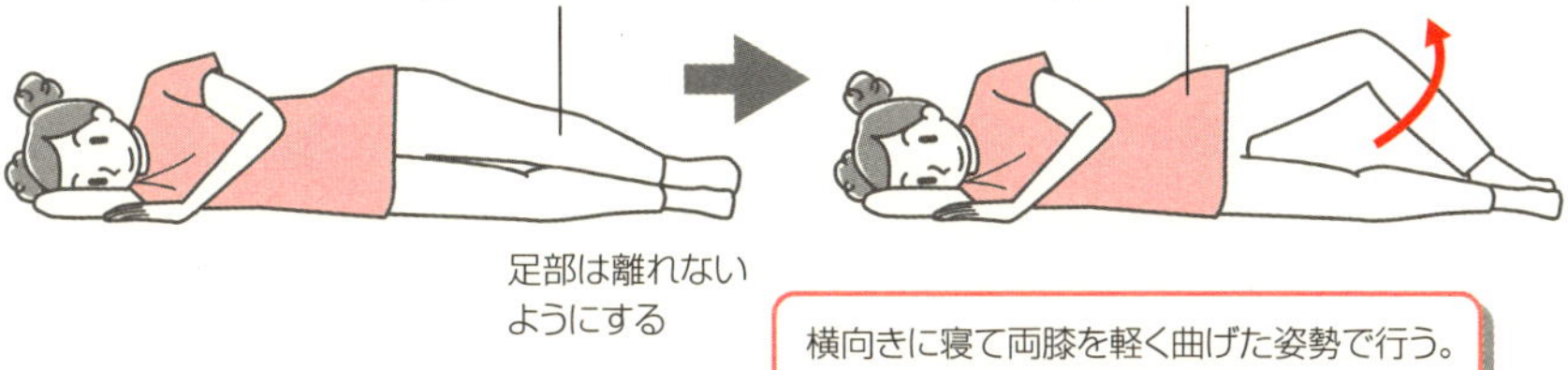

上側の膝を天井方向に
開いていく
足部は離れない
ようにする
体幹や骨盤は正面を向いたまま
開かないようにする

横向きに寝て両膝を軽く曲げた姿勢で行う。

用語解説

セルフケア：自分で行う健康管理。
外旋六筋：外旋に作用する梨状筋、大腿方形筋、上双子筋、下双子筋、外閉鎖筋、内閉鎖筋の6つ。

9 実は重要な足の指の動き

足の指の動きが悪いと、立位や歩行に影響を与える

履物や靴下の中で見えない足の指の動きですが、私たちの立位や歩行に重要な役割をしています。

立位や歩行と足の指の関係

履物や靴下の中で足の指が、どんな動きをしているかご存知ですか。靴を買うときに少しゆとりがある方が良かったり、最近5本指の靴下が流行っていたりすることにも関係します。実は足の指は立っているときや歩いているときには、指の腹で床面を押し付けるように動いています。この動きによりヒトの体は床面をしっかりとらえることができ、立位や歩行が安定します。

足の指の腹で床面をとらえる動きですが、単純に足の指をグーにするのとは違い、床面をぐっととらえる、そんな動きが必要になります。しかし、足の指の動きが悪くなっている方はこの動きがうまく行えません。たとえば足首や足の指を骨折すると、長期間ギプスで固定することがあります。数週間後にギプスを外すと足首はもちろん、足の指の動きも悪くなってしまいます。また**脳卒中**の方になると、足の指が動かせないことも多いのです。このように足の指の動きに問題があると、指の腹で床面をとらえるという大切な動きができなくなります。足の指で床面をしっかりとらえることができず、立位や歩行時の安定に影響してきます。

普段の生活で見たり感じたりすることはありませんが、足の指は細かく動いて大切な仕事をしてくれています。また足の指の動きが、身体のどこに影響を及ぼしているのか、それを考えることも重要です。足の指の動きが悪いと股関節や膝関節に悪い影響を与えます。他の部位へ**運動連鎖**することを常に頭に入れておきましょう。

- 足の指は床面をとらえて立位や歩行に安定を与える
- 足部に障害があると足指の動きが悪くなることがある
- 足の指の動きが他の部位に影響を与える

脳卒中でみられる内反尖足の足部

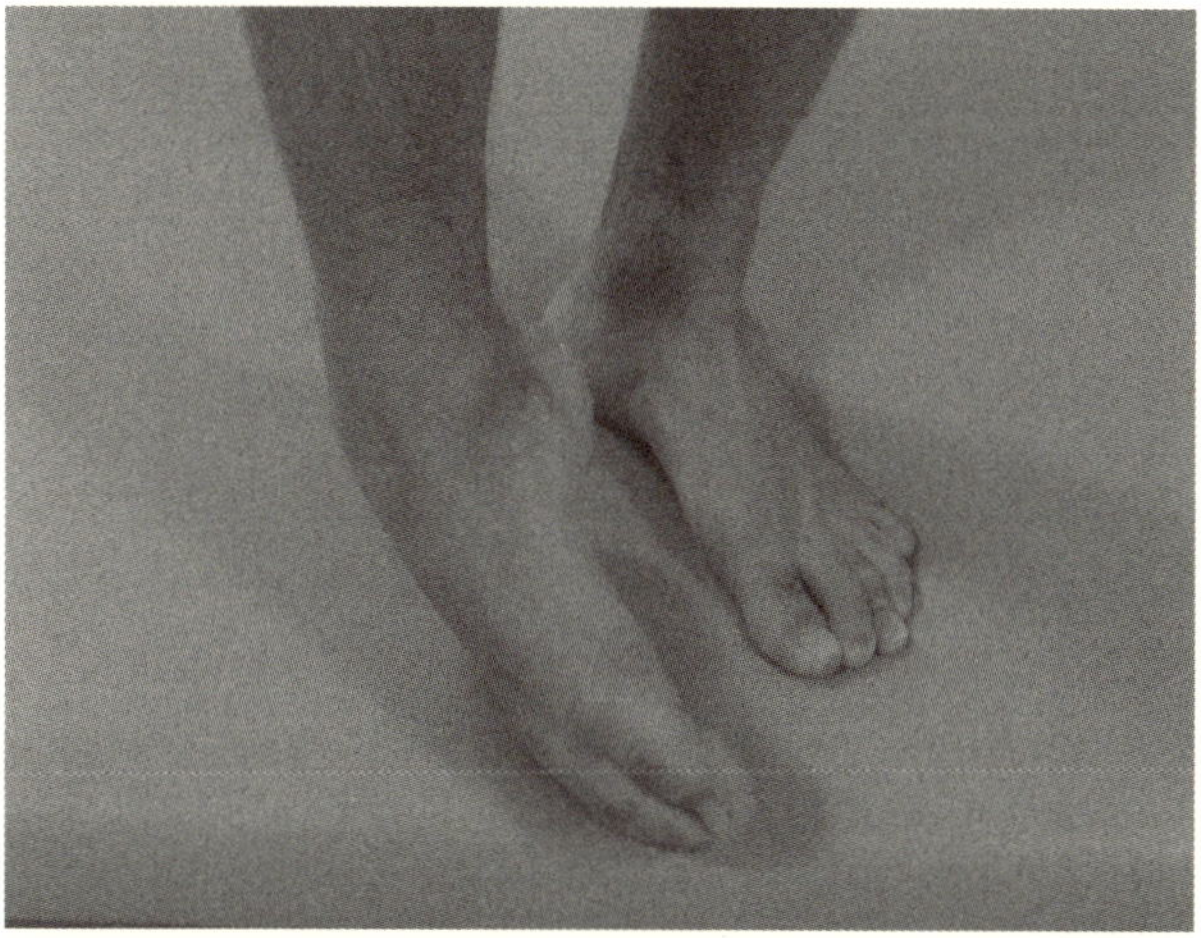

足の指の動きが全身に及ぼす影響

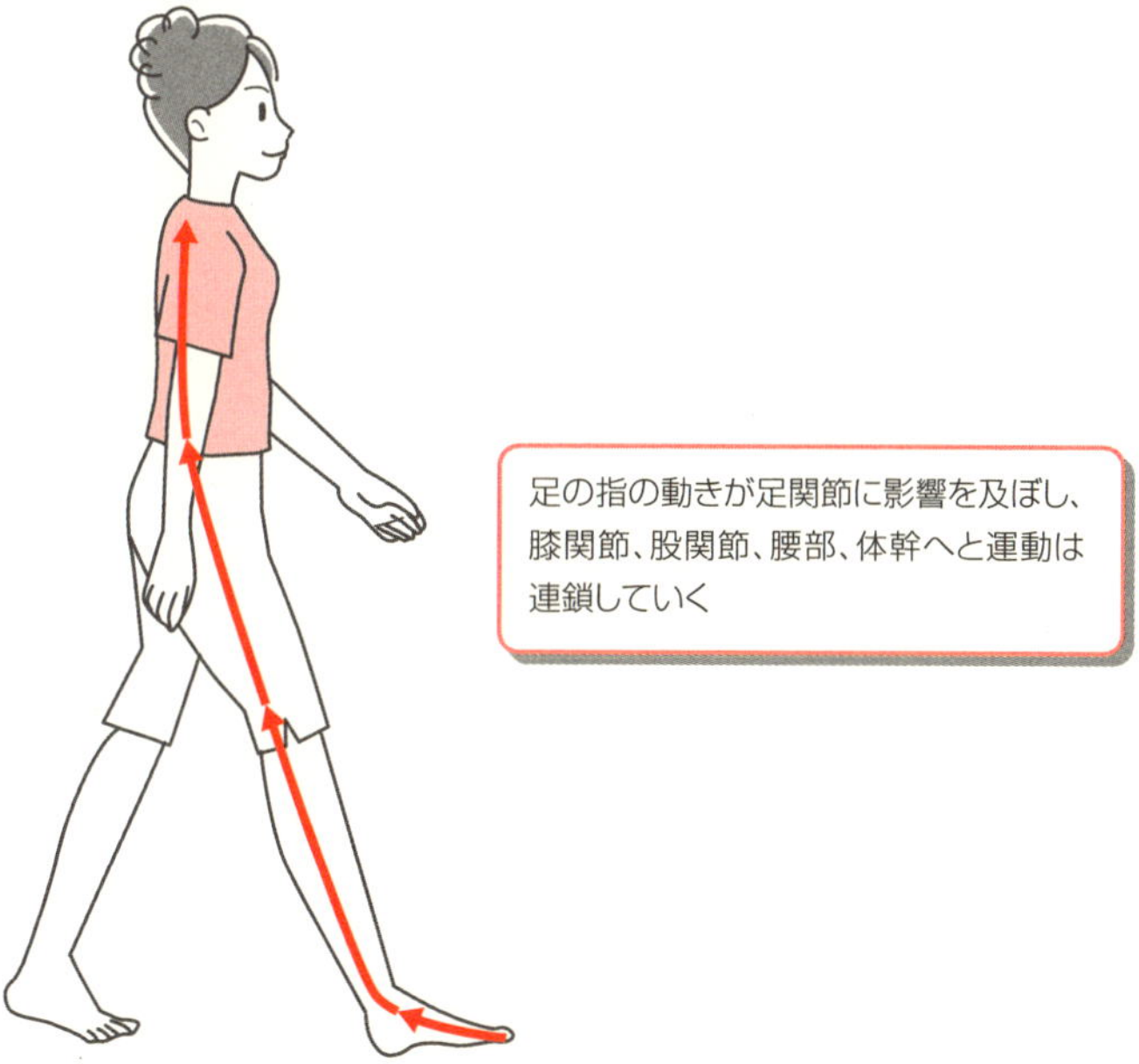
足の指の動きが足関節に影響を及ぼし、膝関節、股関節、腰部、体幹へと運動は連鎖していく

用語解説

指の腹：立位でいうと足の指の床についている側のこと。足底側。
脳卒中：脳の血管が何らかの原因で詰まったり破れたりして、脳細胞に障害が起こる病気。

10 やってみると難しい足の指の体操

足の指は意外と自由に動かせないことに気づくことが大切である

足の指の動きは立位や歩行に重要です。意外と動かしにくい足の指を体操してみましょう。

タオルギャザーはリハビリの基本

「足の指の動きが重要」といわれても、実際に動かす練習をしたことがある方はほとんどいないと思います。もしいるとすれば、足部をケガしたことがある方でしょう。基本は手の指と同じで、握ったり伸ばしたり、開いたり閉じたりできます。ここでは足の指の動きを練習していきましょう。

まずすべての指を握ってグーを作ってみましょう。これは比較的簡単です。次はすべての足の指を開いてパーを作ってみましょう。こちらはグーより難しいと思います。しっかり指の間に隙間がありますか。

次は前節でお伝えしたように、足の指を曲げて床面を押し付けるようにとらえる練習です。これはタオルを使って練習するとわかりやすいので、リハビリでは**タオルギャザー**と呼ばれています。タオルギャザーは、寝たきりや足の骨折などで長期間足を床面についていない方や、足の指がうまく使えない方に対して行います。タオルギャザーでは、足の指を単純に握ったり伸ばしたりするのではなく、床面をしっかりととらえる動きが重要になります。

まずタオルを少し湿らせてから床に広げ、タオルの手前の方に足を載せて準備は完了です。そして足の指の腹でタオルを床面に押し付けてたぐり寄せます。注意して欲しいのは、足の指をグーにするのではなく、タオルを指の腹で床面にしっかり押し付けてたぐりよせることです。足の指で作るグーとは違い、床面をとらえる動きは実際やってみると難しいことがわかるでしょう。

- 足の指は意外と自由に動かせない
- 足の指が動かしにくい方はタオルギャザーで練習する
- タオルギャザーでは足の指の腹で床をしっかりとらえる

足の指の体操

グー　　　　パー

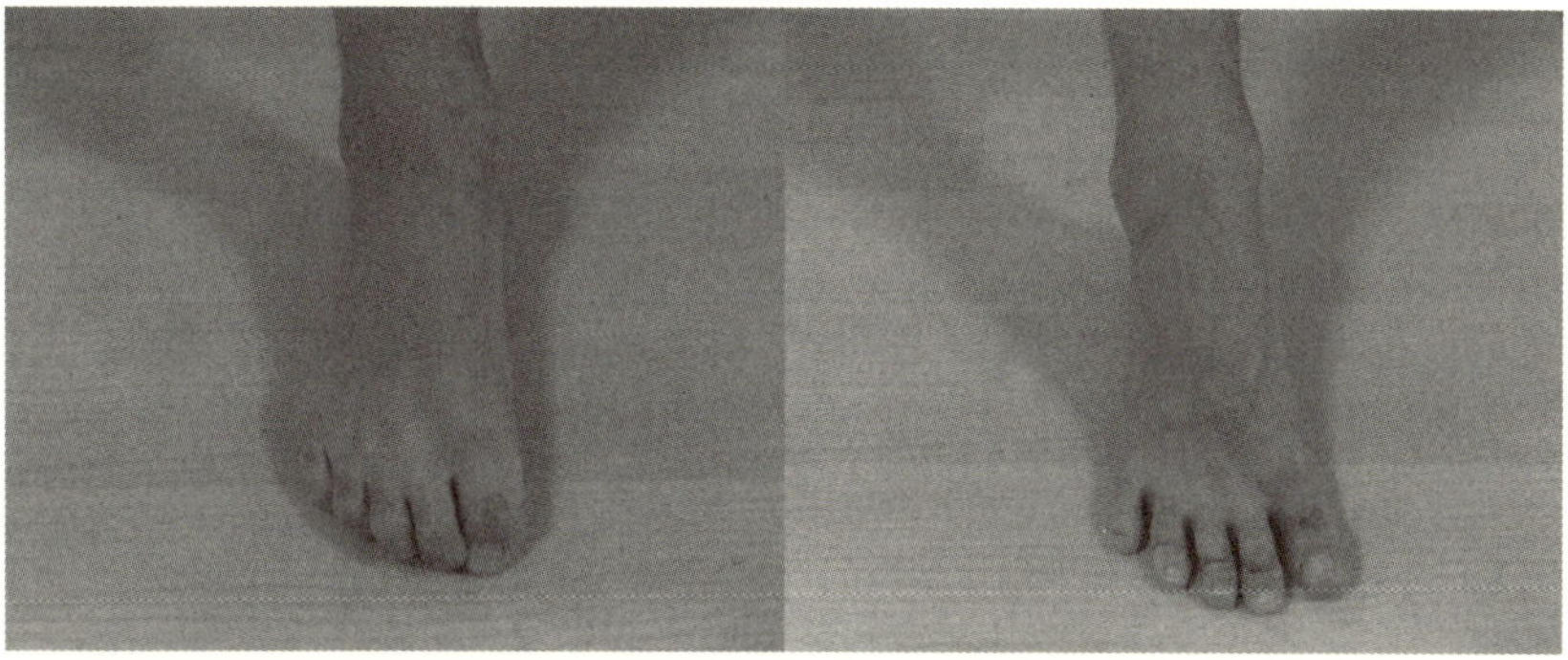

タオルギャザーを行う姿勢

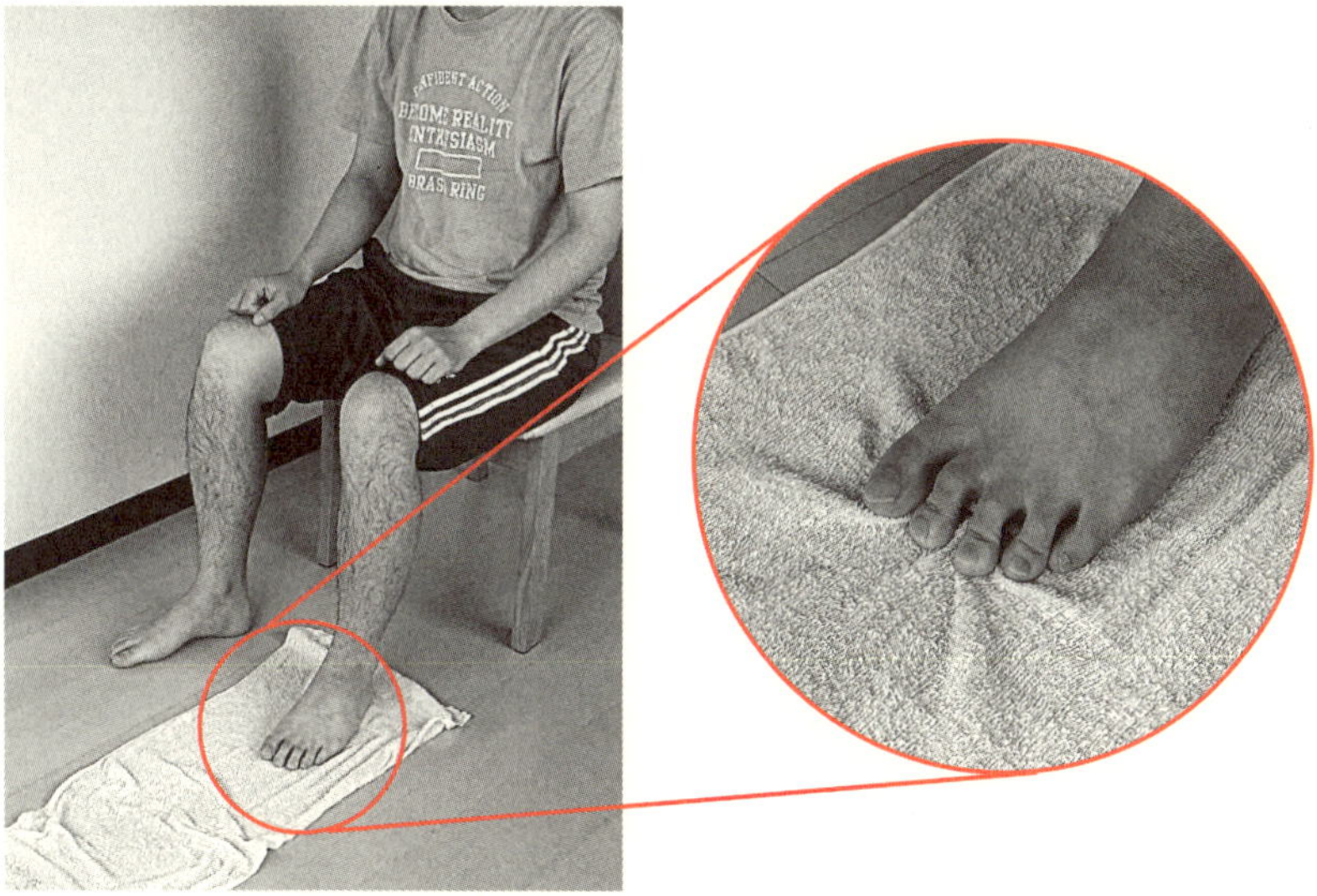

足の指の腹でしっかり床を押さえつけてたぐり寄せる

用語解説 **タオルギャザー**：ギャザー（gather）は英語では「集める」の意味。タオルギャザーは本来、立位や歩行を始めるまでの期間に行われるが、足の指の動きがよくない方は練習しておく方がよい。

11 関節可動域を獲得するとは？

関節可動域の改善には何が原因か判断して適切な治療や運動が必要である

硬くなった関節の可動域を改善させることは、トンネルを掘り進めていくことに似ています。

関節可動域低下の原因を考える

リハビリでは硬くなった関節の可動域を改善させるために、**関節可動域運動**を行います。この関節可動域運動を私はトンネルを掘る作業に例えています。トンネルを掘る最初の部分は専門作業員であるリハビリスタッフの仕事です。どこが硬いのか、なぜ硬いのか明らかにしながら掘り進めていきます。

ある程度掘り進めれば、掘り進めたところまでは自由に行き来できるようになりますが、そのままにしておくと土砂が崩れて埋まっていくかもしれません。リハビリに当てはめると、獲得した関節可動域は自分で動かせる範囲となります。この範囲を自分で動かさないと、土砂が埋まるように関節がまた硬くなります。自宅でできる体操を行なってもらうことがありますが、これはトンネルを掘る作業でいえば、自宅で作業員ではないご本人に掘った範囲を維持してもらったり、さらに掘り進めたりすることを意味します。リハビリでは掘削のプロであるリハビリスタッフが、知識や特別な手技、時には道具も使って掘り進めていきます。作業員ではない股関節に痛みを抱える方は掘削についてあまり知識はないので、指導された方法を頼りに掘り進めていきます。そうしてお互いが協力してトンネルを掘りすすめ、関節の可動域を獲得していきます。

どこまで関節可動域が良くなるかは、年齢や疾患の経過、手術方法などにより変わってきます。また関節が硬い原因は筋肉だけではないので、ストレッチだけで良くなるとは限りません。どこがなぜ硬いのか、しっかり考えて運動していく必要があります。

- 関節可動域が低下する原因は筋肉だけではない
- 自分で体操をするのは関節可動域の維持、拡大が目的
- 関節可動域の拡大は専門家と共同作業する方が効果的

関節可動域運動

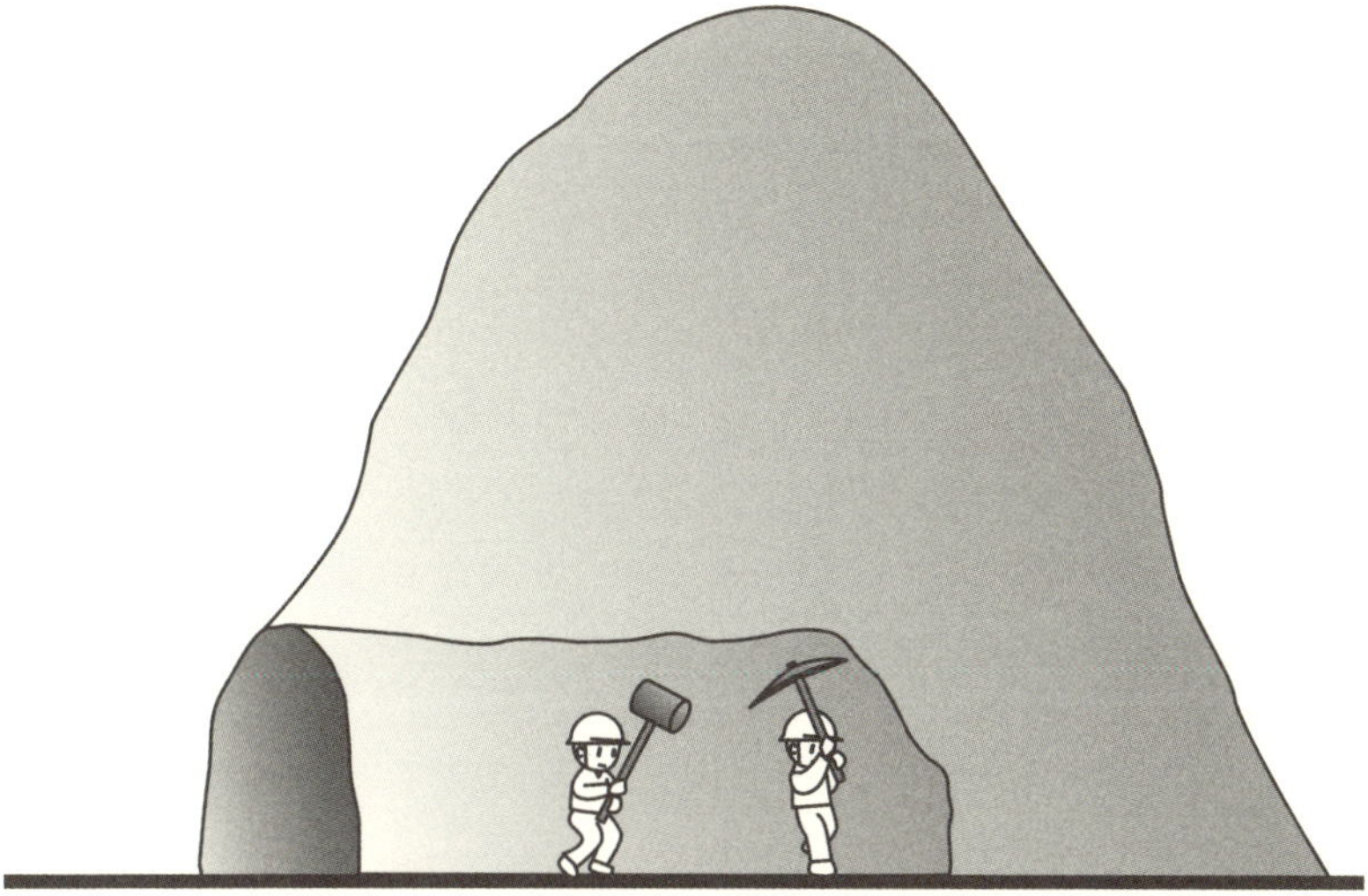

関節可動域運動はトンネルを掘る作業に似ている。
トンネルを掘る専門家であるリハビリスタッフと、
専門家ではないご本人の共同作業によって掘り
進める（可動域を獲得する）。

関節可動域の制限因子

- 骨の変形など骨が原因となるもの
- 筋肉の短縮など筋肉が原因となるもの
- 脳卒中など中枢性障害の不随意的な筋収縮によるもの
- 靭帯、関節包などの関節周囲の軟部が問題となるもの
- 痛みが原因となるもの　など

筋肉の短縮が制限因子になっている場合にはストレッチが有効ですが、
骨の変形や関節自体に問題があり可動域が制限されている場合には
効果的ではない可能性もあります。

用語解説 **年齢や疾患の経過**：一般的にはギプス固定などで拘縮ができたとき、高齢であればあるほど、またギプスの固定期間が長ければ長いほど、関節可動域の再獲得は難しくなる。

12 股関節だけでなく腰も大事

脚をしっかり使うためには体幹の安定は絶対必要である

股関節の機能を引き出すには体幹の安定が欠かせません。その理由を考えてみましょう。

足腰はやっぱり大事

股関節痛を抱える方を担当していると、「腰を鍛えた方がよいでしょうか?」と聞かれることがあります。1-20節で股関節と骨盤、腰椎は連鎖しているとお伝えしたので、股関節が痛くても腰部を鍛えた方が良いような気がしますよね。

わかりやすくヒトの身体を木に例えると、両脚は根、体幹が幹、手が枝ということになります。根がしっかりしていないと幹は倒れてしまいます。また幹がグラグラだったら、根にはかなりの負担がかかります。ヒトの身体でも同じことで、脚がしっかりしていないと体幹も傾いてしまいますし、体幹が傾いていれば脚の負担は増えてしまいます。「足（脚）腰」という言葉があるように、脚も腰もどちらも大事です。

運動学的にいうと、体幹の機能に**腹横筋**《ふくおうきん》が深く関わっています。腹横筋は胸腰筋膜という背中から腰にかけて広がる筋肉の膜の深部に付着していて、腰椎や骨盤の姿勢の保持に関与します。1-24節でお伝えしたように、骨盤の角度が適正に保持できると、股関節周囲の筋肉は働きやすくなります。また背骨のすぐ近くに**多裂筋**《たれつきん》という筋肉があります。この筋肉は背骨の動きに関与していて、背骨の安定を縁の下で支えてくれています*。腹横筋はこの多裂筋とも連動していて、一緒に働くと腰椎を安定させることができます。腰椎の安定により、腰椎や骨盤に付着する股関節の運動に関与する筋肉が働きやすくなります。このように腰部を鍛えることは下肢にも良い影響を与えると言えるでしょう。

- **木でいえばヒトの脚は根、体幹は幹にあたる**
- **体幹が安定すると脚の負担が減り、動かしやすくなる**
- **腹横筋は多裂筋とともに脊骨を安定させる**

ヒトの身体を木に例えると？

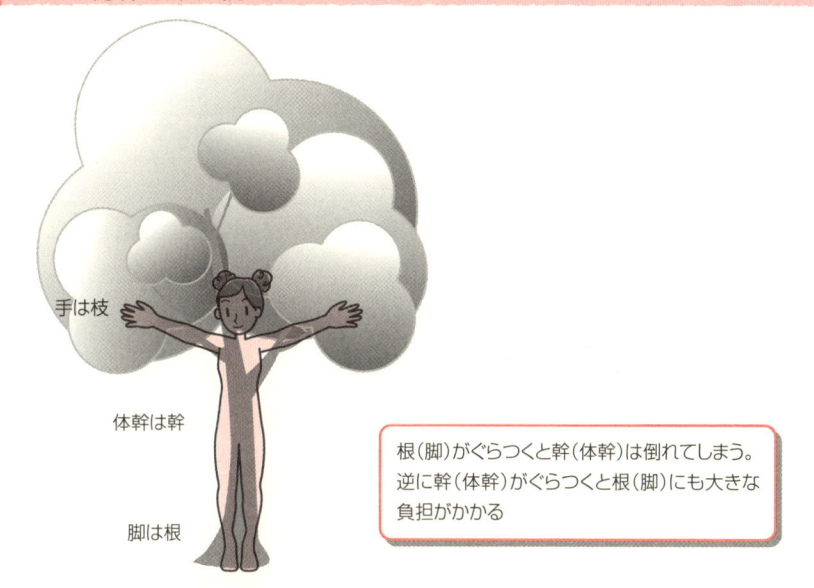

根（脚）がぐらつくと幹（体幹）は倒れてしまう。
逆に幹（体幹）がぐらつくと根（脚）にも大きな負担がかかる

多裂筋

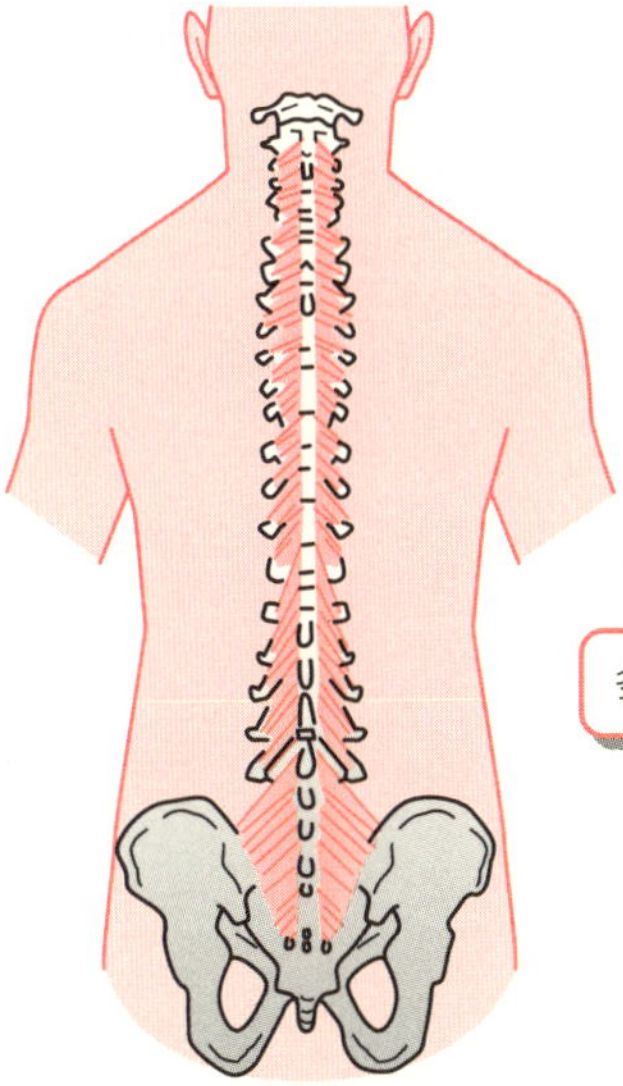

多裂筋は背骨の動きや安定に深く関与している

＊文献 1) Lee,D.:The Pelvic Girdle,2nd ed.,Churchill Livingstone,1999

用語解説
腹横筋：主に腹部の横側の深層にある筋肉。
多裂筋：脊椎の棘突起の両側にある短い筋肉。腰部で最も発達している。

13 コルセットの代わりをする腹横筋

体幹の安定を求めるなら腹直筋より腹横筋を鍛える必要がある

近年股関節痛や腰痛治療の現場で注目を集める腹横筋。その機能について考えてみましょう。

腹直筋を鍛えるだけでは不十分

以前は腹部を鍛えるといえば、ボクサーが行なっているように仰向けに寝た状態から身体を起こしてくる運動でした。この方法で鍛えられるのは、「お腹が割れる」と表現される**腹直筋**《ふくちょくきん》が中心です。腹直筋は腹部の前壁をなしていて、一番表層にあるのでアウターマッスルといわれています。ボクサーの場合、腹部を打たれる衝撃に耐えなければいけませんので、アウターマッスルは表層で鎧《よろい》の代わりをしてくれます。他にも腹部には側壁に**腹斜筋**《ふくしゃきん》があり、側壁から後壁の深部にはインナーマッスルである腹横筋《ふくおうきん》があります。

これら腹部の筋肉を鍛えるとどのような効果があるのでしょうか。腹部を横から見ると、**腹腔**《ふっくう》という空間があり、そこに少し柔らかい風船が入っていると想像してください。風船は少し柔らかくても、押さえつけるとパンパンに張りますよね。腹部の風船も前後左右から押さえつけられると張って硬くなります。ヒトの身体で言うと、お腹の前壁には腹直筋、側壁に腹斜筋、側壁から後壁にかけては腹横筋、後壁には背筋群があり、これらが同時に収縮すると風船が張って体幹が安定します。

腹直筋は見栄えが良く、外的刺激から身を守る役割をするのですが、身体を支える役割は少ないのです。ですから身体を支えるためには、側壁に位置する腹斜筋や、側壁から後壁の深層に位置する腹横筋が重要になってきます。特に腹横筋はコルセットの代わりをするともいわれており、体幹の安定には欠かせない存在です。

- **以前は腹部では腹直筋だけを鍛えることが多かった**
- **腹部周囲の壁となる筋肉が同時収縮して体幹が安定する**
- **腹横筋はインナーマッスルとして特に重要視されている**

腹部の筋肉

腹部の筋肉の解剖

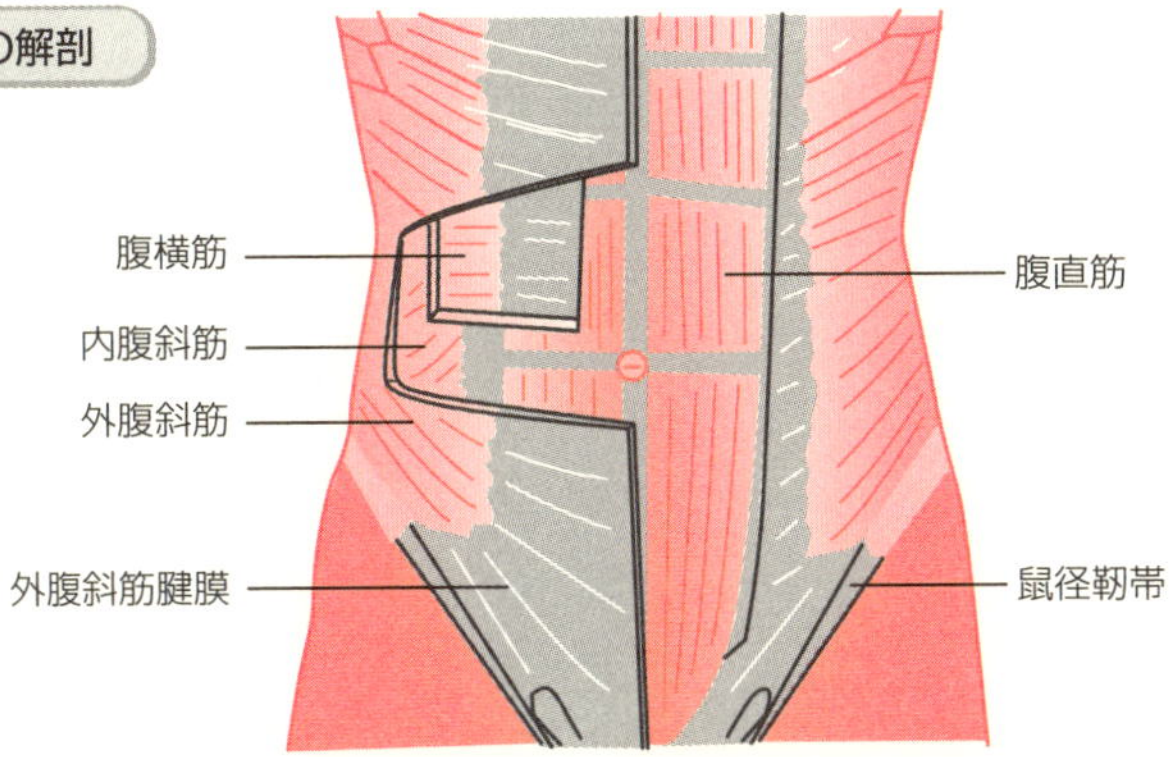
腹横筋
内腹斜筋
外腹斜筋
外腹斜筋腱膜
腹直筋
鼠径靭帯

腹部筋肉の断面図

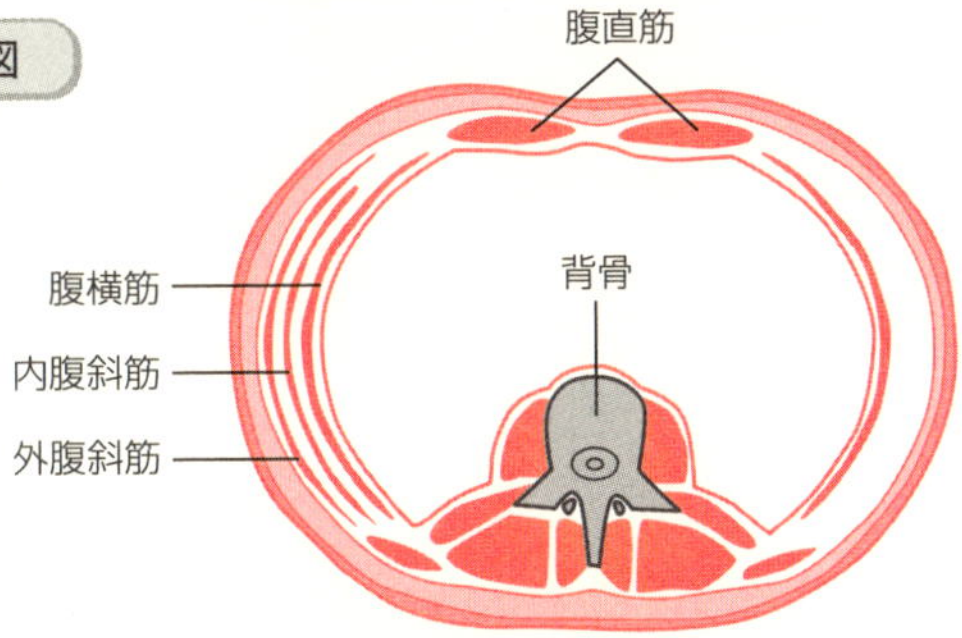
腹直筋
背骨
腹横筋
内腹斜筋
外腹斜筋

筋肉のコルセット

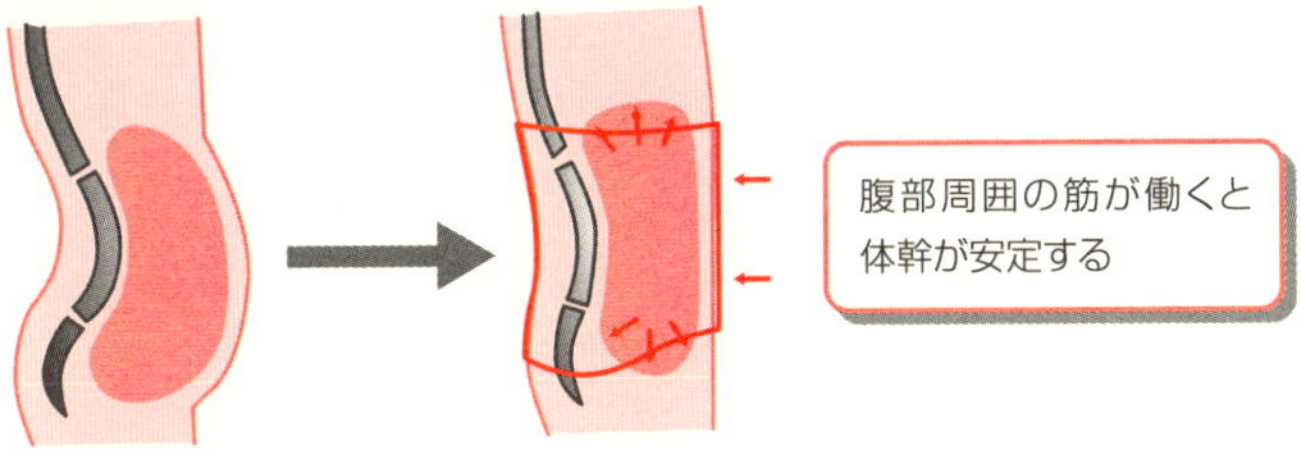
腹部周囲の筋が働くと
体幹が安定する

腹横筋のトレーニング

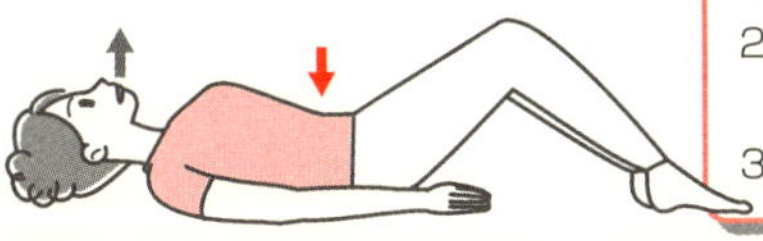

1. ゆっくり息を吐き出してお腹をへこませる。
2. へこませたお腹をキープしながら胸部で呼吸をして、さらにお腹をしぼるように息を吐き出す。
3. 2を繰り返す。

用語解説
腹直筋：いわゆる腹筋のこと。みぞおちから恥骨に渡る長い筋肉で、腹部の前壁をなす。
腹斜筋：内腹斜筋と外腹斜筋があり、腹部の側壁をなす。

14 股関節へアプローチする骨盤運動

股関節痛を抱える方の姿勢を改善するためには骨盤の運動が必要である

骨盤の傾斜は姿勢や歩行に影響を与えます。自分で行える骨盤の運動についてみていきましょう。

意外と難しい骨盤の前傾と後傾

1-18節でお伝えしましたが、骨盤は**前傾**、**後傾**、挙上、下制、回旋と、それらの複合運動が可能です。骨盤は上半身と下半身をただ繋げているだけでなく、動きの中継役としても大切な役割を果たします。座位や立位では骨盤の傾きが**腰椎**や下肢の動きに大きな影響を与えますし、骨盤の回旋はスムーズな歩行に不可欠です。

股関節に痛みを抱える方にとっては、骨盤の前傾や後傾によって症状が左右されることも多く、骨盤の前傾、後傾の可動域は必要です。ここでは骨盤の前傾、後傾の運動を練習してみましょう。

骨盤の運動は、立位よりもイスに座った姿勢で行うとわかりやすいでしょう。その際、両方の**腸骨稜**を左右の手で両側からしっかりつかんで、骨盤の動きを確かめるようにしてください。骨盤の動きが硬いと前傾では胸を張るようにしたり、後傾では背中を丸めるようにしたりして、**胸椎**や腰椎で起きる代償動作が、あたかも骨盤が動いているように錯覚してしまいがちです。あくまで動かすのは骨盤ですので、骨盤の動きをしっかり確認してください。座位でできるようになれば、立位でも行なってみましょう。立位では座位のときよりも少し動かしづらくなります。

リハビリでは**キャット&ドッグ**といって、猫や犬が背伸びをする動きのように、四つ這いで骨盤を動かす方法を指導することもあります。キャット&ドッグでも気をつけることは、胸椎や腰椎など背骨の動きを意識しすぎないことです。あくまで骨盤の運動ですので、骨盤の動きを意識しましょう。

- **骨盤の動きを知るには腸骨稜をつかみながら確認する**
- **まずは座位で練習し、立位や歩行につなげていく**
- **キャット&ドッグでは骨盤の動きを意識する**

骨盤運動の実際

骨盤運動の前後傾運動

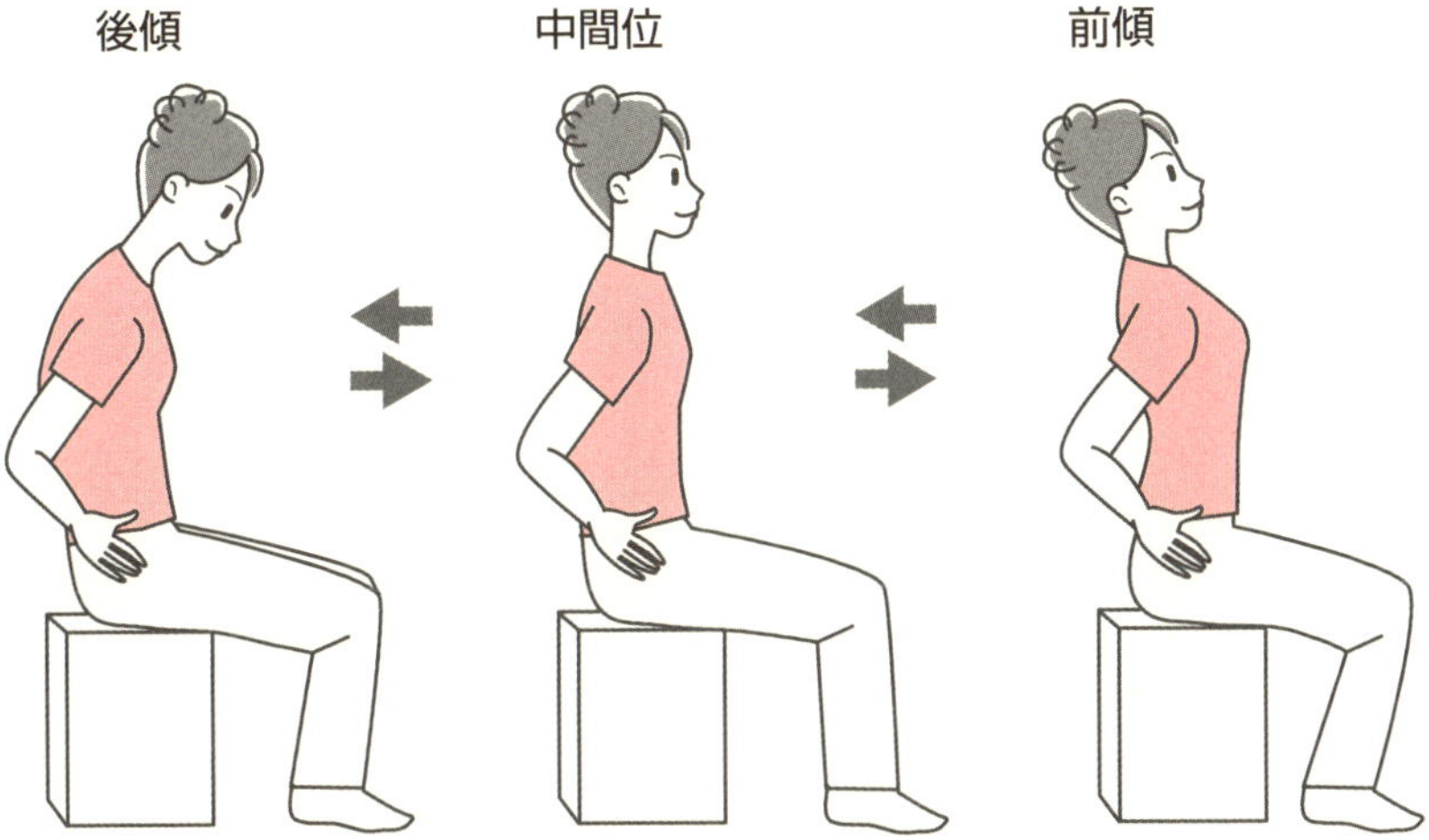

腸骨稜をしっかりつかんで、骨盤の動きを確認する

キャット＆ドッグ

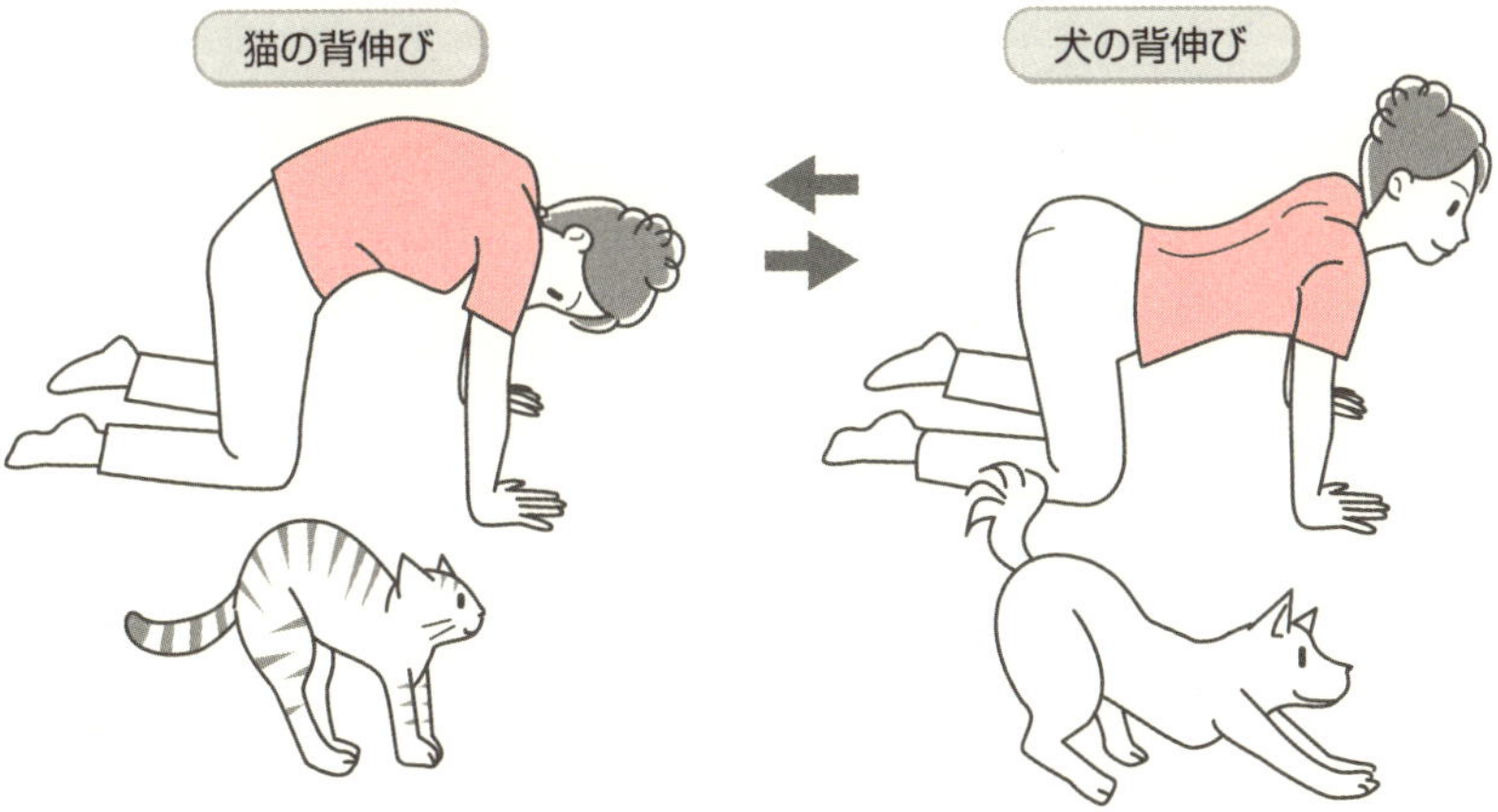

胸椎と腰椎の代償動作を骨盤の動きと勘違いしてしまうので注意しましょう

用語解説 **キャット＆ドッグ**：猫や犬の背伸びの動きに似ていることからこの名がついた。ヨガや腰痛体操でも行われる。骨盤の動きが硬いと胸椎や腰椎の動きで代償して、骨盤が動いていると錯覚するので注意する。

15

自宅に潜む股関節の負担となる動作

股関節に負担がかかる動作は、自宅での生活にもたくさん存在する

朝起きてから寝るまで、私たちの日常生活は股関節へ負担をかけることの連続です。

和式から洋式の生活へ

股関節に痛みを抱えていると外出が大変なイメージがありますが、自宅でも股関節に負担がかかる動作はたくさんあります。

床に布団を敷いて寝ると、床から立ち上がる必要があります。床からの**立ち上がり**は股関節にかなり大きな負担となります。また床に布団を敷いていると、押入れに布団を片付ける必要がありますが、この動作も股関節への負担は大きく腰を痛める方も多いので、できれば布団よりもベッドの生活をお勧めします。**排泄**《はいせつ》では、洋式トイレの使用をお勧めします。

和式トイレでのしゃがみ込みには、股関節を深く屈曲する必要があり筋力も必要です。**人工股関節置換術**後には**脱臼**《だっきゅう》する可能性もあり、**和式トイレ**は使わないように指導されることもあります。食事はテーブルで食べていますか。お膳を使わないのは、先ほどの布団の例と同じで、床からの立ち上がりは股関節への負担が大きいからです。

炊事でも股関節や腰に負担がかかります。流しに向かっての作業では、前傾姿勢になることが多く腰部に負担がかかります。キッチンにもたれかかるか、高めのイスに座って作業すると腰の負担が減ります。またよく着る衣類はタンスの高い位置にある引き出しに入れて、しゃがむ回数を減らしましょう。

入浴ではシャワーチェアの高さを40㎝前後を目安に、お尻が沈み込まない高さにしましょう。足先が洗いにくい場合は、ブラシを使用しましょう。浴槽に入るときには、手すりがあった方が安全にまたいで入ることができます。

- **床や低いイスからの立ち上がりは股関節への負担大**
- **和式トイレはできれば避け洋式トイレを使用する**
- **キッチンでは股関節と腰部にも注意する**

床に座る

床に座る生活では、立ち上がるときに股関節への負担が大きい

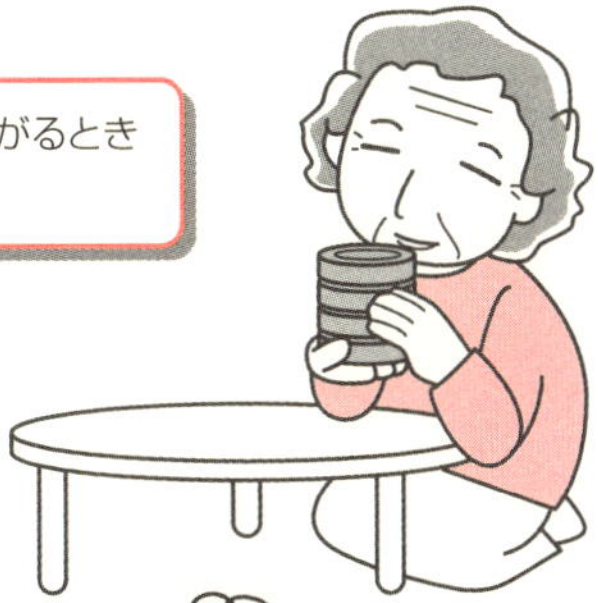

炊事

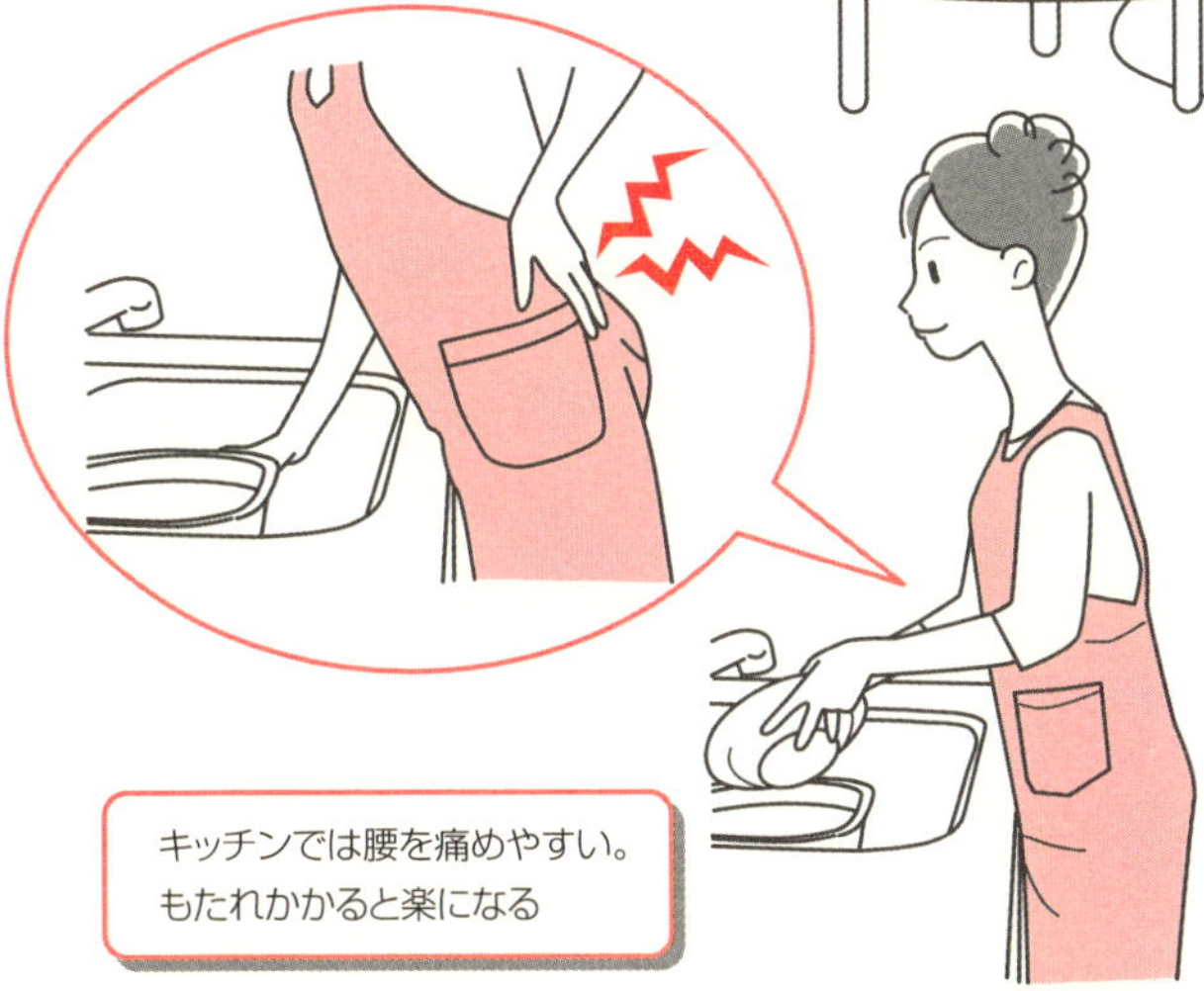

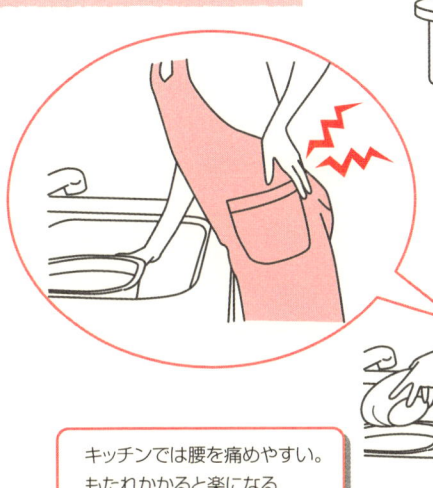

キッチンでは腰を痛めやすい。もたれかかると楽になる

入浴

シャワーチェアの高さは約40cmが目安。足先が洗いにくい場合にはブラシを使えば洗いやすくなる

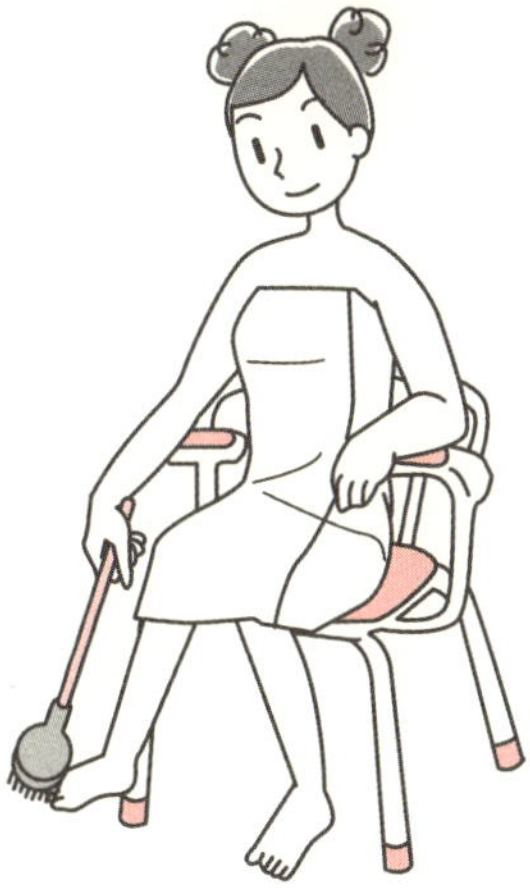

用語解説 **人工股関節置換術**：股関節の手術の1つで、股関節を人工の関節に置き換える。「Total Hip Arthroplasty」の頭文字をとって「THA」と呼ばれている。

16 外出時の工夫と注意点

股関節に痛みを抱えていても、少しの工夫で外出は楽になる

外出が億劫になっていませんか。外出が少しでも楽に行えるように外出のコツを紹介します。

外出のためのちょっとしたコツ

股関節に痛みを抱えていると外出が億劫《おっくう》になり、自宅に閉じこもりがちになります。自宅から出ないと活動量が落ちて筋力低下につながるだけでなく、**QOL**が低下します。そんな方のために、外出するときに気をつける点をあげてみましょう。

まず荷物はできるだけ軽くして、カバンは片方の手や肩に負担がかからないようにします。斜めがけのカバンよりも、左右均等に荷重されるリュックサックの使用をお勧めします。リュックサックなら両手が空くので杖を持つこともできます。外で人に会うときに杖を持っている姿を見られたくないという場合は、**折りたたみ式の杖**にして会う直前にリュックサックにしまえばよいでしょう。どうしても重い荷物を持つ必要があるときには、押し車やカートなど背負わない方法を選択しましょう。

靴は底が硬くクッション性のないものは避け、足の指のところで曲がる運動靴がよいでしょう。長い距離を歩くときにはできるだけ余裕をもって行動します。痛みが出たり、疲れたりする前にこまめに休憩をとるようにしましょう。電車を利用するときにはエレベーターやエスカレーターを利用し、股関節に過度な負担がかからないようにします。駅のエレベーターやエスカレーターの位置は、インターネットで確認することができますので、事前に確認しておくと便利です。またバスを利用するときにはノンステップバスを利用すれば、高い階段を登る必要がありません。トイレを済ませる場所も、ある程度行動を予測して決めておけば心配は減るでしょう。

- **外出を避けていると、筋力低下の原因になることがある**
- **荷物はできるだけ軽くして、両手を空けるようにする**
- **公共交通機関のバリアフリー情報は事前に確認しておく**

外出時の工夫

カバン

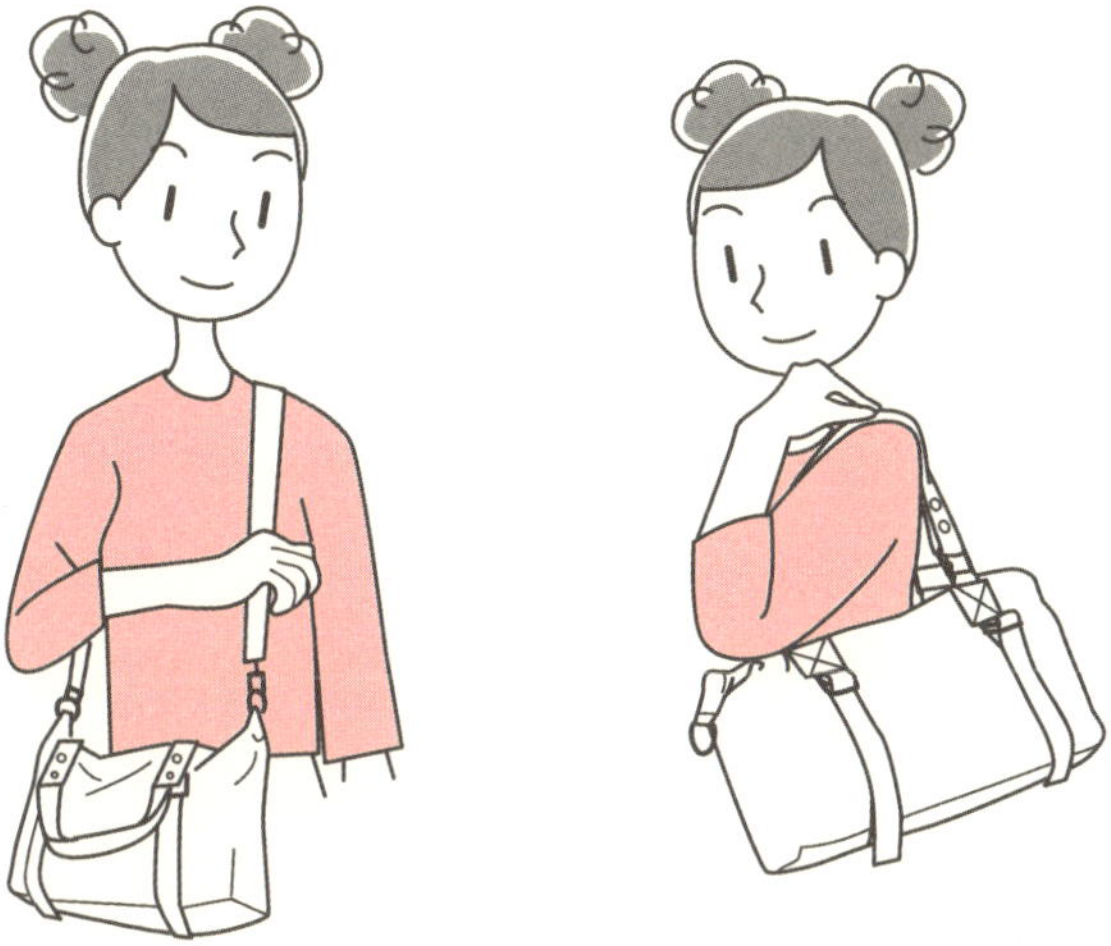

手持ちや斜めがけのカバン、ショルダーバッグは身体に負担を強いる

外出範囲

最初は近い場所や短い距離から始め

① 出かけている最中に痛みが出ない

② 帰宅後に痛みが出ない

③ 翌日に痛みが出ない

この3つの条件を満たせば、外出範囲を除々に拡げていけばよいでしょう

履き物

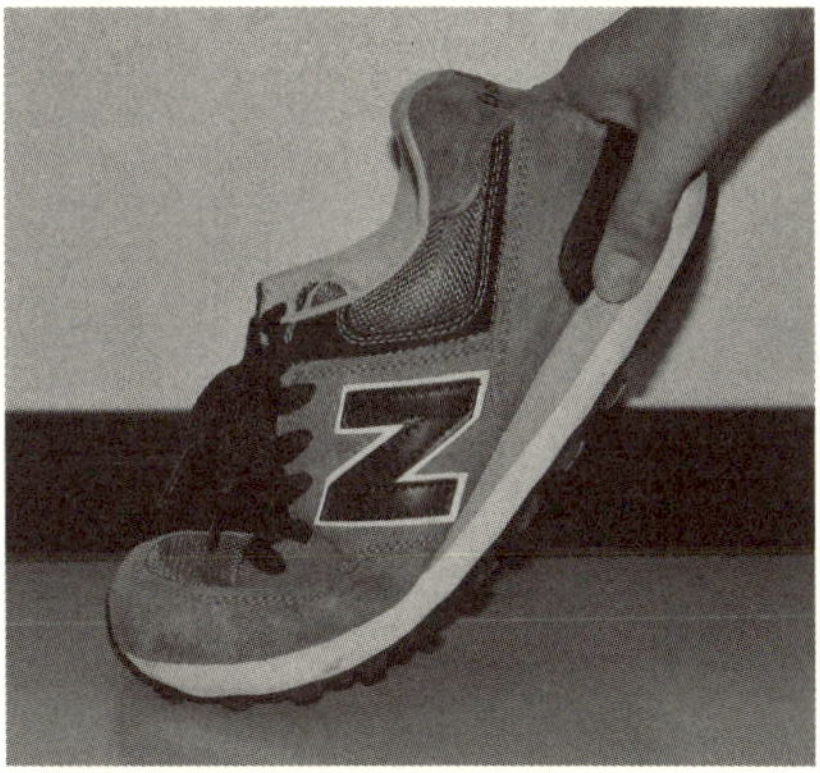

クッション性があり、足の指のところで曲がるものを選択する。できれば運動靴がお勧め

用語解説 **折りたたみ式の杖**：3つ折り、もしくは4つ折りに折りたためるT字杖。中のゴムで1つにつながっており、折りたたんでもバラバラにならないようになっている。

17 排尿と骨盤の底にある筋肉の関係

排尿には骨盤底筋群といわれる骨盤の底にある筋肉が関係する

排尿や尿失禁は、高齢者や障害者にとってQOLを決める大きな要因になります。

排尿と尿失禁のメカニズムと原因

高齢者や障害者が、一番気にしている日常生活は何かわかりますか。それは**排泄**です。健常人では排泄の心配をする方はほとんどいませんが、高齢者や障害者は常に気にかけています。排泄は人間の尊厳の核心というか、一番デリケートな部分です。排泄の中でも排便よりも回数が多い、**排尿**について特に悩むことが多いのです。排尿や尿失禁《にょうしっきん》が気になって、外出を控えている方も多くいるので、**ADL**や**QOL**を考える上で大変重要です。たとえば夜間排泄と転倒には相関関係があり、排泄が増えれば増えるほど転倒のリスクは増えます。暗い夜中に、眠たくて動きにくい状態でトイレに行く回数が増えれば、転倒する可能性も増えてしまいます。排尿や尿失禁《にょうしっきん》には骨盤周囲の筋肉が深く関与しています。

簡単に排尿のメカニズムを確認しておきましょう。膀胱に尿を溜める蓄尿は無意識的に、尿を体外に排出する排尿は意識的に行われます。無意識的に尿が漏れてしまうことを尿失禁と呼びます。尿失禁で一番多いのは**腹圧性尿失禁**で、女性に多くみられます。咳やくしゃみ、重い物を持つと腹圧がかかり、尿が漏れてしまいます。イスからの立ち上がりや、洗濯カゴを持ったときなど、何気ない日常生活で腹圧性尿失禁は起こります。これは女性ホルモンの低下、**骨盤底筋群**の筋力低下、支持構造の脆弱《ぜいじゃく》化《か》、腹腔内圧の上昇が原因といわれています。

また最近話題の**過活動膀胱**（OAB）においても、骨盤内にある排尿に関する筋肉の機能異常が関与しているといわれています。

- 多くの高齢者や障害者は排泄を気にかけている
- 夜間の頻尿は転倒のリスクを増大させる
- 尿失禁やOABにおいては骨盤にある筋肉が関与する

骨盤底筋群

骨盤底筋群

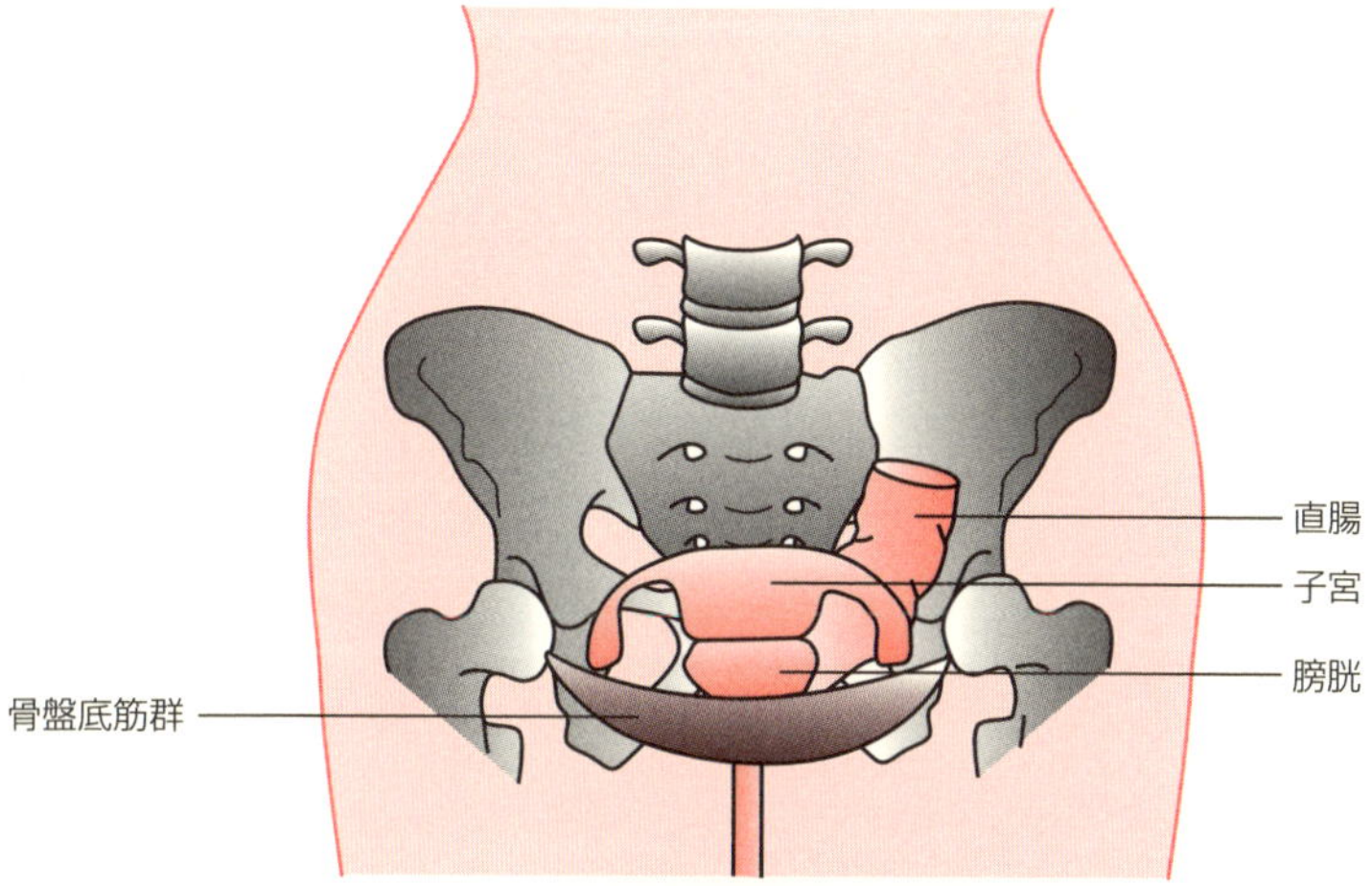

女性の骨盤を横から見た図

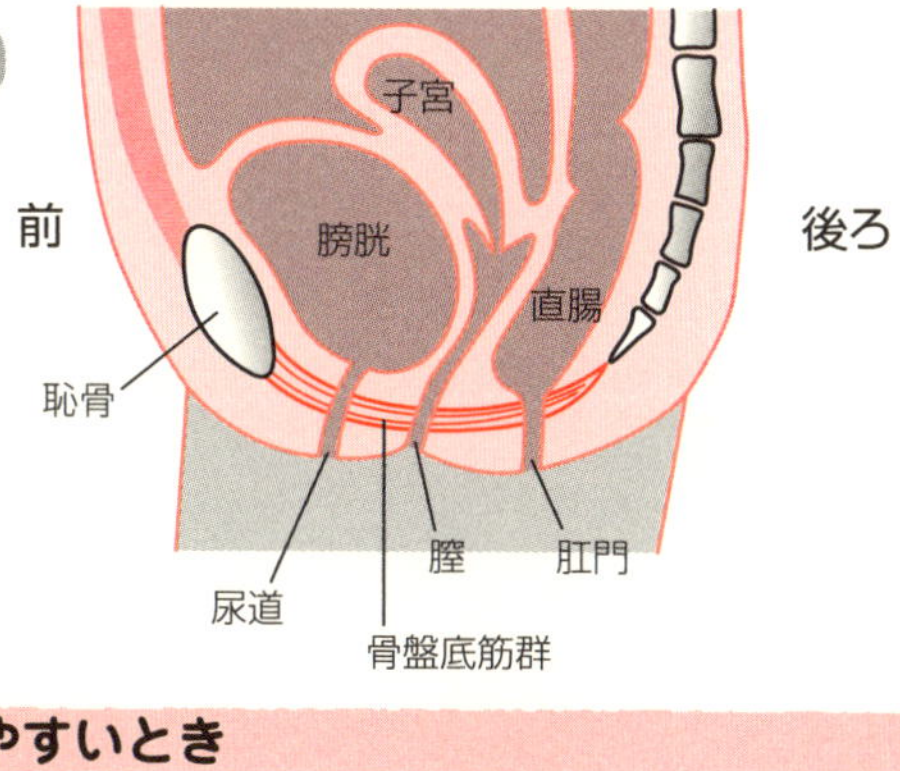

腹圧性尿失禁が起こりやすいとき

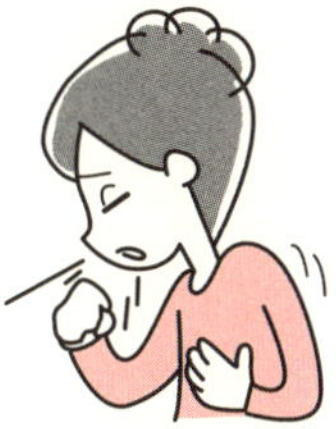

咳をしたとき

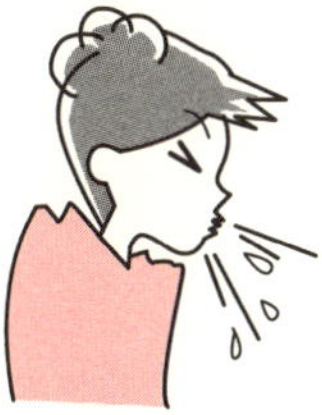

くしゃみをしたとき

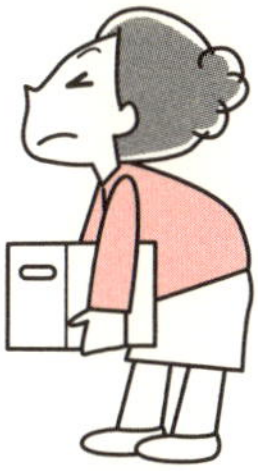

重い物を持ち上げたとき

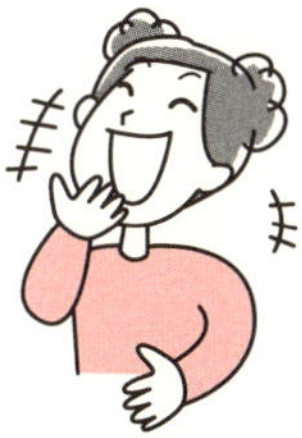

大声で笑ったとき

用語解説 **過活動膀胱**：ガマンできない強い尿意が急に起こり、頻尿や切迫性尿失禁（抑えられないような強い尿意による尿失禁）を伴う場合もある。OABとは"overactive bladder"の略。

18 骨盤底筋を鍛えよう

骨盤底筋群を鍛えれば尿失禁や過活動膀胱は改善できる

尿失禁の治療には骨盤底筋群を鍛えると効果があります。一緒に骨盤底筋体操をやってみましょう。

骨盤底筋体操の実際

尿失禁や**過活動膀胱**の治療には薬物療法と理学療法がよく用いられます。薬物療法はもちろん薬を用いて治療することですので、ここでは省略します。理学療法では、**骨盤底筋**体操や、肥満や水分の過剰摂取などのライフスタイルの改善を指導します。ここでは骨盤底筋群をどうすれば鍛えられるのかみていきましょう。骨盤底筋群の体操で大事なことは、骨盤底筋群だけに力を入れることです。簡単そうですが、これがなかなか難しいのです。

まずイスに浅めに座って、力を抜いて背もたれにもたれかかります。両手はお腹の上に置いて、お腹の筋肉に力が入っていないことを確認しましょう。骨盤底筋群の前方と後方に分けて行います。骨盤底筋群の前方を鍛えるには、女性では膣《ちつ》や尿道のあたりを、男性では陰嚢《いんのう》の付け根あたりに力を入れるようにします。骨盤底筋の後方を鍛えるには、肛門あたりに力を入れるようにしてください。どちらの場合も腹筋に力が入らないように注意してください。腹筋に力が入ると、**排尿**するように働いてしまいます。5～10秒力を入れて、ゆっくり力を抜くようにします。これを毎日10回行いましょう。

イスでの座位以外にも、仰向けで両膝を立てた姿勢や、両肘をついての四つ這い、両手をテーブルについた立位など、生活で想定されるさまざまな姿勢で練習を行うとより効果的です。また骨盤底筋体操以外でも、トイレに近い部屋への居住、時間を決めての定期的な排尿など、環境面へのアプローチも大事になってきます。

- 尿失禁の治療には薬物療法と理学療法がよく用いられる
- 骨盤底筋群の体操では腹部に力を入れないようにする
- 尿失禁の治療では環境面へのアプローチも大事になる

骨盤底筋体操

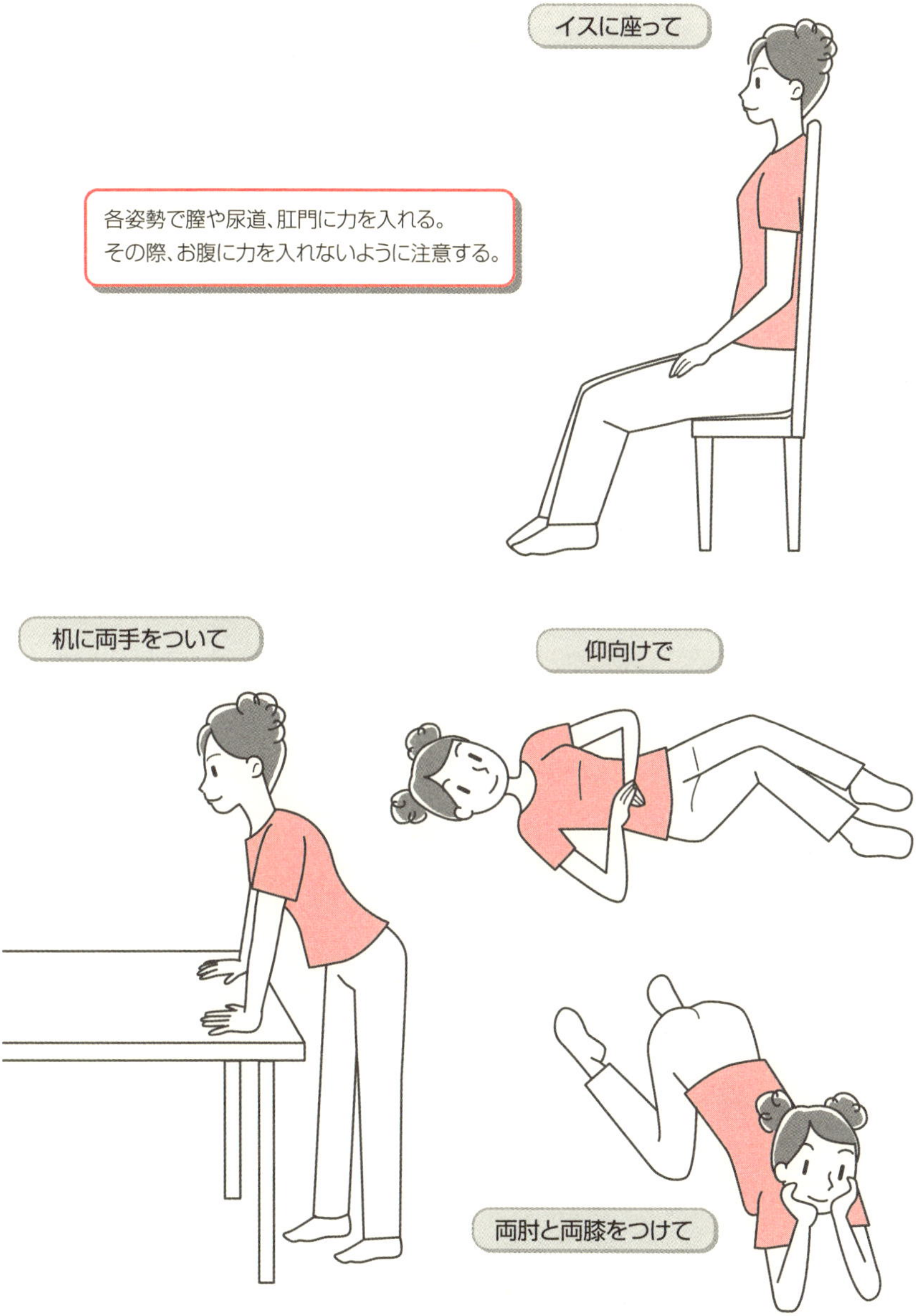
イスに座って
各姿勢で膣や尿道、肛門に力を入れる。
その際、お腹に力を入れないように注意する。
机に両手をついて
仰向けで
両肘と両膝をつけて

用語解説 **骨盤底筋群**：骨盤の底をなす筋肉である深会陰横筋、浅会陰横筋、外肛門括約筋、尿道括約筋、球海綿体筋、坐骨海綿体筋、肛門挙筋、尾骨筋などの総称。

19 和式トイレの功罪

和式トイレの使用にはメリットよりデメリットが多い

股関節に痛みを抱える方が和式トイレを使用し続けると、股関節を傷つける可能性があります。

和式トイレをめぐる噂の真相

小学生でしゃがみ込みができない子が増えているそうです。近年の小学生の運動能力の低下もそうですが、洋式のライフスタイルが定着し、しゃがみ込む機会が少なくなったことが大きな理由だと思います。和式トイレを使うことがほとんどなく、小学生が和式トイレの使い方をわからず、大便をガマンしているという統計もあるぐらいです。

和式トイレを使用する身体的メリットは何でしょうか。一番のメリットは、和式トイレでしゃがみ込んだ姿勢では、**腹圧**がかけやすいことでしょう。腹圧がかかると排便をするときに息みやすくなります。また「和式トイレを使っていた頃は足腰が強かった」という方がいます。**洋式トイレ**で用をたすようになり、しゃがまなくなったので足腰が弱くなったということです。これについてはトイレが和式から洋式に変わったことだけが原因ではなく、昔は農業に従事していた方が多く、現代ほど交通の手段が発達していなかったことも考慮するべきでしょう。

和式トイレではしゃがみ込む必要がありますので、股関節を深い屈曲位して、そこから屈曲と伸展の中間位に戻す動作を行います。これは3-14節でお伝えした「**股関節唇**を傷つけやすい動作」と同じで**FAI**や**股関節唇損傷**で股関節に痛みのある方にはお勧めできません。また高齢者や障害者にはしゃがみ込む動作はつらく、またズボンの上げ下げなどの動作もあるため、転倒のリスクが増えてしまいます。

こうして考えてみると、和式トイレにはメリットよりもデメリットの方が多そうですね。

- **和式トイレ使用のメリットは大便時に息みやすいこと**
- **和式トイレ使用と足腰の強さの関係はわからない**
- **和式トイレ使用には転倒の危険性もつきまとう**

和式トイレの功罪

和式トイレ使用のメリット

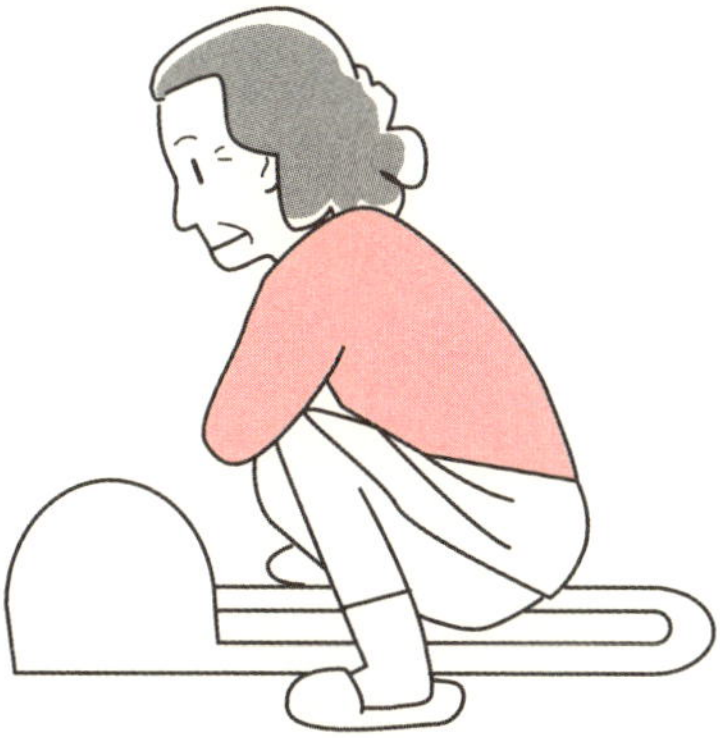

和式トイレを使用すること足腰が鍛えられていたかはわからないが、腹圧がかけやすく息みやすかった

和式トイレ使用のデメリット

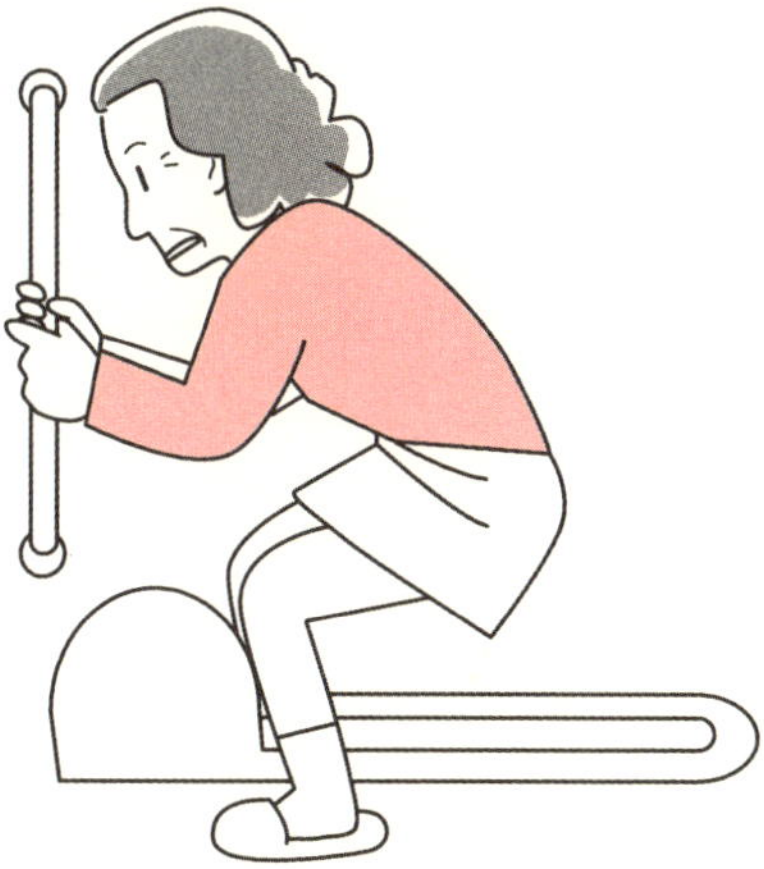

股関節の深い屈曲位から戻す動作は股関節唇損傷やFAIの方にはお勧めできない。また転倒のリスクもつきまとう

用語解説 **腹圧**：腹腔という腹部にある風船のような袋の中で働く力。腹圧をしっかり保つことは、体幹の安定につながる。排尿や排便時にも必要。

20

骨盤の角度で排便量が変わる

洋式トイレでの排便は前屈みになれば排便量が増える

洋式トイレでの排便のコツは前屈みになって腹圧を上げ、肛門直腸角を直線に近づけることです。

排便時の姿勢と排便量の関係

近年、ほとんどのトイレが和式から洋式に変わりました。**和式トイレ**は地方の駅や、神社やお寺などに残っている程度です。長年和式トイレで生活していた方の中には、**洋式トイレ**が苦手という方がいます。苦手な理由としては、洋式トイレの座面と接触するのが嫌ということがあげられるでしょう。身体機能面から考えると、**排便**しにくいのも理由の一つです。洋式トイレでは**腹圧**をかける方法がわからず、息むことができなくなります。特に高齢者の場合、お腹に力を入れて腹圧をうまくかけることができず、便秘の原因になることもあります。

洋式トイレに座り、排便時にどのような姿勢をしているか覚えていますか。お腹に力を入れしっかり息むためには、排便姿勢の違いと排便量の関係を知る必要があります。洋式トイレでの排便が苦手な方は、排便時に背筋を伸ばして息もうとしている方が多いのですが、このような姿勢では腹圧を上昇させることができません。また直腸と肛門がなす角（**直腸肛門角**）が、排便しにくいとされている角度になるため、ますます排便が困難になります。

排便しやすくするためには、洋式トイレに前屈み（猫背）の姿勢で座り、骨盤をしっかり後傾させることが重要です。前屈みの姿勢では、腹圧をかけることが容易になります。それに加え、直腸と肛門がなす角が一直線に近くなって排便しやすくなり、結果として排便量が増えます*。ただし前屈みに姿勢になっても、骨盤を前傾させてしまうと、排便量が減少してしまうので注意が必要です。

- 排便時の姿勢と排便量には深い関係がある
- 前屈みでは腹圧が上がり、直腸肛門角を直線に近づく
- 排便のコツは前屈みになり、骨盤をしっかり後傾させる

洋式トイレでの座位姿勢

骨盤後傾後の座位

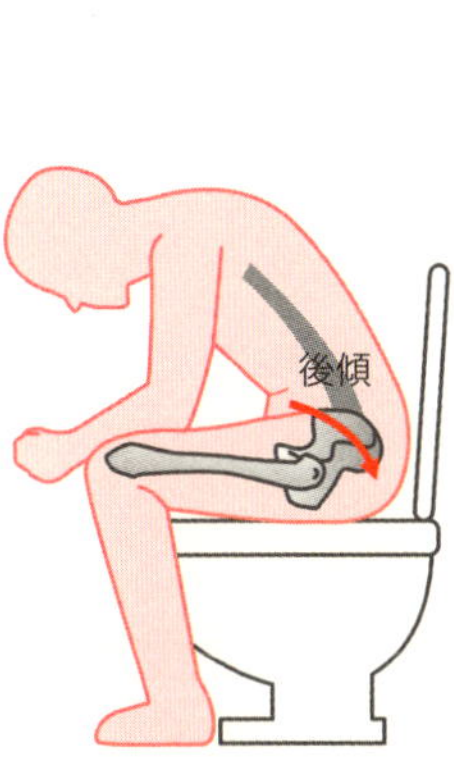
後傾

骨盤を後傾させて座ると
腹圧をかけて息みやすい

骨盤前傾後の座位

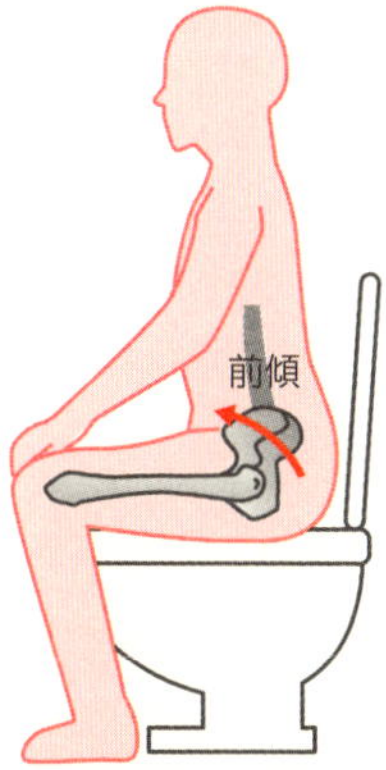
前傾

息もうとして骨盤を前傾させると、
腹圧をかけにくくなる

直腸肛門角

仰向け･直立位

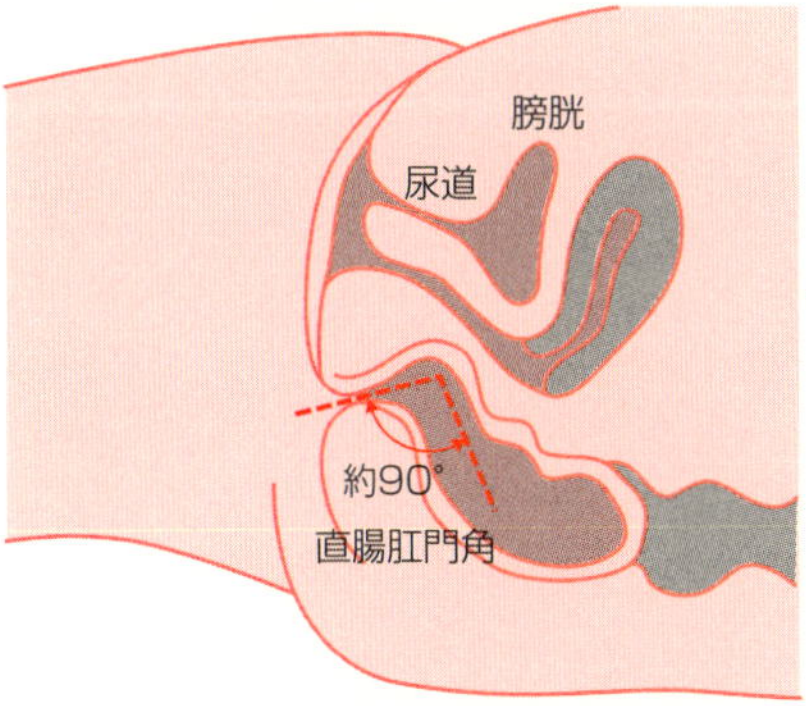
膀胱
尿道
約90°
直腸肛門角

仰向けや直立位では直腸肛門角が
鋭角となり排便しにくい

座位

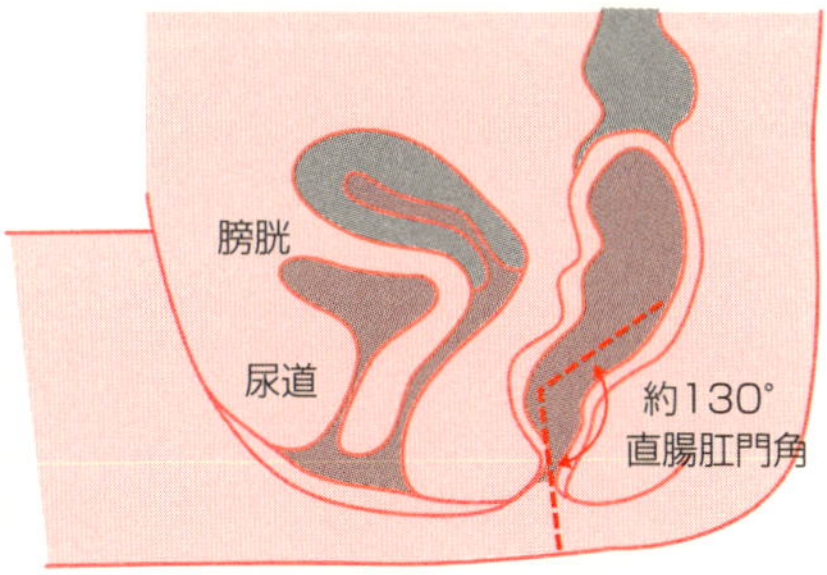
膀胱
尿道
約130°
直腸肛門角

座位にて骨盤を後傾して前屈みになれば、
直腸肛門角は鈍角になり排便しやすくなる

＊文献1) 槌野正裕・他:排便時の骨盤傾斜に関する研究 ー排便時の骨盤を運動学的に捉えるとー.第47回日本理学療法学術大会,2012

用語解説 **肛門直腸角**：寝ている姿勢や立位では、肛門と直腸のなす角が約90度と角度があるため、ここを大便が通過していくのが難しい。寝たきりの方が便秘になる原因の一つ。

Column

身体の声に耳を傾ける

どのような姿勢や歩行をしているのか、自分で意識することは大切です。でもその姿勢や歩行が大変だったとき身体がどんな声をあげているのか、考えたことはありますか。

たとえばストレッチをすると、「ここが硬い」「これ以上伸ばさないで」「裏側が痛い」など、部位によって色々な声が聞こえてきます。その声はすごく正確ですので、耳を傾けてみてください。またその声は方言に似ています。方言は身体に染み込んだもので、何年たっても抜けることはないですよね。手術をしても、身体は痛かった頃を記憶しています。手術をすれば関節はきれいになり新しい動きを与えてくれるかもしれません。しかし手術までに形成された筋肉や、姿勢、歩き方のすべて新しくしてくれるわけではありません。方言と同じで急に変えていくことはできないのです。

その声を無視してムリをすると、ケガなど身体にとって好ましくない状況になることを、ヒトは本能的に理解していると考えています。意識して姿勢や動作を修正することは大切ですが、ムリに行なって身体の負担となるなら、少し立ち止まる勇気も必要かもしれません。

「どこが硬いのか」「どんな歩き方をすれば快適なのか」など、身体と話すことはたくさんあります。「花は手をかければかけるほどきれいに咲く」といわれていますが、ヒトの身体も同じです。筋トレすることだけがリハビリではありません。たまには自分の身体とゆっくり会話をしてみましょう。

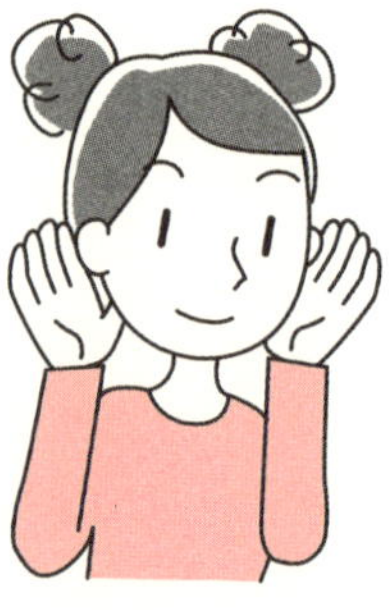

索 引
INDEX

運動連鎖 うんどうれんさ …… 48、49、92、138、192
遠心性収縮 えんしんせいしゅうしゅく …… 55、158
円背 えんぱい …… 88
凹凸の法則 おうとつのほうそく …… 24、25
折りたたみ式の杖 おりたたみしきのつえ …… 206、207

か行

回旋 かいせん …… 44
外旋 がいせん …… 26、28、30、54
外旋六筋 がいせんろくきん …… 190、191
開大 かいだい …… 182、183
外転 がいてん …… 26、28、30、54
外反股 がいはんこ …… 20、21
外反母趾 がいはんぼし …… 138、139、144
開放運動連鎖 かいほううんどうれんさ …… 94
開放運動連鎖での運動 かいほううんどうれんさでのうんどう …… 95
過活動膀胱 かかつどうぼうこう …… 208、209、210
下肢 かし …… 14、15、74
荷重 かじゅう …… 146、147、148、172
荷重面 かじゅうめん …… 162、163
下制 かせい …… 44、64
片脚立ち かたあしだち …… 64、78
下腿三頭筋 かたいさんとうきん …… 160
滑液 かつえき …… 18、50、182
滑膜 かつまく …… 18、106
身体のイメージ からだのいめーじ …… 72、73
加齢による筋力の低下 かれいによるきんりょくのていか …… 89
寛骨 かんこつ …… 40、62
寛骨臼 かんこつきゅう …… 18、20、22、24、34、94、104、124
寛骨臼横靭帯 かんこつきゅうおうじんたい …… 18、34

英数

4大骨折 よんだいこっせつ …… 128
ADL えーでぃーえる …… 208
BMI びーえむあい …… 78
CE角 しーいーかく …… 22
FAI えふえーあい …… 50、102、124、125、212
hip-spine syndrome ひっぷすーぱいんしんどろーむ …… 82
MMT えむえむてぃー …… 150、151、152
OAB おーえーびー …… 208
O脚 おーきゃく …… 114
QOL きゅーおーえる …… 80、81、128、178、208
Sharp角 しゃーぷかく …… 22
SLR えすえるあーる …… 184、185
T字杖 えむえむてぃー …… 168、169
X脚 えっくすきゃく …… 114

あ行

アーチ あーち …… 144
アウターマッスル あうたーまっする …… 32、190
アキレス腱 あきれすけん …… 92、93、160
一側 いっそく …… 133
インソール いんそーる …… 144、145
インナーマッスル いんなーまっする …… 32、190
インピンジメント いんぴんじめんと …… 124
インピンジメントテスト いんぴんじめんとてすと …… 124
魚の目 うおのめ …… 142、143、144
臼状関節 うすじょうかんせつ …… 24、26、28
運動 うんどう …… 30
運動学 うんどうがく …… 136、140、141
運動軸 うんどうじく …… 24
運動方向 うんどうほうこう …… 48

クリニカルパス　くりにかるぱす……120
グルコサミン　ぐるこさみん……116
グロインペイン症候群
ぐろいんぺいんしょうこうぐん……112、113
頚体角　けいたいかく……20、36
月状面　げつじょうめん……18
原疾患　げんしっかん……100、101、102
コア　こあ……76、77
岬角　こうかく……42
後傾　こうけい……44、48、88、92、202
抗重力　こうじゅうりょく……14、136、137
拘縮　こうしゅく……84、85、156
後湾　こうわん……48、92
股関節鏡　こかんせつきょう……126
股関節唇　こかんせつしん……
50、51、124、212
股関節唇損傷　こかんせつしんそんしょう
……102、126、212
股関節の内転筋
こかんせつのないてんきん……123
股関節のレントゲン撮影
こかんせつのれんとげんさつえい……23
骨棘　こつきょく……106、107、162
骨硬化像　こつこうかぞう……106
骨粗鬆症　こつそしょうしょう……128
骨嚢胞　こつのうほう……106
骨盤　こつばん……40、42、44、48、88、92
骨盤下口　こつばんかこう……42
骨盤上口　こつばんじょうこう……42
骨盤底筋　こつばんていきん……210
骨盤底筋群　こつばんていきんぐん
……208、210、211
骨盤の角度　こつばんのかくど……56、57
骨盤のニュートラルな位置
こつばんのにゅーとらるないち……75
骨盤のゆがみ　こつばんのゆがみ
……62、96、114、188
骨癒合　こつゆごう……128、129
固定　こてい……30
子供の重心　こどものじゅうしん……61
ゴニオメーター　ごにおめーたー……46、47
コラーゲン　こらーげん……116
寛骨臼回転骨切り術
かんこつきゅうかいてんこつきりじゅつ
……104、118
寛骨臼切痕
かんこつきゅうせっこん……18、34
関節窩　かんせつか……24、50
関節可動域　かんせつかどういき……48
関節可動域運動
かんせつかどういきうんどう……196
関節唇　かんせつしん……18
関節頭　かんせつとう……24
関節包　かんせつほう……18
関節面の摩擦　かんせつめんのまさつ……19
感染症　かんせんしょう……118
患側　かんそく……66、67
関連痛　かんれんつう……110、111
キアリ骨盤骨切り術
きありこつばんこつきりじゅつ……104、118
起居動作　ききょどうさ……120
起始　きし……30、54
脚長差　きゃくちょうさ
……67、114、115、118、164
キャット&ドッグ　きゃっと&どっぐ
……202、203
臼蓋　きゅうがい……104、106、124
臼蓋形成不全　きゅうがいけいせいふぜん
……22、82、102、104
球関節　きゅうかんせつ……28
求心性収縮　きゅうしんせいしゅうしゅく……55
胸郭　きょうかく……180、181
協調性　きょうちょうせい……112、113
胸椎　きょうつい……40、86、87、88、202
挙上　きょじょう……44、96
禁忌　きんき……128、129
筋トレ　きんとれ
……150、152、176、184、186、187
筋肉　きんにく……29
筋肉が共同で働く
きんにくがきょうどうではたらく……153
屈曲　くっきょく
……26、27、28、30、48、54、92
屈筋　くっきん……30

……172、173
生体力学　せいたいりきがく……136、137
脊椎圧迫骨折　せきついあっぱくこっせつ……128
施術業　せじゅつぎょう……63
セルフケア　せるふけあ……190、191
前傾　ぜんけい……44、202
前脛骨筋　ぜんけいこつきん……158、159
仙骨　せんこつ……40、42、60、62
仙骨座り　せんこつずわり……86
仙腸関節　せんちょうかんせつ……40、62、110
仙椎　せんつい……40
先天性股関節脱臼　せんてんせいこかんせつだっきゅう……102、103
前捻角　ぜんねんかく……20
前弯　ぜんわん……43
増悪　ぞうあく……178、179
足関節　そくかんせつ……92、93、158
足関節の底屈　そくかんせつのていくつ……161
足底　そくてい……68、69、90、138、172
鼠径部　そけいぶ……38、39、110
鼠径部痛症候群　そけいぶつうしょうこうぐん……112
側屈　そっくつ……96、97

た行

体幹　たいかん……56、64、65、86、198
大骨盤　だいこつばん……42
体脂肪率　たいしぼうりつ……78、79
体重　たいじゅう……78
代償　だいしょう……46、156、166
代償動作　だいしょうどうさ……82、83、96
対症療法　たいしょうりょうほう……154、155
大腿筋膜張筋　だいたいきんまくちょうきん……54
大腿骨　だいたいこつ……48
大腿骨顆部　だいたいこつかぶ……20
大腿骨頚　だいたいこっけい……18、20
大腿骨頚部　だいたいこつけいぶ……124
大腿骨頚部骨折　だいたいこつけいぶこっせつ……36、128

さ行

座位　ざい……88
再置換術　さいちかんじゅつ……118
坐骨　ざこつ……40、41
坐骨大腿靭帯　ざこつだいたいじんたい……18、34
参考可動域　さんこうかどういき……46、84
三次元歩行分析装置　さんじげんほこうぶんせきそうち……156、157
ジグリング　じぐりんぐ……182、183
四肢　しし……60、132、133
支持基底面　しじきていめん……68、88、90、168
自助具　じじょぐ……120
重心　じゅうしん……60、80、88、90、140、172
自由神経終末　じゆうしんけいしゅうまつ……108、109
重心線　じゅうしんせん……14、68、100
小骨盤　しょうこつばん……42
上肢　じょうし……14、15、64、74、170
小殿筋　しょうでんきん……36
小腰筋　しょうようきん……54、188
上腕骨頚部骨折　じょうわんこつけいぶこっせつ……128
進化の過程　しんかのかてい……11
伸筋　しんきん……30
人工股関節置換術　じんこうこかんせつちかんじゅつ……118、120、122、204、205
侵襲　しんしゅう……119、126
靭帯　じんたい……34、35
伸張性　しんちょうせい……166、167
伸展　しんてん……26、27、28、30、54
深部静脈血栓症　しんぶじょうみゃくけっせんしょう……118、120、121
診療ガイドライン　しんりょうがいどらいん……100、101、104
水中での運動　すいちゅうでのうんどう……180
ストレッチ　すとれっち……176
スポーツ　すぽーつ……178
スラローム走行　すらろーむそうこう

底屈 ていくつ……160
停止 ていし……30、54
殿筋 でんきん……32、33、190
殿部 でんぶ……32、86、90、110
橈骨遠位端骨折 とうこつえんいたんこっせつ……128
等尺性収縮 とうしゃくせいしゅうしゅく……31
ドゥシャンヌ徴候 どぅしゃんぬちょうこう……66
等張性収縮 とうちょうせいしゅうしゅく……31
疼痛 とうつう……16、17、67
トーマステスト とーますてすと……84
徒手療法 としゅりょうほう……111
トレンデレンブルグ徴候 とれんでれんぶるぐちょうこう……66

な行

内旋 ないせん……26、28、30
内転 ないてん……26、28、30
内転筋 ないてんきん……112、122
内反股 ないはんこ……20、21
中敷き なかじき……164
ナックルウォーク なっくるうぉーく……12、13
軟骨 なんこつ……104、105、116、182
二関節筋 にかんせつきん……52、53、114
二足歩行 にそくほこう……10、12
尿失禁 にょうしっきん……80、208、210
妊娠 にんしん……80
捻挫 ねんざ……34
年齢や疾患の経過 ねんれいやしっかんのけいか……197
脳卒中 のうそっちゅう……192、193
ノルディックウォーキング のるでぃっくうぉーきんぐ……170

は行

バイオメカニクス ばいおめかにくす……180、181
排泄 はいせつ……204、208
排尿 はいにょう……208、210
排便 はいべん……212、214
廃用 はいよう……94、128、129
大腿骨骨幹部 だいたいこつこっかんぶ……20
大腿骨体 だいたいこったい……20
大腿骨頭 だいたいこっとう……18、20、22、24、34、94、104
大腿骨頭靭帯 だいたいこっとうじんたい……18、34
大腿骨頭すべり症 だいたいこっとうすべりしょう……124
大腿直筋 だいたいちょっきん……52
大殿筋 だいでんきん……32、54、190
大転子 だいてんし……36、38
大転子高位 だいてんしこうい……36
大内転筋 だいないてんきん……54
大腰筋 だいようきん……54、76、77、188
耐用年数 たいようねんすう……118、119、178
タオルギャザー たおるぎゃざー……194、195
多軸関節 たじくかんせつ……24、26
立ち上がり たちあがり……88、90、91、204
脱臼 だっきゅう……120、178、204
多裂筋 たれつきん……198、199
単関節 たんかんせつ……24
丹田 たんでん……140
恥骨 ちこつ……40
恥骨下枝 ちこつかし……42
恥骨弓 ちこつきゅう……42
恥骨筋 ちこつきん……54
恥骨結合 ちこつけつごう……42
恥骨大腿靭帯 ちこつだいたいじんたい……18、34
中殿筋 ちゅうでんきん……30、36
腸骨 ちょうこつ……40
腸骨筋 ちょうこつきん……54、188
腸骨大腿靭帯 ちょうこつだいたいじんたい……18、34
腸骨稜 ちょうこつりょう……44、45、76、202
腸腰筋 ちょうようきん……84、126、188
腸腰筋症候群 ちょうようきんしょうこうぐん……188、189
直腸肛門角 ちょくちょうこうもんかく……214、215
直立二足歩行 ちょくりつにそくほこう……14

有病率　ゆうびょうりつ……………………100
癒着　ゆちゃく………………… 126、127
指の腹　ゆびのはら……………………193
洋式トイレ　ようしきといれ………212、214
腰椎　ようつい…40、48、86、88、92、202
腰痛　ようつう……………… 80、82、114
四足歩行　よんそくほこう……………… 10

ら～わ行

力学　りきがく…………………… 70、71
梨状筋　りじょうきん ……………… 36、37
立位姿勢　りついしせい …………… 70、74
立脚期　りっきゃくき ………… 132、136
離殿　りでん……………………………90
輪帯　りんたい…………………………34
涙痕　るいこん…………………………22
和式トイレ　わしきといれ…… 204、212、214
跛行　はこう…………………………84、85
抜重　ばつじゅう ……………… 148、149
ハムストリングス　はむすとりんぐす
………………………52、112、176、177
尾骨　びこつ…………………… 40、42、62
尾椎　びつい …………………………40
泌尿器　ひにょうき ………………… 16、17
腓腹筋　ひふくきん …………………160
被覆率　ひふくりつ …………… 156、157
病期　びょうき………………… 106、107
ヒラメ筋　ひらめきん ………………160
貧乏ゆすり　びんぼうゆすり……………182
プール　ぷーる…………………………180
腹圧　ふくあつ………… 212、213、214
腹圧性尿失禁　ふくあつせいにょうしっきん
……………………………………208
腹横筋　ふくおうきん ………… 198、199
複合運動　ふくごううんどう …………… 26
腹斜筋　ふくしゃきん ………… 200、201
腹直筋　ふくちょくきん………… 200、201
不随意筋　ふずいいきん ……… 134、135
腹腔　ふっくう ……………………… 200
プラセボ　ぷらせぼ…………… 116、117
プロテオグリカン　ぷろておぐりかん……116
分界線　ぶんかいせん ……………… 42
閉鎖運動連鎖　へいさうんどうれんさ ……94
閉鎖運動連鎖での運動
へいさうんどうれんさでのうんどう………95
ペルテス病　ぺるてすびょう…………124
片脚立位　へんきゃくりつい…………… 67
変形性股関節症　へんけいせいこかんせつしょう
……………100、102、106、108、124
扁平足　へんぺいそく …… 138、139、144
ポール　ぽーる…………………………171
歩行　ほこう…………………………132
補高　ほこう…………………… 164、165
歩行周期　ほこうしゅうき……… 132、136
歩容　ほよう…………………… 132、168

ま～や行

免荷　めんか ………………… 180、181
遊脚期　ゆうきゃくき ………… 132、136

参考文献

●『整形外科理学療法士の理論と技術』山嵜勉、メディカルビュー社、2000年
●『変形性股関節症診療ガイドライン』日本整形外科学会診療ガイドライン委員会／変形性股関節症ガイドライン策定委員会、南江堂、2008年
●『別冊NHKきょうの健康　股関節の痛み』杉山肇、NHK出版、2012年
●『理学療法士・作業療法士・言語聴覚士のための解剖学（第3版）』渡辺正仁、廣川書店、2000年
●『基礎運動学（第5版）』中村隆一、医歯薬出版、2000年
●『よくわかる筋肉・関節の動きとしくみ』中村和志、秀和システム、2011年
●『特集　股関節鏡視下手術の実際』臨床スポーツ医学、文光堂、2012年
●『前額面における骨盤傾斜角度が股関節外転筋力に及ぼす影響』西美咲,他、理学療法科学 26（4）2011年
●『臨床運動学（第2版）』中村隆一、医歯薬出版、2000年
●『疲れを知らない体をつくる「和」の身体作法』安田登、祥伝社、2006年
●『妊娠と姿勢』村井みどり、理学療法24巻1号、2007年
●『妊婦・褥婦の腰痛症と理学療法』神内拡行,他、理学療法21巻6号、2004年
●『股関節の病態運動学と理学療法士』永井聡、理学療法24巻2号、2007年
●『Hip-Spine syndrome（第3報）～THA例での骨盤傾斜（臥位・立位）の観点から～』會田勝弘、整形外科と災害外科、2004年
●『変形性股関節症の運動・生活ガイド』松田達男,田中尚喜,武藤芳照、日本医事新報社、2011年
●『Sacroiliac Joint Pain』Pascal Vanelderen,他、Pain Practice,Volume 10,Issue 5,2010年
●『特集　股関節の痛み』月刊ポーツメディスン138号、ブックハウス・エイチディ、2012年
●『もっと知りたい股関節痛』佐藤正裕、http://blog.ginzaplus.com/
●『水中運動・水泳の生理』岡田真平、理学療法17巻8号、2000年
●『安心6月号』マキノ出版、2012年
●『体幹同時収縮運動が股関節屈筋群の筋力および骨盤傾斜角度に及ぼす影響』宇於崎 孝,他、第38回日本理学療法学術大会、2003年
●『排尿と蓄尿のメカニズム』金沢大学医薬保健研究う域薬学系臨床薬物情報学、www.p.kanazawa-u.ac.jp/~druginfo/haninyou.docx
●『排便姿勢と直腸肛門角,排出量の関係－排便造影検査（Defecogragy）による研究－』槌野正裕、第46回日本理学療法学術大会、2011年
●『排便時の骨盤傾斜に関する研究－排便時の骨盤を運動学的に捉えると－』槌野正裕、第47回日本理学療法学術大会、2012年
●『理学療法の評価と治療』藤原大輔、http://pain0205.blog92.fc2.com/
●『「老けない体」は股関節で決まる！』石部基実、すばる舎、2012年
●『変形性股関節症』加藤浩,他、理学療法23巻1号、2006年
●『両変形性股関節症患者の歩行の代償戦略の検討』久保田雅史,他、理学療法学vol.32、2005年
●『標準整形外科学第7版』寺山和雄・他,医学書院,1999年
●『見るみるわかる 骨盤ナビ』竹内京子、ラウンドフラット、2012年

●著者紹介

國津 秀治（くにつ ひではる）

理学療法士。2003年、理学療法士免許を取得。一般病院に勤務しながら整形外科や脳外科のリハビリテーションに従事する。その後、いくつかの病院や施設で勤務し、急性期から維持期、訪問リハビリテーションまで幅広い分野の治療を経験。

2008年より整形外科医院にて勤務し、股関節の保存療法に力を入れるようになる。

2009年より股関節の痛みや治療に関する情報をブログで発信し、股関節に痛みを抱える方の悩みを解決している。

2012年に整形外科医院を退職し、現在大阪で股関節の痛みに特化した整体院を開設し、股関節に痛みを抱える方の施術を行なっている。

ブログ：http://kokansetsu-itami.com/

●イラストレーター

加賀谷育子

図《ず》解《かい》入《にゅう》門《もん》 よくわかる
股《こ》関《かん》節《せつ》・骨《こつ》盤《ばん》の動《うご》きとしくみ

発行日 2013年 3月15日 第1版第1刷
2016年 1月 1日 第1版第6刷

著 者 國《くに》津《つ》 秀《ひで》治《はる》

発行者 斉藤 和邦
発行所 株式会社 秀和システム
〒104-0045
東京都中央区築地2丁目1−17 陽光築地ビル4階
Tel 03-6264-3105（販売）Fax 03-6264-3094
印刷所 三松堂印刷株式会社 Printed in Japan

ISBN978-4-7980-3683-0 C0047

定価はカバーに表示してあります。

乱丁本・落丁本はお取りかえいたします。

本書に関するご質問については、ご質問の内容と住所、氏名、電話番号を明記のうえ、当社編集部宛FAXまたは書面にてお送りください。お電話によるご質問は受け付けておりませんのであらかじめご了承ください。